J. Geißendörfer, A. Höhn

BASICS Medizinische Psychologie und Soziologie

Jürgen Geißendörfer
Annick Höhn

BASICS
Medizinische Psychologie und Soziologie

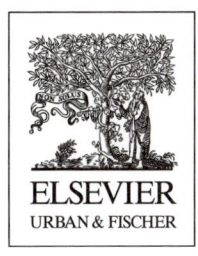

ELSEVIER
URBAN & FISCHER

URBAN & FISCHER
München · Jena

Zuschriften und Kritik an:
Elsevier GmbH, Urban & Fischer Verlag, Lektorat Medizinstudium, Karlstraße 45, 80333 München

Wichtiger Hinweis für den Benutzer

Die Erkenntnisse in der Medizin unterliegen laufendem Wandel durch Forschung und klinische Erfahrungen. Die Autoren dieses Werkes haben große Sorgfalt darauf verwendet, dass die in diesem Werk gemachten therapeutischen Angaben (insbesondere hinsichtlich Indikation, Dosierung und unerwünschter Wirkungen) dem derzeitigen Wissensstand entsprechen. Das entbindet den Nutzer dieses Werkes aber nicht von der Verpflichtung, anhand der Beipackzettel zu verschreibender Präparate zu überprüfen, ob die dort gemachten Angaben von denen in diesem Buch abweichen, und seine Verordnung in eigener Verantwortung zu treffen.

Bibliografische Information der Deutschen Nationalbibliothek

Die Deutsche Nationalbibliothek verzeichnet diese Publikation in der Deutschen Nationalbibliografie; detaillierte bibliografische Daten sind im Internet unter http://dnb.d-db.de abrufbar.

Programmleitung: Dr. Dorothea Hennessen
Lektorat: Willi Haas, Veronika Sonnleitner
Redaktion: Anita Eppelin
Herstellung: Christine Jehl, Rainald Schwarz
Satz: Kösel, Krugzell
Druck und Bindung: MKT-Print
Covergestaltung: Spieszdesign, Büro für Gestaltung, Neu-Ulm
Bildquelle: © DigitalVision/GettyImages, München
Gedruckt auf 100 g Nopacoat Edition 1,1 Volumen

Printed in Slovenija
ISBN13: 978-3-437-42276-8

„Wir sehen die Dinge nicht so, wie sie sind.
Wir sehen sie so, wie wir sind."
Talmud

Liebe Studentinnen und Studenten!
Wofür brauchen wir die medizinische Psychologie und Soziologie? Sie soll uns, einfach gesagt, helfen die Patienten, aber
auch uns selbst und unsere Rolle als Arzt besser zu verstehen.
Außerdem soll sie dazu beitragen, bestimmte Fertigkeiten im
Umgang mit den Patienten zu erwerben, etwa für die Gesprächsführung oder den Aufbau einer tragfähigen Arzt-Patient-Beziehung. All dies soll letztlich dem Wohl der Patienten
und unserem eigenen dienen, auf dass wir die Patienten besser, und das heißt auch erfolgreicher, behandeln und mehr
Zufriedenheit und – im besten Fall – Erfüllung bei der Arbeit
finden.
Obwohl die psychischen und sozialen Dimensionen von
Krankheit immer mehr wahrgenommen werden, ist die Ver-
suchung, Medizin rein technisch zu betreiben, im Alltag oft
groß: körperliche und apparative Untersuchungen, anschließend meist medikamentöse oder auch operative Therapie –
dies ist schließlich das Handwerk, das man im Studium
gelernt hat, also muss es der ärztliche Auftrag sein. (Ebenso
verlockend kann das „Outsourcing" alles Seelischen an die
vermeintlich dafür zuständigen Disziplinen Psychiatrie oder
Psychosomatik sein.)
Dem gegenüber stehen aber die Patienten, denen eine gute
fachliche Behandlung meist nicht ausreicht. Sie wollen vom
Arzt auch mit ihren Nöten, ihren Ängsten und Hoffnungen
wahrgenommen werden. Hinzu kommt, dass sich viele Erkrankungen nur vollständig begreifen lassen, wenn man den
persönlichen Hintergrund der Patienten versteht und mit ein-
bezieht – und dies gilt keineswegs nur für psychische Erkrankungen, sondern auch für viele körperliche, die eng mit der
Lebensführung, also auch mit der Lebensgeschichte und dem
sozialen Hintergrund der Patienten, verknüpft sind. Schließlich braucht der Arzt aber auch eine Beziehung zum Patienten, um ihn zur Mitarbeit bei der Behandlung oder zur
Änderung seines Lebensstils zu bewegen. Dazu muss er sich
mit ihm über Krankheitsursachen und Behandlung einig
werden und auf seine Bedürfnisse eingehen.
In diesem Zusammenhang hört man immer wieder den
Einwand, dass man im Umgang mit Patienten, z.B. bei der

Gesprächsführung oder der Beziehungsgestaltung, bestimmte
Fähigkeiten „eben hat oder nicht hat". Wir glauben jedoch,
dass hier jeder eine Menge lernen kann. Trotz der Alltags-
routine verlieren wir hoffentlich nie aus den Augen, dass wir
keine Krankheiten behandeln, sondern kranke Menschen.
Wenn wir mit diesem Buch dazu einen Beitrag leisten
könnten, würde uns das sehr freuen.
Der vorliegende Text orientiert sich nur teilweise am Gegenstandskatalog, denn erfahrungsgemäß bereitet man sich auf
Multiple-Choice-Prüfungen nur bedingt mit Lehrbüchern vor.
So haben wir uns auf das konzentriert, was aus unserer Sicht
einen praktischen Nutzen hat oder anderweitig bereichernd
ist. Ein tieferes Verständnis für die Themen tritt vermutlich
dann am ehesten ein, wenn man den Stoff mit Patienten in
Verbindung bringt und versucht, die Theorien und Modelle
auf sich selbst und die Menschen in seiner Umgebung zu
übertragen.
Das Ziel der BASICS-Reihe ist, eine kompakte Übersicht über
die wichtigsten Aspekte des Fachs zu liefern. Theorien sind
meist aber umfangreich und vielschichtig, und daher wäre es
uns eine Freude, wenn es uns gelänge, so viel Neugier zu
wecken, dass der eine oder andere bei Gelegenheit und Interesse zu einem größeren Lehrbuch oder speziellen Fach-
büchern greifen würde (s. auch die Literaturempfehlungen
im Anhang).
Um der sprachlichen Einfachheit willen haben wir konsequent darauf verzichtet, die männliche und weibliche Form
von Personen aufzuführen. Selbstverständlich sind aber immer Männer und Frauen gemeint.
Bedanken möchten wir uns besonders bei unseren Lekto-
rinnen Willi Haas und Veronika Sonnleitner für die äußerst
geduldige Unterstützung, bei unserer Fachassistentin Ildiko
Meny, die uns nicht nur fachlich betreut, sondern auch
inhaltlich immer wieder wertvolle Impulse gegeben hat,
bei Eckard Frick für die Beratung zur Psychoanalyse sowie
bei Marie Molitor für die nicht nur tatkräftige, sondern auch
seelische Unterstützung.

Viel Freude mit diesem Buch!

München, im Frühjahr 2007
Jürgen Geißendörfer
Annick Höhn

Inhalt

Abkürzungsverzeichnis

ACTH	Adrenocorticotropes Hormon
ADHS	Aufmerksamkeitsdefizit-Hyperaktivitäts-Störung
AIDS	acquired immunodeficiency syndrome
BZgA	Bundeszentrale für gesundheitliche Aufklärung
CR	Konditionierte Reaktion (conditioned reaction)
CRH	Corticotropin-Releasing-Hormon
CS	Konditionierter Reiz (conditioned stimulus)
d. F.	der Fälle
DALY	disability-adjusted life years (behinderungsfreie Lebensjahre)
DSM-IV	Diagnostisches und Statistisches Manual Psychischer Störungen (Diagnostic and Statistical Manual of Mental Disorders), 4. Version
DSO	Deutsche Stiftung Organspende
EBM	Evidenzbasierte Medizin (evidence-based medicine)
EKG	Elektrokardiographie
ET	Eurotransplant
FPI	Freiburger Persönlichkeitsinventar
HAWIE	Hamburg-Wechsler-Intelligenztest für Erwachsene
HDL	High-Density-Lipoprotein
HEE	high expressed emotions
HIV	human immunodeficiency virus
ICD-10	Internationale Klassifikation der Krankheiten (International Classification of Diseases), 10. Version
ICSI	Intrazytoplasmatische Spermieninjektion
ICU-Syndrom	Intensive-Care-Unit-Syndrom
IQ	Intelligenzquotient
IUI	Intrauterine Insemination
IVF	In-vitro-Fertilisation
KBV	Kassenärztliche Bundesvereinigung
KHK	Koronare Herzkrankheit
KV	Kassenärztliche Vereinigungen
KVT	Kognitive Verhaltenstherapie

KZBV	Kassenzahnärztliche Bundesvereinigung
KZG	Kurzzeitgedächtnis
LDL	Low-Density-Lipoprotein
Lj	Lebensjahre
LZG	Langzeitgedächtnis
NRK	Nettoreproduktionskoeffizient
OPD	Operationalisierte psychodynamische Diagnostik
PMR	Progressive Muskelrelaxation
PROCAM-Studie	Prospective-Cardiovascular-Münster-Studie
PTBS	Posttraumatische Belastungsstörung
QALY	quality-adjusted life years
r	Korrelationskoeffizient
RCT	Randomisierte kontrollierte Studie (randomised-controlled trial)
s.	siehe
s. a.	siehe auch
SF-36	Short Form 36
SKID	Strukturiertes Klinisches Interview für DSM-IV
SORKC-Modell	Stimuli, Organismusvariablen, Reaktion, Konsequenz, Kontingenz
TFR	Totale Fertilitätsrate
TPG	Transplantationsgesetz
UCR	Angeborene/unkonditionierte Reaktion (unconditioned reaction)
UCS	Unkonditionierter Reiz (unconditioned stimulus)
VT	Verhaltenstherapie
WHO	Weltgesundheitsorganisation (World Health Organization)
z. B.	zum Beispiel

A Ärztliches Handeln und Arzt-Patient-Beziehung

Krankenrolle und Bedürfnisse des Kranken I

Normen der Krankenrolle

Unter einer **sozialen Rolle** versteht man die Summe der Erwartungen, die die Umgebung an das Verhalten eines Menschen richtet. Soziale Rollen führen so zu einer gewissen Berechenbarkeit im gemeinsamen Umgang und ermöglichen ein geregeltes Miteinander. Dabei hat jeder Mensch je nach Situation und sozialem Kontext mehrere verschiedene Rollen inne (z. B. als Freund, Kollege, Partner, Kranker, Arzt). Wie sehr unser Verhalten durch Rollen gesteuert wird, ist uns meist gar nicht bewusst. Oft erhält man erst dann Einblick in das unausgesprochene Erwartungsgefüge, wenn jemand, wie man sagt, „aus der Rolle fällt".

Auch jemand, der krank ist, bekleidet damit eine bestimmte Rolle. In den 1950er Jahren beschrieb der US-amerikanische Medizinsoziologe **Talcott Parsons** die Elemente der **Krankenrolle,** also die Erwartungen an einen Kranken:

▶ **Entlastung von Rollenverpflichtungen:** Der Kranke muss z. B. nicht mehr arbeiten. Dafür schreibt ihn der Arzt krank. Von einem Kranken wird erwartet, dass er seine normalen Rollenverpflichtungen, allen voran denen in Beruf und Familie, nur noch eingeschränkt oder gar nicht mehr wahrnehmen kann.
▶ **Nichtverantwortlichkeit:** Der Kranke wird für seinen Zustand nicht verantwortlich gemacht. So kann er sich offen als krank zeigen und Hilfe in Anspruch nehmen.
▶ **Verpflichtung, gesund werden zu wollen:** Da Kranksein eine Normabweichung darstellt, die mit Aufwand und Kosten für andere verbunden ist, soll der Kranke sich bemühen, wieder gesund zu werden, bzw. bei einer chronischen Erkrankung darauf achten, dass sich diese nicht weiter verschlimmert.
▶ **Verpflichtung, ärztliche Hilfe in Anspruch zu nehmen:** Dieser Punkt knüpft an den vorigen an. Damit der Kranke möglichst schnell wieder gesund wird, soll er sich professionell helfen lassen und dabei auch kooperativ sein, d. h. die ärztlichen Anweisungen befolgen (*engl.* „compliant" sein).

Parsons' Rollenbeschreibung gilt mit gewissen **Einschränkungen.** Zunächst ist sie natürlich **idealtypisch:** Sie beinhaltet Wünsche und Erwartungen der Gesunden an den Kranken. Kranksein bringt aber nicht nur die erwähnten Entlastungen, Rechte und Pflichten mit sich, sondern, etwa im Fall von psychischer Erkrankung, auch Stigmatisierung und Diskriminierung (s. a. Kap. „Gesundheit und Krankheit – was bedeutet das? III", S. 10/11). Vorurteile und Wertvorstellungen beeinflussen, inwieweit Krankheit zu Auf- oder Abwertung führt und wie wir Verantwortung zuweisen. So findet ein Diabetiker bei vielen Menschen mehr Verständnis als ein Alkoholkranker. Das eine wird als mehr oder weniger unabwendbares Schicksal empfunden, das andere hingegen von nicht wenigen als „Charakterschwäche". Dabei ist in Wirklichkeit beides falsch. Psychosoziale Faktoren tragen nämlich bedeutend zu Übergewicht bei, der Hauptursache für den Typ-II-Diabetes (Altersdiabetes). Und die Gründe für eine Sucht sind nicht in einem schwachen Willen zu suchen, sondern haben einen vielschichtigen bio-psycho-sozialen Hintergrund (mit genetischen, psychologischen und zwischenmenschlichen Aspekten).
Wie sehr außerdem die oben genannte Verpflichtung, mit dem Arzt zu kooperieren, von der Realität konterkariert wird, werden wir in den Kapiteln zur Gesprächsführung sehen (**Compliance,** S. 20/21).

Subjektive Krankheitstheorien

Kranke haben eigene Vorstellungen und Vermutungen darüber, woran sie leiden und weshalb sie krank geworden sind. Diese Vorstellungen nennt man **subjektive Krankheitstheorien.** Meist teilen die Patienten diese dem Arzt aber nicht von sich aus mit. Da diese Annahmen jedoch einen sehr großen Einfluss auf die Arzt-Patient-Beziehung und die Behandlung nehmen können, muss der Arzt nach ihnen fragen.

Die Vorstellungen richten sich dabei auf die **Krankheit** selbst, auf die **Ursachen,** den **Verlauf,** die **Behandlung** sowie die **Bewertung** und mögliche **Folgen** der Krankheit. Solcherlei Auffassungen gibt es natürlich schon, bevor eine Krankheit wahrscheinlich oder sicher ist, nämlich, sobald Menschen Symptome an sich bemerken. Auch hier beeinflusst die subjektive Interpretation, wie jemand auf Symptome reagiert: ob er nichts tut, versucht, sich selbst zu behandeln, oder zum Arzt geht. Abgesehen davon unterliegen subjektive Krankheitstheorien und Symptominterpretation natürlich gewissen Schwankungen, die vom augenblicklichen Gefühlszustand und von Bedürfnissen sowie der Krankheitsverarbeitung abhängen.
Umgekehrt haben diese Interpretationen wiederum einen großen Einfluss auf das **Befinden.** So sind beispielsweise Krebspatienten, die sich selbst für ihre Krankheit (mit) verantwortlich machen, depressiver als solche, die das nicht tun. Schwere Krankheiten zwingen den Menschen förmlich dazu, nach Ursachen und Sinn zu suchen. Dabei macht es für ihn selbst einen großen Unterschied, ob er die Krankheit beispielsweise als Strafe, zugewiesenes Schicksal, Prüfung Gottes oder einfach nur Pech betrachtet.
Für den Arzt ist es wichtig, subjektive Krankheitstheorien des Patienten zu kennen, weil sie einen großen Einfluss auf die Kooperativität **(Compliance)** haben. Ein Patient befolgt nämlich meist nur dann die Ratschläge seines Arztes, wenn er sie **versteht** und **sinnvoll** findet (s. Kap. „Gesprächsführung III", S. 20/21).

Krankheitsbewältigung und Krankheitsverarbeitung (Coping)

Schwer und chronisch Kranke können u. a. folgenden **Belastungen** ausgesetzt sein:

▶ Lebensbedrohung (Angst vorm Sterben)
▶ Bedrohung körperlicher Intaktheit und Unversehrtheit

▶ Eingeschränkter Funktions- und Leistungsfähigkeit
▶ Schmerzen
▶ Niedergeschlagenheit und Depression
▶ Einschränkung oder Aufgabe von Alltagsaktivitäten
▶ Druck, sich an eine neue Umgebung, z. B. das Krankenhaus, anzupassen
▶ Bedrohung von Selbstkonzept und Zukunftsplänen
▶ Reduzierung sozialer Kontakte
▶ Veränderung der sozialen Rollen in Familie und Beruf

Den Versuch, diese Belastungen zu bewältigen und auszugleichen, bezeichnet man als **Coping** (*engl.* to cope: sich mit etwas messen (können); etwas gewachsen sein, es mit etwas aufnehmen). Dabei lassen sich emotionale, kognitive und Handlungsaspekte unterscheiden.

▶ Auf der **kognitiven Ebene** nimmt der Patient eine **Bewertung** seiner Krankheit vor. Auf diesem Weg können Krankheiten z. B. bagatellisiert oder akzeptiert werden. Außerdem spielen Ursachen- und Wirksamkeits-Attributionen (d. h. Zuweisungen; s. Kap. „Motivation II", S. 64/65) eine große Rolle. Günstig für die Krankheitsbewältigung und die therapeutische Mitarbeit ist das Gefühl, den **Verlauf** der Krankheit **beeinflussen** und die **Krankheitsursachen verändern** zu können. (Dies ist natürlich nicht bei allen Krankheiten gleichermaßen möglich.)
▶ **Emotional** erleben die Patienten oft Wut, Angst und Depressivität. Manche entwickeln auch eine definierte **psychische Störung,** z. B. eine Depression. Davon sind beispielsweise nach einem Herzinfarkt 20% der Patienten betroffen. Bei der emotionalen Verarbeitung trifft man außerdem auf psychische **Abwehrmechanismen,** wie Verleugnung

oder Isolierung (s. Kap. „Motivation III", S. 66/67).
▶ Auf der **Handlungsebene** suchen Patienten z. B. **aktiv** nach Information und Hilfe bei der Bewältigung, etwa beim Arzt, im sozialen Umfeld, bei einem Seelsorger, Therapeuten oder einer Selbsthilfegruppe. Umgekehrt können schwer kranke Patienten auch in **Passivität** und **Resignation** fallen.

Hat ein Patient Schwierigkeiten bei der Bewältigung seiner Krankheit, kann der Arzt ihn gezielt auf den verschiedenen Ebenen ansprechen und entsprechend zu helfen versuchen. So kann er ihn dabei unterstützen, seine Gedanken und Gefühle zu ordnen, und gemeinsam mit ihm Handlungsmöglichkeiten durchsprechen. Werden die Schwierigkeiten aber zu groß und entwickelt der Patient evtl. sogar eine psychische Störung, etwa eine Depression, so sollte der Arzt einen Fachkollegen hinzuziehen (Psychotherapeut bzw. Psychiater).

Krankheitsbewältigung beim Arzt

Es ist wichtig, sich bewusst zu machen, dass **Krankheitsbewältigung** nicht nur beim Patienten stattfindet, sondern auch in dessen Umgebung, also **beim Arzt,** beim Pflegepersonal, bei Angehörigen usw. All diese Menschen müssen Krankheit mit verarbeiten, ob sie wollen oder nicht. Schwierigkeiten können hier analog zu denen der Kranken auftreten. Ein guter Arzt wird sich wohl immer auf einem **schmalen Grat zwischen zu geringer und zu großer** emotionaler **Distanzierung** bewegen – etwas, das den wenigsten in die Wiege fällt, zum Glück aber lernbar ist (s. a. nächsten Abschnitt, Balint-Gruppen). Zu große Nähe kann seine Ressourcen aufbrau-

chen, zu großer Abstand aber würde bedeuten, den Patienten im Stich zu lassen.

Balint-Gruppen

Eine gute Möglichkeit, Schwierigkeiten mit Patienten (vor allem auf der Beziehungsebene) zu bearbeiten, sind **Balint-Gruppen.** Sie gehen auf den aus Ungarn stammenden Arzt und Psychoanalytiker **Michael Balint** zurück, der in den 1950er Jahren in London Seminare für Hausärzte einführte. In der Gruppe, die meist von einem Psychotherapeuten geleitet wird, tragen Ärzte ihre Schwierigkeiten mit bestimmten Patienten vor, während die anderen zuhören und anschließend ihre Einfälle und Interpretationen beisteuern. **Ziel** ist es, **Gefühle** und **Handlungsweisen** – die **eigenen** und die des **Patienten** – besser zu **verstehen,** um dadurch die Arzt-Patient-Beziehung und Behandlung zu verbessern. Ein weiteres Ziel ist es, **psychische Belastungen** des Arztes zu **reduzieren.**
Die Fragen, mit denen sich Balint-Gruppen beschäftigen, sind:

▶ Was macht der Arzt mit dem Patienten?
▶ Was macht der Patient mit dem Arzt?
▶ Welche Gefühle löst der Patient beim Arzt und in den anderen Gruppenteilnehmern aus?
(S. a. Abschn. „Übertragung und Gegenübertragung" im Kap. „Gesprächsführung II", S. 18/19.)

Viele Unikliniken bieten Balint-Gruppen sinnvollerweise auch für Studenten an (z. B. über das Institut für Psychosomatik). Fehlt dieses Angebot, lässt es sich vielleicht durch Eigeninitiative begründen.

Krankenrolle und Bedürfnisse des Kranken II

Informationsbedürfnis des Kranken

Für den Arzt stellt sich immer wieder, besonders bei schweren Erkrankungen wie Krebs, die Frage, wie viel der Patient über seine Krankheit wissen will. Viele Untersuchungen haben gezeigt, dass die meisten Patienten ein Bedürfnis nach vollständiger Information haben.

Etwa 90% der Krebskranken wollen demnach so weit wie möglich über Prognose und Therapiemöglichkeiten ihrer Krankheit aufgeklärt werden. Hauptinformationsquelle ist dabei für die meisten der behandelnde Arzt. Daraus sollte jedoch auf keinen Fall folgen, jedem Patienten möglichst schnell und rücksichtslos „die ganze Wahrheit" mitzuteilen. Es ist vielmehr wichtig, sich am **individuellen Informationsbedürfnis** zu orientieren.

Zu diesem Zweck ist es hilfreich, den Patienten zu **fragen, was er schon weiß** und **was er wissen möchte.** Während man ihm Stück für Stück Informationen gibt und erklärt, sollte man sich immer wieder vergewissern, ob er alles gehört und verstanden hat, sowie ihm die Möglichkeit geben, weitere Fragen zu stellen. Besonders wichtig ist es in dieser Situation aber für den Arzt, **emotional mitzugehen,** sich also in den Patienten einzufühlen und zu spüren, wie viel Information er aufnehmen kann und wie er auf diese reagiert.

Sowohl Arzt als auch Patient brauchen emotional und räumlich Platz für solche Gespräche. Deshalb sollten sie nicht zwischendurch auf dem Flur, sondern alleine mit dem Patienten und ohne Zeitdruck, z. B. im Arztzimmer, stattfinden. Nicht nur der Patient muss Gelegenheit haben, die Bedeutung der Informationen für sich zu verarbeiten. Auch der Arzt braucht die Möglichkeit, die beim Patienten entstandenen Gefühle (z. B. Angst, Verzweiflung, Niedergeschlagenheit) verarbeiten zu können. Viele Ärzte vergessen im anstrengenden Alltag leicht, wie viel Zeit und Ressourcen sie für ihre eigene Psychohygiene brauchen.

Bedürfnis nach Mitentscheidung

Das Bedürfnis von Patienten, an Entscheidungen über Diagnostik und Therapie mitzuwirken, ist im Vergleich zum Informationsbedürfnis weniger klar ausgeprägt. Dies würde eine Übernahme von Verantwortung bedeuten, der sich vermutlich viele nicht gewachsen sehen, da ihnen die Information und Erfahrung fehlen, um eine fundierte Entscheidung treffen zu können.

Ältere Menschen und Patienten mit niedrigerem Bildungsgrad zeigen insgesamt eine niedrigere Bereitschaft, an medizinischen Entscheidungen teilzuhaben. Trotzdem sollte man immer versuchen, herauszufinden, wie es im individuellen Fall bestellt ist. Gibt es also in einer Situation **verschiedene therapeutische Möglichkeiten,** die ihr Für und Wider haben, ist wieder der Arzt gefordert, den Patienten möglichst verständlich **über** die **Alternativen** zu **informieren** und ihn zu **fragen, inwieweit er selbst mit entscheiden möchte.** Jedoch können beispielsweise Krebskranke in solchen Fällen die Angst entwickeln, sich falsch zu entscheiden, und fühlen

sich dadurch zusätzlich belastet. Gerade bei diesen Patienten ist es aber wichtig, dass sie sich unterstützt und nicht alleingelassen fühlen. Auch hier gilt es deshalb, die Bedürfnisse des einzelnen Patienten zu erspüren. Ist man sich als Arzt selbst nicht ganz sicher, welches Vorgehen am erfolgversprechendsten ist, sollte man sich immer Rat bei Kollegen oder in der Literatur holen, anstatt einfach dem Patienten die Entscheidung zwischen vermeintlich gleichwertigen Alternativen aufzubürden.

Primärer und sekundärer Krankheitsgewinn

Die Begriffe primärer und sekundärer Krankheitsgewinn stammen aus der Psychoanalyse. Sie bedeuten, dass jemand von seiner körperlichen oder seelischen Erkrankung einen Vorteil hat. Das Konzept des **primären Krankheitsgewinns** bezieht sich auf das psychoanalytische Konfliktmodell zur Entstehung bestimmter Störungen (s. Abschn. „Psychoanalyse" im Kap. „Psychotherapie I", S. 24/25). Der **unbewusste** Gewinn besteht bei einem neurotischen Symptom (körperlicher oder seelischer Art) demnach in der **Reduzierung seelischer Konfliktspannung** – und sei das Symptom selbst auch noch so belastend. Der Patient geht mit Hilfe des Symptoms gleichsam einer innerlich als schmerzhaft empfundenen Situation aus dem Weg, die ihm aber (eben weil sie so schmerzhaft ist) nicht bewusst wird. Entsprechend bleibt ihm auch der Zusammenhang zwischen Konflikt und Symptom unklar; er erlebt sich lediglich als krank und geschwächt. Beispiel: Ein Jura-Student, der das Studium seinem Vater zuliebe aufgenommen hat, eigentlich aber lieber Musiker geworden wäre, erkrankt kurz vor dem Examen an einer unerklärlichen „Schwäche", so dass er die Prüfung nicht schreiben kann. Der (unbewusste) Konflikt zwischen dem Bedürfnis, es dem Vater recht zu machen (ihm zu gehorchen), und dem Wunsch, sein Leben nach eigenen Bedürfnissen zu leben, hat hier zum Symptom der „Schwäche" geführt. Diese Lösung war zwar nicht von Dauer (bleibt doch das Grundproblem erhalten), sie verschafft aber wenigstens für eine gewisse Zeit Erleichterung – zu einem Zeitpunkt, als sich der innere Konflikt unerträglich zuspitzt.

Diese Art des Krankheitsgewinns ist Thema der psychodynamischen Psychotherapien.

Mit **sekundärem Krankheitsgewinn** bezeichnet man demgegenüber den **objektiven Gewinn,** den ein Kranker aus seinen Symptomen zieht, wie Schonung, Pflege, Entbindung von Rollenverpflichtungen in Beruf und Familie, Rücksichtnahme oder auch materielle Vorteile wie Schmerzensgeld oder eine Rente. Dieser sekundäre Krankheitsgewinn ist dem Patienten teilweise oder ganz bewusst. Er wird z. B. in der Verhaltenstherapie thematisiert, wenn es darum geht, dass positive Konsequenzen der Störung für den Patienten zu deren Aufrechterhaltung beitragen.

Ein besonderer Fall liegt vor, wenn z. B. bei Unfallopfern der Wunsch nach Entschädigung und nicht mehr arbeiten zu müssen, so groß erscheint, dass dem Arzt eine Therapie der Beschwerden kaum möglich vorkommt. Es entsteht der Ein-

druck, der Patient brauche seine Krankheit und wolle an ihr festhalten, um bestimmte Ziele zu erreichen (dies kann unbewusst, teilbewusst oder ganz bewusst geschehen). Man spricht dann von einem **Rentenbegehren.**
Allerdings sollten Kenntnisse über primären und sekundären Krankheitsgewinn nicht dazu missbraucht werden, Patienten schnell in eine bestimmte Schublade zu stecken (und dadurch abzuwerten). Der Verdacht auf ein Rentenbegehren muss sorgfältig interdisziplinär abgeklärt werden, um keinem Patienten Unrecht zu tun.

Simulation, Dissimulation und Aggravation

Unter **Simulation** versteht man das bewusste Vortäuschen von Symptomen, um einen bestimmten Vorteil zu erlangen (z. B., um für eine Prüfung krankgeschrieben zu werden). **Dissimulation** bedeutet das Gegenteil: das bewusste Verleugnen oder Verharmlosen von Symptomen mit einem bestimmten Zweck (z. B. aus Angst, den Arbeitsplatz zu verlieren). **Aggravation** bedeutet, tatsächlich vorhandene Krankheitssymptome übertrieben zu präsentieren, um einen Vorteil zu erlangen (z. B. Krankschreibung).

Placebo-Effekt

Unter Placebo-Effekt versteht man die Wirkung eines Scheinmedikaments. Das Placebo-Präparat (z. B. als Tablette, Infusion oder Spritze) enthält **keinen Wirkstoff,** sondern besteht z. B. überwiegend aus Zucker. In früheren Studien wurden teilweise beachtliche Placebo-Wirkungen und -Nebenwirkungen nachgewiesen, was heute aber vor allem auf methodische Fehler zurückgeführt wird. Neuere Studien konnten zeigen, dass Placebo-Präparate zwar vorübergehend Beschwerden, vor allem Schmerzen, bessern können und sogar auf das Immunsystem wirken, aber keinen langfristigen Effekt auf die Krankheitsentwicklung oder gar die Sterblichkeit haben.
Man nimmt an, dass die Wirksamkeit von Placebos durch die **Erwartung** des Patienten, das Medikament werde ihm helfen, entsteht. So überträgt er gewissermaßen die beim Arzt wahrgenommene Zuversicht, es werde helfen, auf sich selbst. Hinzu kommen **Konditionierungsvorgänge** aus früheren erfolgreichen Behandlungen, die zu einer vorübergehenden Besserung des Befindens beitragen.
Placebo-Wirkungen verdeutlichen auch die nachgewiesene Tatsache, dass die Arzt-Patient-Beziehung den Behandlungserfolg positiv beeinflusst (über die Verbesserung der Compliance und auch des Befindens durch emotionale Unterstützung). Man kann also durchaus, wie Michael Balint es formulierte, von einer „Pharmakologie der **Droge Arzt"** sprechen und diese durch das Bemühen um eine gute Beziehung zum Patienten bewusst einsetzen (s. a. „Balint-Gruppen" im vorigen Kapitel).

Gesundheit und Krankheit – was bedeutet das? I

In der englischen Sprache beschreibt „sickness" den gesellschaftlichen Aspekt des Krankseins, „illness" den persönlichen und „disease" den objektivierenden aus Sicht der Medizin. Was gesund und was krank ist, wissen die meisten Menschen nicht wirklich genau – sie haben es eher „so im Gefühl". Tatsächlich ist diese Frage auch bei systematischer Betrachtung nicht leicht zu beantworten. So kommt es z. B. häufig vor, dass körperlicher **Befund** und **Befinden** wenig übereinstimmen. Hinsichtlich körperlich gemessenem und gefühltem „Befund" gibt es in der Bevölkerung nämlich zahlreiche **„gesunde Kranke"** und **„kranke Gesunde".** Zur ersten Gruppe gehören Menschen, die sich wohl und gesund fühlen, bei denen aber, manchmal per Zufall, eine gefährliche Krankheit entdeckt wird – z. B. Bluthochdruck, Diabetes oder ein Tumor, der sich noch nicht bemerkbar gemacht hat. Auf der anderen Seite steht eine (für viele Ärzte sehr schwierige) Gruppe von Patients, bei denen sich trotz gewissenhafter Suche keine körperlichen Ursachen für ihre Beschwerden finden lassen. In diese Gruppe gehören beispielsweise Patienten mit einer **Somatisierungsstörung** (s. Fallbeispiel im Kap. „Gesundheit und Krankheit – was bedeutet das? III", S. 10/11), mit hypochondrischer Störung (s. u.) oder einer Depression, bei der somatische Symptome das Bild beherrschen (und die daher schwierig zu erkennen sein kann).

> **Definition der WHO:**
> Nach der Weltgesundheitsorganisation **(WHO)** ist **Gesundheit** als ein **„Zustand des vollkommenen körperlichen, seelischen und sozialen Wohlbefindens und nicht allein die Abwesenheit von Krankheit"** definiert. Abgesehen davon, dass sich vermutlich nur frisch Verliebte in so einem Zustand befinden, darf man diese ganzheitliche Definition auch als **politische Forderung** begreifen, die bewusst über rein körperliche Gesundheit hinausgeht und Gewaltprävention und Bekämpfung der weltweiten Armut sowie der damit assoziierten Erkrankungen einschließt.

Gesundheit und Krankheit als Kontinuum

Im Alltag nehmen wir dagegen eher Abstufungen von Gesundheit wahr: von „kerngesund", „gesund", „etwas angeschlagen" (z. B. Erkältung) bis „krank", „schwer krank" (z. B. Persönlichkeitsstörung) oder gar „todkrank" (z. B. Krebs im Endstadium). Auch Patienten erleben ihre Krankheit so – Kranksein bedeutet für sie eine **Einschränkung** ihres **Wohlbefindens** und ihrer **Handlungsfähigkeit** in unterschiedlichem Ausmaß.
Diese Wahrnehmung von **Gesundheit und Krankheit als Kontinuum** deckt sich mit vielen epidemiologischen Untersuchungen, wonach vorübergehende körperliche Beschwerden, wie Kopf- oder Rückenschmerzen, in der gesunden Allgemeinbevölkerung sehr häufig sind, ohne dass sich die Betroffenen gleich als krank einschätzen oder gar einen Arzt aufsuchen. Die meisten Beschwerden, an denen wir leiden, sind also harmlos und gehen von alleine wieder vorüber. Bereits **Viktor von Weizsäcker,** einer der Begründer der Psychosomatik, wies darauf hin, dass die **Gesundheit** des Menschen kein Kapital ist, das man aufbrauchen könne, sondern überhaupt **nur dort vorhanden** ist, **wo sie jeden Augenblick erzeugt werde.** Diese Betrachtung lässt uns auch an unser Immunsystem denken, das ständig mit der Abwehr von Erregern beschäftigt ist – man kann also sagen, dass wir fortlaufend gegen Krankheit arbeiten bzw. versuchen, unsere Gesundheit aufrechtzuerhalten.
Zusätzlich strebt der Mensch ständig nach einem **körperlich-seelischen Gleichgewicht (Homöostase).** Wo dieses Gleichgewicht liegt, unterliegt in beiden Bereichen genetischen Einflüssen sowie Erfahrungen von außen. So verliert beispielsweise ein Raucher sein körperlich-seelisches Gleichgewicht ohne Zigaretten, während ein dependenter (abhängiger) Mensch sein seelisches Gleichgewicht nur dann findet, wenn er in einer Beziehung ist (vgl. a. Kap. „Stress und Gesundheitsfolgen", S. 54 ff.).

Normen

Bei unseren Überlegungen, was als gesund und was als krank gelten könnte, stoßen wir unweigerlich auf bestimmte **Normen,** denen wiederum verschiedene Normbegriffe zugrunde liegen. Eine **statistische Norm** orientiert sich an gesammelten Daten. Nach ihr ist ein Wert pathologisch, wenn er extrem ausfällt, z. B. nur sehr selten vorkommt. Problematisch ist dabei u. a., dass die gezogene Grenze willkürlich ausfallen kann und z. B. nichts über das Leiden eines Menschen aussagt. Außerdem stellt sich die Frage, nach welchen Kriterien man die Grenze zum Pathologischen ziehen soll. Einen bestimmten Sollwert gibt die **Idealnorm** vor, die der obigen WHO-Definition zu Grunde liegt. Eine **funktionale Norm** dagegen orientiert sich an dem, was funktionsgerecht ist. Bei psychischen Störungen etwa wird mit berücksichtigt, inwieweit jemand in der Funktion eingeschränkt ist, seinen Alltag zu bewältigen.

Drei Aspekte

Gesundheit und Krankheit lassen sich aus drei Blickwinkeln betrachten. Zum einen ist da der **Patient,** der an bestimmten Beschwerden und der Störung seines Wohlbefindens leidet. Auf der anderen Seite steht sein **Arzt,** der mit Hilfe seines Wissens versucht, den Krankheitszustand des Patienten einzuschätzen und zu einer Diagnose zu kommen. Die Diagnose wiederum ist Ausgangspunkt für die anschließende Behandlung. Schlussendlich hat Kranksein aber auch einen **gesellschaftlichen Aspekt,** nämlich das Abweichen von sozialen Normen, für das die Gesellschaft bestimmte Regeln vorgibt (z. B. bei Arbeitsunfähigkeit). Bei Verstoß gegen diese Regeln drohen dem Kranken Sanktionen.

1. Aus Sicht des Kranken

Die meisten Menschen messen den eigenen Gesundheitszustand an ihrem körperlichen und seelischen **Wohlbefinden** sowie ihrer **Handlungs- und Leistungsfähigkeit.** Dabei kann das Ausmaß der **Symptomaufmerksamkeit** sehr unterschiedlich sein. Zwei Beispiele: Ein Obdachloser, verwahrlost und seit Wochen mit einem offenen Geschwür am Bein, sucht keinen Arzt auf, während ein Geschäftsmann stets ängstlich in sich hineinhorcht, beim kleinsten Anzeichen eine schlimme Krankheit vermutet und jedes Mal zum Arzt geht. Bei der Symptomwahrnehmung spielen also neben der Körperwahrnehmung kognitive und emotionale Faktoren wie **Erwartungen, Bewertungen** und **Ursachenzuweisungen** eine große Rolle. Die Erziehung wirkt sich hier ebenso aus wie gesellschaftliche Vorstellungen darüber, was Krankheitswert besitzt (und was nicht) und wie man sein Kranksein kommunizieren darf. So wird ein verstauchter Knöchel im Durchschnitt eher zum Arzt führen als eine anhaltend gedrückte Stimmung und Antriebslosigkeit.

Menschen, die wegen bestimmter Symptome zum Arzt gegangen sind, unterscheiden sich in zwei Punkten von anderen, die mit der gleichen Symptomatik keinen Arzt aufgesucht haben: Sie sind ängstlich und depressiv, also stärker seelisch belastet. Außerdem deutet diese Gruppe ihre Beschwerden häufiger als Hinweis auf eine schwere Erkrankung.

Besondere Beispiele für Symptomwahrnehmung und -interpretation

Oben sind bereits Hypochondrie und Depression angeklungen. Die hypochondrische Störung gehört zur **Obergruppe** der **somatoformen Störungen** (klassifiziert nach ICD-10, s. nächste Doppelseite). Somatoforme Störungen sind laut **ICD-10** charakterisiert durch „wiederholte Darbietung körperlicher Symptome in Verbindung mit hartnäckigen Forderungen nach medizinischen Untersuchungen trotz wiederholter negativer Ergebnisse und Versicherung der Ärzte, dass die Symptome nicht körperlich begründbar sind. Sind aber irgendwelche körperlichen Symptome vorhanden, dann erklären sie nicht die Art und das Ausmaß der Symptome oder das Leiden und die innere Beteiligung des Patienten" [1]. Bei der hier eingeordneten **hypochondrischen Störung** sind die Patienten davon überzeugt, an einer schweren und fortschreitenden Krankheit zu leiden (z. B. Krebs). Sie beschäftigen sich fortlaufend mit ihrem Körper und interpretieren normale Empfindungen und Erscheinungen im Sinne ihrer Befürchtung. Ebenfalls in die Gruppe der somatoformen Störungen gehört die **Somatisierungsstörung** (s. Fallbeispiel im Kap. „Gesundheit und Krankheit – was bedeutet das? III", S. 10/11).

Bei der **Depression,** die unterschiedliche Ursachen und Verlaufsformen hat, können die Patienten außer an den Hauptsymptomen (gedrückte Stimmung, Interessenverlust, Freudlosigkeit, Antriebsverminderung und erhöhte Ermüdbarkeit) auch an verschiedenen körperlichen Symptomen leiden, wie Schlafstörungen, Gewichtsabnahme, körperliche Gehemmtheit oder aber Agitiertheit sowie Schmerzen. Viele Patienten erkennen gerade ihre seelischen Symptome aber nicht als Krankheit, sondern denken, sie müssten sich zusammenreißen und alles alleine bewältigen. Die zusätzlich bei einer Depression oft vorhandenen Selbstwertprobleme und Schuldgefühle tun ihr Übriges. Die Patienten sprechen dann auch aus Scham nicht über ihre Gefühle. Hier ist es die **Aufgabe des Arztes, bei Verdacht gezielt depressive Symptome zu erfragen.** Liegt eine Depression vor, sollte er den Patienten darüber aufklären, dass er seelisch erkrankt ist, dafür keine Schuld trägt und psychotherapeutischer und/oder medikamentöser Hilfe bedarf. – Viele Patienten wissen kaum etwas über psychische Erkrankungen, auch nicht, dass und wie ihnen geholfen werden kann. Nicht wenige empfinden eine solche Diagnose außerdem als Stigma, vor dem sie sich fürchten. **Häufige Fehler** im Umgang mit depressiven Patienten sind:

▶ Zu versuchen, dem Patienten einzureden, es gehe ihm besser als er denkt
▶ Zu versuchen, dem Patienten Wahnideen auszureden (z. B. nihilistischer Wahn, Versündigungswahn usw.)
▶ Ihm zu empfehlen, sich abzulenken (z. B. auszugehen, zu verreisen)
▶ Den Patienten aufzufordern, sich zusammenzureißen

Subjektive Gesundheit

Um die **Lebensqualität** der Patienten zu verbessern, was besonders bei chronisch Kranken im Vordergrund steht, ist es wichtig, sich als Arzt der subjektiven Gesundheit des Patienten anzunehmen. Sie setzt sich aus vier Dimensionen zusammen: körperlichen Beschwerden (z. B. Schmerzen), Funktionszustand (z. B. Beweglichkeit), psychischem Befinden (z. B. Depressivität) und sozialen Rollen (z. B. Leistungsfähigkeit im Beruf). Die subjektive Lebensqualität lässt sich über Fragebögen wie Short Form 36 **(SF-36)** messen.

Gesundheit und Krankheit – was bedeutet das? II

2. Aus Sicht der Medizin

Für den Arzt ist es in der Praxis oft nicht so einfach, Gesundheit und Krankheit als Kontinuum aufzufassen – mag er sich auch Gedanken über den Schweregrad einer Störung machen. Liegen bei einem Patienten Krankheitsanzeichen (Symptome) vor, muss er zu einer **Diagnose** gelangen. Hier handelt es sich dann um eine **zweigeteilte (dichotome) Entscheidung:** Entweder, jemand „bekommt" diese Diagnose „zugeteilt" (bzw. er „hat" sie) – oder eben nicht. Schwierig kann das beispielsweise bei psychischen Störungen sein, denn sie unterscheiden sich vom Gesunden oft eher quantitativ als qualitativ. Jeder von uns kennt z. B. Angst, und je nach Persönlichkeit sind wir unterschiedlich ängstlich. Von einer definierten Angststörung spricht man aber erst ab einer gewissen Ausprägung und Dauer der Symptome.

Von der Beschwerde zur Diagnose

Jeder Besuch beim Arzt beginnt mit der **Exploration,** d. h. mit der Befragung des Patienten nach seinen Beschwerden. Im Anschluss erhebt der Arzt dann die Vorgeschichte der Krankheit (**Anamnese**). Bei Exploration und Anamnese achtet er außerdem auf das Verhalten des Patienten (**Verhaltensbeobachtung**) und auf seinen emotionalen Ausdruck. Er schaut, ob ein Patient eher ruhig oder angespannt ist beim Erzählen, was er betont und was er evtl. zurückhält, weil es ihm unwichtig erscheint oder weil es ihm vielleicht unangenehm ist, darüber zu sprechen (s. a. Kap. „Gesprächsführung", S. 16 ff.). Wenn der Arzt alle Informationen, die er braucht, gesammelt hat, macht er in der Regel eine **körperliche Untersuchung.**
Ein Arzt kann meistens allein über Befragung, Anamnese und körperliche Untersuchung zu einer Diagnose kommen. Manchmal sind aber noch **technische Untersuchungen** notwendig (z. B. Laborwerte, Ultraschall), entweder, um die **Verdachtsdiagnose** (die Arbeitshypothese) zu erhärten, oder, weil noch

gar keine Diagnose in Sicht ist. Während des gesamten Vorgangs gleicht der Arzt ständig seine momentane Verdachtsdiagnose gegen andere in Betracht kommende Diagnosen ab **(Differenzialdiagnosen).** Bei Fragen, die sein eigenes Fachgebiet überschreiten, holt er sich Rat bei einem anderen Facharzt („Konsil").

Klassifikationssysteme für Krankheiten

Seit Mitte des 19. Jahrhunderts versuchte man, zuerst in England und in der Schweiz, die zahllosen ärztlichen Erfahrungen durch Klassifizierung unter einen Hut zu bekommen. Am Beginn stand eine internationale Nomenklatur für Todesursachen. Seit 1949, kurz nach ihrer Gründung, gibt die Weltgesundheitsorganisation **(WHO)** eine **Internationale Klassifikation der Krankheiten** (*engl.* International Classification of Diseases) heraus, aktuell in der 10. Version **(ICD-10).** In ihr sind mehr als 2500 Krankheiten in 21 Kategorien (Kapiteln) definiert. Die ICD-10 ist in Deutschland für die Dokumentation von Diagnosen verbindlich.
Für die **Diagnostik psychischer Erkrankungen** sind bei uns zwei Klassifikationssysteme geläufig:

▶ Das **Kapitel V (F)** der **ICD-10:** Classification of Mental and Behavioural Disorders (Klassifikation psychischer Störungen). Sie findet weltweit Anwendung in der klinischen Praxis.
▶ Das **DSM-IV:** Diagnostic and Statistical Manual of Mental Disorders (Diagnostisches und Statistisches Manual Psychischer Störungen, 4. Version, herausgegeben von der American Psychiatric Association). Es geht auf den

deutschen Psychiater Emil Kraepelin, der die Grundlagen für die heutige Klassifizierung legte, sowie auf Elemente der Psychoanalyse von Sigmund Freud zurück. Das DSM-IV kommt hauptsächlich in der Forschung zum Einsatz.

Beide Systeme sind weitgehend aufeinander abgestimmt. Eine Besonderheit des **DSM-IV** ist die Beschreibung (Kodierung) des Patienten auf **fünf Achsen.** Einen Überblick geben die ▍Tab. 1 und 2.

Vor- und Nachteile von Klassifikationssystemen

Der große Vorteil dieser **deskriptiven Systeme** ist, dass die **Diagnosen operational definiert** sind, d. h., dass es für jede Diagnose genau festgelegte **Kriterien** gibt, die sich auf **Anzahl, Intensität, Dauer** und **Häufigkeit** der Symptome beziehen. Auf diese Weise lässt sich eine weitaus größere **Übereinstimmung verschiedener Untersucher** erreichen, als es mit einer subjektiveren (vorwiegend auf eigener Erfahrung beruhenden) Diagnostik möglich wäre. Zwei Ärzte wissen also, dass sie über das Gleiche sprechen, wenn sie sich z. B. über einen Patienten mit einer Somatisierungsstörung oder einer koronaren Herzerkrankung verständigen. Eine einheitliche Klassifikation hat entsprechend zentrale Bedeutung für die **Behandlungsplanung** und **Vorhersage des Verlaufs.** Darüber hinaus ist die genaue Abgrenzung verschiedener Störungen für systematische, umfassende **Erforschung** von Ursachen und Therapie unabdingbar. Heute gibt es für viele Diagnosen Therapieempfehlungen (Leitlinien), die sich am aktuellen Stand der Forschung orientieren. Die Anwen-

Achse	Inhalt
Achse I	Klinische Störungen und andere klinisch relevante Probleme (z. B. Depression, Schizophrenie)
Achse II	Persönlichkeitsstörungen und geistige Behinderung (z. B. Borderline- oder narzisstische Persönlichkeitsstörung)
Achse III	Medizinische Krankheitsfaktoren, die für die ersten beiden Achsen relevant sein könnten
Achse IV	Psychosoziale und umgebungsbedingte Belastungsfaktoren
Achse V	Globale Erfassung des Funktionsniveaus

▍Tab. 1: Multiaxiales Klassifikationsschema des DSM-IV.

Kodierung	Kategorien (Kapitel)	Einzelne Störungen in Unterkapiteln (Beispiele)
F0	Organische (einschließlich symptomatischer) psychische Störungen	Demenz bei Alzheimer-Krankheit, organisches amnestisches Syndrom, Delir usw.
F1	Psychische und Verhaltensstörungen durch psychotrope Substanzen	Störungen durch Alkohol, Opioide usw.
F2	Schizophrenie, schizotype und wahnhafte Störungen	Schizophrenie, schizotype Störung, schizoaffektive Störungen usw.
F3	Affektive Störungen	Manische Episode, bipolare affektive Störung, depressive Episode usw.
F4	Neurotische, Belastungs- und somatoforme Störungen	Phobische Störung, andere Angststörungen, Zwangsstörung, dissoziative Störungen (Konversionsstörungen) usw.
F5	Verhaltensauffälligkeiten mit körperlichen Störungen und Faktoren	Essstörungen, nichtorganische Schlafstörungen usw.
F6	Persönlichkeits- und Verhaltensstörungen	Persönlichkeitsstörungen, abnorme Gewohnheiten und Störungen der Impulskontrolle usw.
F7	Intelligenzminderung	Leichte, mittelgradige, schwere, schwerste Intelligenzminderung usw.
F8	Entwicklungsstörungen	Umschriebene Entwicklungsstörung des Sprechens und der Sprache, tiefgreifende Entwicklungsstörungen usw.
F9	Verhaltens- und emotionale Störungen mit Beginn in der Kindheit und Jugend	Hyperkinetische Störungen, Störung des Sozialverhaltens, emotionale Störungen des Kindesalters usw.
F99	Psychische Störung ohne nähere Angabe	

▌ Tab. 2: Inhalt des Kapitels V (F) des ICD-10: deskriptive Einteilung psychischer Störungen (mit Beispielen). [1]

dung solcher Leitlinien bezeichnet man als **evidenzbasierte Medizin (EBM).**

Es wurde an diesen Klassifikationssystemen die **Kritik** geäußert, dass die rein deskriptive Diagnostik keinerlei Informationen mehr über die **Herkunft** (d. h. die **Ursachen**) der Störungen enthalte. So war früher die Bezeichnung „neurotische Depression" im Gegensatz zur „endogenen Depression" üblich, während heute nur noch die Diagnose einer „depressiven Episode" (bzw. „rezidivierenden depressiven Störung") verschiedener Schweregrade existiert. Dieser Umstand ergab sich allerdings gerade daraus, dass es für die Ursachen seelischer Erkrankungen unterschiedliche Erklärungsansätze gibt (z. B. genetische, verhaltenstheoretische, psychoanalytische – oder die moderne Synthese: der bio-psycho-soziale Ansatz). Mit dem Entwurf einer rein deskriptiven Diagnostik war es möglich, dieses Problem zu umgehen.

Angemerkt sei an dieser Stelle noch, dass auch allen Klassifikationssystemen ein **Weltbild** zugrunde liegt, das wie jede Weltanschauung streitbar ist. So erscheint es aus heutiger Sicht geradezu bizarr, dass im DSM bis 1974 und in der ICD sogar bis 1992 Homosexualität als eigene Krankheit aufgeführt war.

Ergänzung: die operationalisierte psychodynamische Diagnostik (OPD)

Seit einigen Jahren gibt es nun auch für psychoanalytisch orientierte Therapeuten eine operationalisierte Diagnostik. Sie richtet sich nach dem ICD-10-Modell, ergänzt es aber um psychodynamisch relevante Achsen. Die **operationalisierte psychodynamische Diagnostik (OPD)** beschreibt Patienten auf insgesamt **fünf Achsen** (Achse I: Krankheitserleben und Behandlungsvoraussetzungen, Achse II: Beziehung, Achse III: Konflikt, Achse IV: Struktur, Achse V: psychische und psychosomatische Störungen nach ICD-10). Die aktuelle OPD-2 eignet sich außerdem für die **Therapieplanung:** Es lassen sich Problemschwerpunkte herausarbeiten und der Behandlungsfortschritt messen. Weitere Ziele der OPD sind, der Vieldeutigkeit und Unschärfe mancher psychoanalytischer Begriffe entgegenzuwirken und zur Validierung psychoanalytischer Hypothesen beizutragen. Die Herausgeber betonen andererseits die Grenzen der OPD: „Operationalisierte Diagnostik kann nur in einem sehr eingeschränkten Sinne die Vielfalt und Komplexität des menschlichen Seelenlebens erfassen. Struktur-, Konflikt- und Beziehungsdiagnostik erlauben nur eine Art Mustererkennung, die dem Therapeuten Ankerpunkte [...] an die Hand geben" [2]. Diese Einschränkung – und aus diesem Grund sei sie hier genannt – muss wohl für jede Art von Diagnostik gelten.

Gesundheit und Krankheit – was bedeutet das? III ———

3. Aus Sicht der Gesellschaft

Als Mensch in einer **Gesellschaft,** in einer **Kultur** zu leben bedeutet, sich in einem **geregelten Raum** zu bewegen. Wir sind, meist unbewusst, in Strukturen eingebunden, die unser Verhalten beeinflussen. Im Lauf unserer Entwicklung haben wir **soziale Normen** verinnerlicht, auch über Gesundheit und Krankheit. Diese sozialen Normen:

▶ Bewirken eine gewisse **Gleichförmigkeit** und **Regelmäßigkeit** unseres Verhaltens
▶ Enthalten eine **Bewertung** unseres Verhaltens
▶ Enthalten **Erwartungen** oder **Forderungen** an unser Verhalten

Soziale und kulturelle Normen schränken unser Verhalten also ein, machen es aber auch vorhersehbar.

Kranksein: Abweichen von einer Norm

Kranksein bedeutet aus medizinsoziologischer Sicht ein **Abweichen vom Normalfall des Gesundseins.** Körperliche oder seelische Veränderungen beeinträchtigen mehr oder weniger stark die Fähigkeit, soziale Rollen weiterhin auszuüben. Ein Symptomträger handelt mit sich und der Umgebung (teils bewusst, teils unbewusst) aus, inwieweit seine Symptome als Krankheitszeichen gelten oder nicht. Wird ein Betroffener als krank anerkannt, bekommt er auch die entsprechende **Krankenrolle** zugewiesen. Die gesellschaftliche Sicht auf Gesundheit und Krankheit spiegelt sich stark in den **Gesetzen des Gesundheits- und Sozialsystems** wider. Für die Krankenrolle existieren dort klare Regeln, z. B. hinsichtlich der Arbeitsunfähigkeit, die vom Arzt bestätigt werden muss **(Krankschreibung).** Der Kranke muss dann nicht mehr zur Arbeit gehen, er bekommt für seinen Arbeitsausfall Lohnfortzahlung vom Arbeitgeber und anschließend Krankengeld von der Krankenkasse. Verstößt ein Kranker gegen diese Regeln, drohen ihm Sanktionen (z. B. Kündigung).
Vermutlich aus steigender Angst vor Arbeitsplatzverlust ist der Krankenstand unter den Beschäftigten in der BRD in den letzten Jahrzehnten stark zurückgegangen (▌Abb. 1).

Gesellschaftliche Werte und Krankheit

Wie gesellschaftliche Werte das Auftreten von bestimmten Erkrankungen beeinflussen, sieht man bei den **Essstörungen** Anorexie (Magersucht) und Bulimie (Ess-Brech-Sucht), von denen vor allem Frauen betroffen sind. Außer genetischen Faktoren und belastenden Lebensereignissen spielt bei ihrer Entstehung auch der **kulturelle Druck** auf Frauen, **dünn zu sein,** ein Rolle. Es konnte nachgewiesen werden, dass im Lauf der letzten 50 Jahre die Zahl der Frauen, die mit ihrem Körper unzufrieden sind, immer weiter anstieg. Viele Frauen versuchen deshalb auch, mit Hilfe einer Diät ihr Gewicht zu reduzieren. Eine Anorexie beginnt aber häufig als Diät, und Bulimikerinnen führen das Erbrechen häufig zum ersten Mal herbei, nachdem sie eine Diät gebrochen haben. Man kann sicher so weit gehen zu sagen, dass das Kranke an Essstörungen nicht nur in den Patienten selbst liegt, sondern auch in unserer vom Schlankheitsideal besessenen Kultur.
Auch **Alter** und **Geschlecht** haben einen Einfluss auf Krankheit und die entsprechende Versorgung. So haben Kostenanalysen des letzten Lebensjahres gezeigt, dass für jüngere Patienten mehr Geld aufgewendet wurde als für ältere. Geschlechtspezifische Unterschiede gibt es bei zahlreichen Krankheiten: Frauen sind beispielsweise doppelt so häufig wegen einer Depression in Behandlung wie Männer. Wie bei den Essstörungen vermutet man auch hier einen zusätzlichen Einfluss der (ebenfalls gesell-

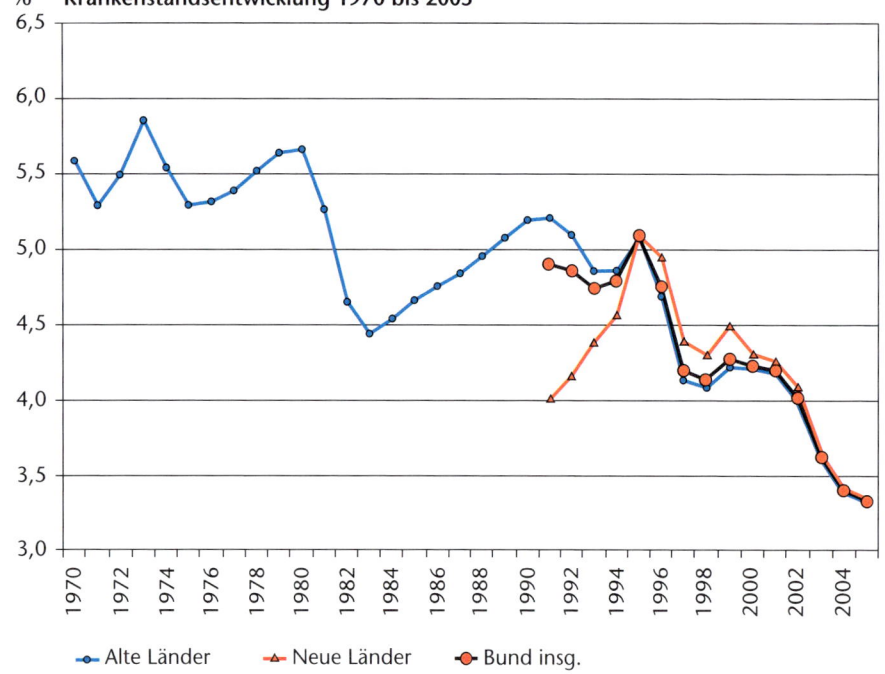

% **Krankenstandsentwicklung 1970 bis 2005**

─●─ Alte Länder   ─△─ Neue Länder   ─●─ Bund insg.

▌ Abb. 1: Krankenstandsentwicklung unter den gesetzlich Versicherten in den Jahren 1970 – 2005. [3]

Fallbeispiel

Auf die Überweisung ihrer Hausärztin hin stellt sich eine 31-jährige, verheiratete Bürokauffrau in der psychosomatischen Ambulanz vor. Die Patientin berichtet ausführlich und detailliert: Seit mehr als zwei Jahren leide sie an wechselnden körperlichen Beschwerden, ohne dass sich ein richtungweisender somatischer Befund ergeben hätte. Die ausführliche Abklärung ihrer Magen-Darm-Beschwerden (Übelkeit, Blähungen, wechselnd Durchfälle und Verstopfung) während des letzten halben Jahres führte zu keinem pathologischen Befund. Ihre Beschwerden begannen damals mit einer Bronchitis, an die sich mehrere Monate Kurzatmigkeit und Brustschmerzen anschlossen. Damals habe sie auch viel Streit mit ihrem Mann gehabt, dazu kam Stress in der Arbeit. Später hätten sich Gelenkschmerzen sowie Kribbel- und Taubheitsgefühle entwickelt. Seit einem Jahr sei es jetzt besonders schlimm, sie habe starke Schmerzen beim Wasserlassen. Hinzu gekommen sei auch ein schlechter Geschmack im Mund. Mittlerweile sei sie in der Arbeit stark eingeschränkt und müsse sich öfter hinlegen, um auszuruhen; sie sei oft krank geschrieben. Die vielen ergebnislosen Arztbesuche hätten sie „ganz fertiggemacht". Die Patientin hat einen erheblichen Leidensdruck und vermutet hinter ihren Beschwerden eine körperliche Erkrankung. Die negativen Befunde hätten sie zuerst beruhigt, als die Symptome aber wieder losgingen, sei sie erneut in große Sorge geraten. Nie hätte sie gedacht, eines Tages bei einem Psychotherapeuten zu landen.

schaftlich festgelegten) Geschlechterrolle: Frauen ist es eher möglich, ihre Gefühle zum Ausdruck zu bringen und bei Problemen Hilfe zu suchen.

Stigmatisierung und Diskriminierung

Viele Menschen mit psychischen Erkrankungen, aber auch Menschen mit körperlicher Behinderung oder Infektionskrankheiten (z. B. AIDS, Tuberkulose oder Hautkrankheiten) haben nach wie vor unter Stigmatisierung und Diskriminierung zu leiden. So waren in einem Experiment vergleichsweise wesentlich weniger Menschen bereit, ihr Zimmer an jemanden zu vermieten, wenn er angab, er komme gerade aus der Psychiatrie. Dazu mag die manchmal zu beobachtende Persönlichkeitsveränderung bei psychischen Störungen beitragen, die die Erkrankten als weniger gut einschätzbar erscheinen lässt. Tatsächlich sind aber die allermeisten Menschen mit psychischen Störungen nicht gefährlich. Sie sind eher ängstlich, depressiv oder in sich gekehrt. (Eine Ausnahme kann z. B. ein Schizophrener sein, der sich wahnhaft ver-

folgt fühlt und aus Angst sein Gegenüber angreift. Aber auch dies kommt nur sehr selten vor, und wenn, dann hauptsächlich unter Alkoholeinfluss.) Mittlerweile gibt es einige **Antistigma-Programme,** z. B. die Kompetenznetze Depression und Schizophrenie, die durch Aufklärung versuchen, der Stigmatisierung entgegenzuwirken.

In **totalitären Systemen** wird häufig der Wert eines Menschen unter anderem nach seiner Funktionalität bemessen, wie am Beispiel des Dritten Reichs deutlich wird. War die Funktionalität (der Nutzen für die Gesellschaft) z. B. durch seelische Erkrankung vermeintlich stark beeinträchtigt, wurde das Leben als unlebenswert abgewertet; die Betroffenen wurden in vielen Fällen ermordet.

Exkurs: Somatisierungsstörung

Die bereits erwähnte Somatisierungsstörung gehört in die ICD-10-Kategorie der **somatoformen Störungen** (F4). Der Name bringt zum Ausdruck, dass die Krankheiten dieser Gruppe wie eine somatische Erkrankung aussehen, sich für die Beschwerden aber keine (ausreichenden) körperlichen Ursachen finden lassen. Der Verlauf somatoformer Störungen kann **vom Arzt mitbestimmt** werden. Gibt er dem Patienten aufgrund eines einzelnen (zufällig) abweichenden Wertes eine Pseudodiagnose (häufig auch, um ihn endlich zufriedenzustellen und loszuwerden), verstärken sie sein Gefühl, an einer organischen Krankheit zu leiden, und tragen zur Chronifizierung bei (sog. **iatrogene Fixierung**). Den gleichen Effekt kann wiederholte, beschwerdegesteuerte organische Diagnostik haben, wenn dafür medizinisch kein Anlass besteht. Besser ist es, den Patienten häufiger zum Gespräch einzubestellen, langsam zu versuchen, einen Zusammenhang zwischen belastenden Gefühlen und körperlichen Beschwerden herzustellen, und ihn schließlich, auf der Grundlage einer tragfähigen und vertrauensvollen Beziehung, zu einem Psychotherapeuten zu überweisen. Nach heutigem Wissensstand sollten Patienten mit somatoformen Störungen **psychotherapeutisch** behandelt werden.

Arztrolle und Arztberuf I

Professionalisierung und Entprofessionalisierungstendenzen

Etwa 10% der Erwerbstätigen in Deutschland verdienen ihren Lebensunterhalt direkt oder indirekt im Gesundheitsbereich. Die Gesundheitsausgaben betrugen dabei im Jahr 2003 rund 240 Milliarden Euro, das entspricht 2900 Euro pro Einwohner. (Nebenbei bemerkt fielen die höchsten Ausgaben – in absteigender Reihenfolge – auf Krankheiten des Herz-Kreislauf-Systems, des Verdauungssystems, des Muskel-Skelett-Systems sowie auf psychische und Verhaltensstörungen; Stand 2002 [4]).

Allein an diesen Zahlen kann man sehen, dass das **Gesundheitswesen** zu einem riesigen **Wirtschafts- und Dienstleistungssektor** geworden ist. Die Professionalisierung der Ärzte zu anerkannten Experten in Sachen Gesundheit begann im späten 19. Jahrhundert und wurde Stück für Stück von den ärztlichen Standesorganisationen erkämpft. Im Lauf der Geschichte haben sich folgende **Merkmale** einer **Professionalisierung** entwickelt:

▶ **Streben nach einem Marktmonopol:** Für die Behandlung von Krankheiten sind in unserer Gesellschaft an erster Stelle Ärzte („Schulmediziner") vorgesehen und nicht Heilpraktiker, Homöopathen, Schamanen o. Ä. Dies spiegelt sich in den vorhandenen Einrichtungen und der Finanzierung wider.

▶ **Berufsspezifische Kompetenzen:** Der Arzt hat einen klar umrissenen Aufgabenbereich. Er ist zuständig für Vorbeugung, Diagnose, Therapie und Nachsorge von Krankheiten sowie für die Akutversorgung bei Unfällen.

▶ **Berufliche Selbstverwaltung:** Die Ärztekammern der einzelnen Länder bilden die gesetzlich geregelte Standesorganisation, in der jeder Arzt Pflichtmitglied ist. Sie bestimmen relativ autonom die ärztliche Berufsausübung. Den Landesärztekammern ist die Bundesärztekammer mit Sitz in Berlin übergeordnet.

▶ **Kontrolle der Fort- und Weiterbildung:** Sie wird durch die Landesärztekammern festgeschrieben.

▶ **Berufsethik:** Ärzte haben sich mit dem Ärztegelöbnis, das aus dem hippokratischen Eid hervorgegangen ist, eine eigene Berufsethik mit hohem Anspruch gesetzt (s. u.).

In letzter Zeit lassen sich aber auch **Tendenzen der Entprofessionalisierung** beobachten. So werden medizinische Themen in zunehmendem Maß in der Öffentlichkeit diskutiert, die Zahl der Kunstfehlerprozesse ist gestiegen und das Vertrauen der Bevölkerung in die Fähigkeiten der hochtechnisierten „Schulmedizin" hat abgenommen. Außerdem wurde die ärztliche Sonderstellung eingeschränkt, z. B. durch das **Psychotherapeutengesetz** im Bereich der Psychotherapie. Nun können auch Psychologen und Sozialpädagogen nach einer gesetzlich geregelten Therapieausbildung ihre Dienste eigenständig anbieten, ohne auf die Überweisung durch einen Arzt angewiesen zu sein.

Spezialisierung und Wandel der Organisationen

Die zunehmende **Spezialisierung** bei den Ärzten hat einerseits zu einer **Verbesserung der Effektivität** der Behandlung geführt, andererseits aber auch zu einer **Einschränkung der ganzheitlichen Betrachtung** und **Behandlung.** So besteht die Gefahr, dass der Patient auf seine Symptomatik bzw. ein Organsystem reduziert wird.

Andererseits wird das Wissen um verschiedene Krankheiten, deren Diagnostik und Therapie für den einzelnen Arzt immer komplexer. Kein Arzt kann heute mehr das gesamte Feld der Medizin überblicken. Damit wird es immer schwieriger, einen Patienten umfassend zu beraten. Aus diesem Grund ist die Zusammenarbeit von Medizinern aus verschiedenen Fachrichtungen heutzutage wichtiger denn je.

Auch die Organisationen, die Gesundheitsleistungen anbieten, befinden sich im Wandel. Durch **integrative Versorgung,** z. B. über **Tageskliniken,** in denen neben Ärzten auch Psychologen, Ergotherapeuten, Physiotherapeuten usw. arbeiten, sollen **mehr Effizienz** und **Qualitätsorientierung** in das Gesundheitswesen einziehen. Die Devisen in diesem Zusammenhang lauten „ambulant vor stationär" und „Rehabilitation vor Pflege". So wird seit einigen Jahren vermehrt ambulant operiert, und die Krankenhäuser wurden für die ambulante Behandlung komplizierter Krankheitsbilder geöffnet.

Wirtschaftlichkeit und Zweckmäßigkeit

Das **Sozialgesetzbuch** verpflichtet den Arzt ausdrücklich zur **Notwendigkeit, Zweckmäßigkeit** und **Wirtschaftlichkeit** seiner Handlungen. Er soll sich einerseits an den Erfordernissen einer angemessenen Therapie orientieren, andererseits aber auch an wirtschaftlichen Prinzipien. Dadurch kann er unter Umständen in einen Konflikt geraten, so z. B., wenn er durch Arzneimittelbudgetierung dazu angehalten wird, ein billigeres Präparat zu verschreiben statt eines neueren, dessen Wirksamkeit vielleicht besser ist, das aber auch mehr kostet.

Ebenso hat das **Vergütungssystem** seine Tücken. Über 90% der Bevölkerung sind gesetzlich versichert. Private Krankenversicherungen, die weniger als 10% der Versicherten abdecken, vergüten gleiche Leistungen aber in der Regel mit einem 1,5- bis 3,5fach höheren Satz. Diese bessere Bezahlung kann bewusst oder unbewusst zu einer aufmerksameren Behandlung des Patienten führen, z. B. zu einer ausführlicheren Anamnese, einer genaueren Untersuchung, einer besseren diagnostischen und therapeutischen Aufklärung usw.

Ein weiteres wirtschaftliches Problem ist die **Versicherung des Krankheitsfalls** und nicht der Gesundheit in unserem System. Vorsorge- und Früherkennungsuntersuchungen sind in den Leistungskatalogen der Krankenkassen untergeordnet und machen entsprechend nur ca. 8% der Gesamtkosten aus. In gleicher Weise werden z. B. apparative Leistungen besser honoriert als ein Gespräch. Für einen Arzt kann ein

Gespräch also wirtschaftlich unattraktiv sein, selbst wenn der Patient es bräuchte.

Normen der Arztrolle

Der US-amerikanische Medizinsoziologe **Talcott Parsons,** der schon die Krankenrolle beschrieb, hat auch die Erwartungen an ärztliches Verhalten, d. h. die **Arztrolle,** benannt:

▶ **Universalismus:** Der Arzt soll allen Menschen nach gleichen Grundsätzen helfen, unabhängig von Rasse, Religion, Geschlecht, Nation, sozialem Status usw.

▶ **Kollektivitätsorientierung:** Er soll uneigennützig handeln und sich am Wohl der Gemeinschaft orientieren, nicht an der Steigerung des eigenen Profits. Das Patientenwohl soll Vorrang gegenüber eigenen Interessen haben.

▶ **Affektive Neutralität:** Weder Sympathie noch Antipathie sollen seine Hilfeleistungen beeinträchtigen.

▶ **Funktionale Spezifität:** Er soll sich auf seine ärztlichen Aufgaben konzentrieren, für die er ausgebildet ist. Überschreitet z. B. ein Fall seine Kompetenz, weil er in ein anderes Fachgebiet fällt, soll er den Patienten überweisen.

Die **Folgen ärztlicher Entscheidungen** können, vom Extremfall „Leben oder Tod" einmal abgesehen, beträchtlich sein. So bestimmt ein Arzt beispielsweise, ob jemand arbeitsunfähig ist, Ansprüche auf Versicherungsleistungen hat, „simuliert" (z. B. um eine Rente zu erhalten), ob er in die forensische Psychiatrie statt ins Gefängnis muss usw.

Eid des Hippokrates und Ärztegelöbnis

Die erste grundlegende Formulierung einer ärztlichen Ethik ist der bekannte **Eid des Hippokrates.** Er entstand vermutlich um 400 v. Chr. und ist nach dem griechischen Arzt Hippokrates von Kós benannt. Heute berufen sich Ärzte stattdessen auf die **Genfer Deklaration des Weltärztebundes** aus dem Jahr 1948 (**„Ärztegelöbnis"**), die inzwischen mehrfach revidiert wurde und auf den Eid des Hippokrates zurückgeht.

Das Ärztegelöbnis im Wortlaut:
„Bei meiner Aufnahme in den ärztlichen Berufsstand gelobe ich feierlich, mein Leben in den Dienst der Menschlichkeit zu stellen.
Ich werde meinen Lehrern die schuldige Achtung und Dankbarkeit erweisen.
Ich werde meinen Beruf mit Gewissenhaftigkeit und Würde ausüben.
Die Gesundheit meines Patienten soll oberstes Gebot meines Handelns sein.
Ich werde alle mir anvertrauten Geheimnisse auch über den Tod des Patienten hinaus wahren.
Ich werde mit allen meinen Kräften die Ehre und die edle Überlieferung des ärztlichen Berufes aufrechterhalten.
Meine Kolleginnen und Kollegen sollen meine Schwestern und Brüder sein.
Ich werde mich in meinen ärztlichen Pflichten meinem Patienten gegenüber nicht beeinflussen lassen durch Alter, Krankheit oder Behinderung, Konfession, ethnische Herkunft, Geschlecht, Staatsangehörigkeit, politische Zugehörigkeit, Rasse, sexuelle Orientierung oder soziale Stellung.
Ich werde jedem Menschenleben von seinem Beginn an Ehrfurcht entgegenbringen und selbst unter Bedrohung meine ärztliche Kunst nicht in Widerspruch zu den Geboten der Menschlichkeit anwenden.
Dies alles verspreche ich feierlich und frei auf meine Ehre."

Arztrolle und Arztberuf II

Ethische Entscheidungskonflikte

Im vorigen Kapitel wurden bereits einige Entscheidungskonflikte angeschnitten, in die ein Arzt kommen kann, etwa bei der **Medikamentenauswahl.** Es kann in der täglichen Arbeit aber noch zu viel weiter reichenden Konflikten kommen. Zwar beschäftigen sich inzwischen vorrangig Gesetzgeber, Justiz und auch die Öffentlichkeit mit dem Thema **Sterbehilfe,** dennoch kommen aber Ärzte immer wieder in einen Graubereich, wo sie abwägen und z. B. über **lebensverlängernde Maßnahmen** entscheiden müssen. Verlangt ein Schwerkranker von einem Arzt Sterbehilfe, muss er allerdings daran denken, dass der Todeswunsch häufig auf eine durch die Krankheit ausgelöste Depression oder nicht genügend behandelte Schmerzen zurückgeht. Versorgt man diese Probleme ausreichend, geht auch der Sterbewunsch meist zurück. Ein weiteres wichtiges Beispiel für einen ethischen Konflikt wäre der **Schwangerschaftsabbruch,** der dem Wunsch des Arztes entgegenstehen kann, menschliches Leben unbedingt zu schützen und zu erhalten.

Rollenkonflikte

Rollenkonflikte entstehen, wenn sich der Arzt mit unvereinbaren Erwartungen oder Forderungen konfrontiert sieht, z. B. von Patienten, Kollegen, Pflegepersonal, Krankenkassen usw. Ein **Intrarollenkonflikt** spielt sich **innerhalb der Arztrolle** ab und liegt z. B. vor, wenn das Pflegepersonal einer psychiatrischen Station eine Erhöhung der Medikation wünscht, damit die Patienten weniger „schwierig" sind, der Arzt aber im Interesse des Patienten wegen der Nebenwirkungen die Dosierung möglichst niedrig halten möchte.
Bei einem **Interrollenkonflikt** stehen Erwartungen und Forderungen an **verschiedene Rollen** eines Menschen **im Widerstreit.** In einen Konflikt zwischen ihrer Arzt- und Elternrolle kann z. B. eine Ärztin geraten, wenn sie sich einerseits länger um die Patienten kümmern möchte, andererseits aber um ihre Kinder, die sie in der Zeit zu Hause vermissen. (Gleiches gilt natürlich für Väter, die Ärzte sind.) Für alle Rollenkonflikte gilt, dass sie nicht direkt lösbar sind, sondern nur bewusst bearbeitet werden können. Wichtig ist es, sich immer wieder klarzumachen, in welchen Spannungsfeldern man sich bewegt und für welche Kompromisse man sich bewusst entscheiden möchte. Hilfreich ist es außerdem, die wahrgenommenen Erwartungen mit den anderen zu kommunizieren.

Psychische Belastungen

Bei Ärzten ist im Vergleich zu andern Berufen das **Morbiditäts-, Mortalitäts-, Sucht- und Suizidrisiko erhöht.** Dies kann durch die Belastungen des Arztberufs begründet sein, wie den hohen Arbeitsaufwand, die ständige Konfrontation mit Leid und Sterben, die oben genannten ethischen und Rollenkonflikte sowie durch den fortwährenden Druck, sehr folgenreiche Entscheidungen treffen zu müssen.

Manche Ärzte leiden aber auch an einem sog. **Helfersyndrom,** d. h., sie opfern sich in ihrer Arbeit auf, weil sie eigene Hilfsbedürftigkeit und Versorgungswünsche quasi stellvertretend beim Patienten wahrnehmen (Projektion). Auf diese Weise können sie sich selbst und anderen vorspielen, stark und unabhängig zu sein.
Mögliche Merkmale des Helfersyndroms sind:

▶ Verleugnen eigener Schwäche und Hilfsbedürftigkeit
▶ Vermeiden von Gegenseitigkeit und Intimität in Beziehungen
▶ Weitgehende Unfähigkeit, eigene Wünsche zu äußern
▶ Stattdessen Aufstauen der eigenen Wünsche, die dann als Vorwürfe an die Umgebung gerichtet werden

Gelingt es nicht, die **Überforderung,** ob durch ein Helfersyndrom (mit) verursacht oder nicht, abzubauen oder auszugleichen, kommt es im schlimmsten Fall zum **Burn-out-Syndrom.** Dabei handelt es sich um einen körperlichen und emotionalen **Erschöpfungszustand,** der sich u. a. in folgenden Symptomen äußern kann: reduzierte Leistungsfähigkeit, sozialer Rückzug, Depressivität, Unruhe, Gereiztheit, Schuldgefühle, psychosomatische Beschwerden, Entwicklung einer Sucht (z. B. Alkoholmissbrauch) usw. Das Burn-out-Syndrom ist keine eigene Diagnose, manchmal ist es auch nur eine beschönigende Bezeichnung für eine **Depression** – die der behandelnde Arzt dann auch als solche benennen und angehen sollte.

Motivation zum Arztberuf

Zahlreiche Untersuchungen fanden u. a. folgende Motive für ein Medizinstudium bzw. für den Arztberuf:

▶ Wunsch, anderen zu helfen
▶ Naturwissenschaftliches Interesse
▶ Einen herausfordernden Beruf anzustreben
▶ Selbständig arbeiten zu können
▶ Hohes Sozialprestige
▶ Finanzielle Sicherheit
▶ Erwartungen der Eltern

Modelle der Arzt-Patient-Beziehung

Das Verständnis der Arzt-Patient-Beziehung befindet sich seit den 1970er Jahren im Wandel. **Ursprünglich** war es überwiegend **paternalistisch,** d. h. väterlich-bestimmend ausgerichtet: Der Arzt weiß, was für den Patienten gut ist, er entscheidet für ihn in dessen wohlverstandem Interesse. Der Patient bleibt dagegen passiv, seine Aufgabe ist es lediglich, die von medizinischer Kompetenz getragenen Ratschläge zu befolgen.
Heute gilt dieses Modell als überkommen, weil es die **Autonomie,** also die Selbstständigkeit und Entscheidungsfreiheit, des Patienten **zu wenig berücksichtigt.** Die Hervorhebung der Autonomie des Menschen im Sinne von Selbstbestim-

mung geht dabei auf die Epoche der Aufklärung zurück. Damals begründete der deutsche Philosoph Immanuel Kant (1724–1804) das Personsein des Menschen in dessen Autonomie, die er als Willensfreiheit verstand. In der darauf folgenden gesellschaftlichen und politischen Entwicklung hatte es das Selbstbestimmungsrecht jedoch noch lange Zeit recht schwer, und es findet sich noch nicht allzu lange im heutigen Ausmaß verwirklicht. Insofern war also die Entwicklung innerhalb der Medizin keineswegs ihrer Zeit voraus.

Die **Selbstbestimmung** des Patienten findet aber auch **natürliche Grenzen,** z. B. weil die Arzt-Patient-Beziehung in der Regel von einem starken **Informations- und Kompetenzunterschied** geprägt ist. Die Beziehung zeichnet sich von Natur aus durch einen gewissen Grad an **Asymmetrie** aus: Nicht zwei Gleiche stehen einander gegenüber, sondern ein Hilfesuchender und einer, der versucht diese Hilfe zu leisten.

Nebenher sei bemerkt, dass sich diese Asymmetrie beispielsweise auch in Visitengesprächen spiegelt. Sie wird hier allerdings von den Ärzten teilweise gezielt hergestellt. Analysen haben gezeigt, dass bis zu 80% des Gesprächsanteils auf den Arzt entfallen, was einige Autoren zur Bezeichnung der Visite als einen „verhinderten Dialog" veranlasste. Diese unschöne Erfahrung hat auch Eingang in die Literatur gefunden. So heißt es in Thomas Bernhards „Der Atem": „Die Visite, der Höhepunkt an jedem Tag, war gleichzeitig immer die größte Enttäuschung gewesen." Viele Patienten dürften es ähnlich empfinden, wenn sie selbst mit ihren Bedürfnissen und Sorgen derart in den Hintergrund geraten.

Darüber hinaus kann es der Fall sein, dass Patienten **von sich aus** einen Teil ihrer Selbstbestimmung abgeben, beispielsweise, wenn sie sich von medizinischen Entscheidungen überfor-

dert fühlen. Dazu kann es z. B. bei der Krebsbehandlung kommen, wenn Patienten die Verantwortung für den Behandlungserfolg nicht auch noch tragen möchten. Damit das Recht auf Selbstbestimmtheit nicht in Sich-selbst-Überlassensein umschlägt, sollte der Arzt die Mitentscheidung des Patienten nicht einfach festlegen, sondern ihn vorher fragen, inwieweit er mit entscheiden möchte. Das **Ausmaß an Mitbestimmung** kann nur der Patient autonom beschließen, nicht der Arzt.

Nicht wirklich realistisch scheint angesichts der oben beschriebenen Merkmale im Arzt-Patient-Verhältnis ein **Konsumentenmodell** der Arzt-Patient-Beziehung. Demnach würde der Arzt eine Dienstleistung anbieten, die sich der „Kunde" Patient erkauft. Nach dieser Vorstellung wären Arzt und Patient Geschäftspartner, die ein Vertragsverhältnis zueinander haben, in dem einzelne Leistungen, Rechte und Pflichten festgelegt sind. Dem widerspricht aber die Besonderheit der Arzt-Patient-Beziehung, die durch die erwähnte Asymmetrie, Intimität sowie ein gewisses Ausgesetztsein auf Seiten des Patienten gekennzeichnet ist.

Heute gilt ein **partnerschaftliches (partizipatives) Modell** der Arzt-Patient-Beziehung als beste Synthese. Es soll der Autonomie und den individuellen Bedürfnissen des Patienten so gut wie möglich gerecht werden und gleichzeitig (mit Fürsorge) verhindern, dass er sich selbst überlassen wird. Der Arzt hat dabei die Aufgabe, den Patienten umfassend über seine Krankheit und die Behandlungsoptionen zu informieren und ihm anschließend seine Empfehlungen zu geben. Aufgabe des Patienten ist es, die Möglichkeiten mit eigenen Werten und Zielen abzugleichen. In diesem **gemeinsamen Entscheidungsprozess** vereinbaren am Ende beide in Übereinstimmung das weitere Vorgehen.

Gesprächsführung I

Gleich vorweg muss gesagt werden, dass man ärztliche Gesprächsführung nur bedingt aus Büchern lernen kann. Wissen ist zwar auch hier notwendig, es bleibt aber ohne die dazugehörige Übung und Erfahrung „leer". Vermutlich ist es günstig, sich erst einmal einen kurzen theoretischen Überblick zu verschaffen, um dann z. B. in Kursen, Anamnesegruppen (s. Kap. „Besondere kommunikative Anforderungen", S. 22/23), Famulaturen und von guten Vorbildern zu lernen. Dazwischen kann man sein Hintergrundwissen immer wieder auffrischen und sich vor allem mit anderen über seine Erfahrungen austauschen.

Es ist wichtig, sich klarzumachen, wie sehr der **Arzt selbst** – und nicht nur sein Stethoskop oder Ultraschallgerät – ein **Instrument für Diagnostik und Therapie** ist.

Allgemeines über Kommunikation

Kommunikation mit dem Patienten ist die **Grundlage aller ärztlichen Arbeit.** Die Hälfte aller Diagnosen kann allein aus den geschilderten Beschwerden und der Vorgeschichte der Erkrankung (Anamnese) gestellt werden. Ein weiterer großer Teil steht dann nach der darauf folgenden körperlichen Untersuchung fest. Aber auch der Erfolg der anschließenden Behandlung, der meist stark von der Mitarbeit des Patienten abhängt, wird entscheidend durch die Kommunikation beeinflusst (s. u.: **Compliance**). Im Gespräch zwischen Arzt und Patient geht es also um **Orientierung** („Was ist mit dem Patienten los?"), um **wechselseitige Information** und um **Kooperation** (Arbeitsbündnis). Dabei erhält der Arzt nicht nur Informationen vom Patienten, sondern er informiert umgekehrt auch den Patienten über seine Krankheit und die Behandlungsmöglichkeiten. Er muss dies umfassend und verständlich tun, damit der Patient in die Behandlung einwilligen kann **(informed consent).** Diese **Transparenz,** die der Arzt herstellen sollte, schafft beim Patienten Durchblick und erhöht seine Mitarbeit.

Sprechen zwei Menschen miteinander, tauschen sie dabei Informationen auf verschiedenen Ebenen aus:

▶ **Sachinhalt:** Gegenstand der Unterhaltung
▶ **Beziehung:** Wie finde ich mein Gegenüber, wie findet mich mein Gegenüber, also: Wie stehen wir zueinander?
▶ **Selbstoffenbarung:** Ich zeige mich, wie ich (in diesem Moment) bin.
▶ **Appell:** Ich möchte den anderen zu etwas veranlassen (Erwartungen, Wünsche, Forderungen).

Die Vermittlung einer Botschaft findet also auf verschiedenen Ebenen statt. Während man den Sachinhalt eines Gesprächs bewusst kommuniziert, erfolgen Mitteilungen auf den anderen Ebenen meist nur teil- oder unbewusst. Viele Informationen werden hier nonverbal ausgetauscht: über Blickkontakt, Gestik, Mimik und Körperhaltung. Auch der Ton, in dem etwas gesagt wird, ist hier entscheidend. Die Bedeutung der nonverbalen Kommunikation wird allerdings weit unterschätzt. Etwa 70% des Signalaustauschs in Gesprächen laufen nonverbal ab! Von dem bekannten Kommunikationspsychologen und Psychotherapeuten **Paul Watzlawick** stammt der Satz: „Man kann nicht nicht kommunizieren" [5]. Das bedeutet, dass Menschen, sobald sie einander begegnen, beginnen, sich auszutauschen. Auch wenn jemand nichts sagt, sagt er damit etwas aus. Ebenso wenig kann man der Beziehung zum Patienten aus dem Weg gehen. Selbst wenn man im Gespräch stumm oder sachlich neutral bleibt, hat das seine Wirkung.

Zu unterscheiden ist außerdem zwischen **direkter** (unverschlüsselter) und **indirekter** (verschlüsselter) Kommunikation. Man sollte als Arzt beachten, dass Patienten für indirekte Mitteilungen sehr empfänglich sein können, beispielsweise, wenn man die Frage eines Patienten nach seinen Heilungschancen übergeht, indem man plötzlich das Thema wechselt oder sich dem Kollegen zuwendet (**Adressatenwechsel** – direkt oder auch nur durch Blickkontakt).

Strukturen der Kommunikation

Bei **symmetrischer** Kommunikation sind beide Gesprächspartner gleichberechtigt, sie haben im Gespräch die gleiche Stellung. Dagegen gibt es bei **asymmetrischer** Kommunikation ein Machtgefälle. Das ist z. B. der Fall zwischen einem mit medizinischem Wissen und Kompetenz ausgestatteten Arzt und einem Hilfe suchenden Menschen („Patienten"). Der Grad an Symmetrie lässt sich auch über die Interaktionskontingenz beschreiben. Wechselseitige **Kontingenz** besagt, dass beide Gesprächspartner ihre eigenen Bedürfnisse äußern und gleichzeitig auf die des Gegenübers eingehen. Bei asymmetrischer Kontingenz folgt ein Interaktionspartner seinen Bedürfnissen, ohne die des anderen zu berücksichtigen. Das kann beispielsweise der Fall sein, wenn ein Arzt nicht auf die bedrückte Stimmung eines Patienten eingeht (weil ihm das vielleicht unangenehm ist), sondern ihn weiter gezielt nach somatischen Beschwerden fragt.

Untersuchungen von Visitengesprächen haben gezeigt, dass Ärzte immer wieder versuchen, die Asymmetrie in der Beziehung aufrechtzuerhalten. Beispielsweise übergehen sie einfach Fragen des Patienten, wenden sich dem Kollegen zu, wechseln schnell das Thema oder weisen den Patienten zurecht.

Eine wichtige Unterscheidung ist auch die zwischen **direktivem** und **nondirektivem Gesprächsstil.** Beim direktiven Gesprächsstil bestimmt der Arzt die Thematik und den Gesprächsverlauf, z. B. bei einer gezielten Anamneseerhebung. Die Antworten des Patienten beeinflussen dabei nicht seine weiteren Fragen (Fragenkatalog). Die Interaktion ist **arztzentriert.** Unter einem nondirektiven Stil versteht man dagegen, dass der Arzt Thematik und Richtung des Gesprächs dem Patienten überlässt. Er stellt offene Fragen und lässt den Patienten frei berichten. Dieser Stil ist **patientenzentriert.** Beide Gesprächsstile haben ihre Vor- und Nachteile. Eine direktive Kommunikation liefert zwar schnell Informationen, die man braucht, andererseits können aber wichtige Hinweise verloren gehen, weil der Patient nicht dazu kommt, sie zu äußern. Außerdem kann er sich abgefertigt und auf einige Eckpunkte reduziert fühlen. Der non-direktive Gesprächsstil fördert dagegen **Vertrauen** und **Zufriedenheit** beim Patienten. Er kann so auch emotionale und soziale Aspekte seiner Krankheit ansprechen, die für die weitere Behandlung von Bedeutung sein können.

Jeder Arzt wird also eine Mischung der beiden Gesprächsstile brauchen: so non-direktiv wie möglich und so direktiv wie nötig.

Wie direktiv die meisten Ärzte vorgehen, zeigte eine Studie in den USA. Demnach wurden die Patienten bei Beginn des Gesprächs bereits nach durchschnittlich zwanzig Sekunden vom Arzt unterbrochen. Wie unnötig dies ist, zeigte eine andere Studie: Im Durchschnitt dauert es nämlich bloß anderthalb Minuten, bis die Patienten mit ihrer Erzählung fertig sind. Die allermeisten beenden ihre Schilderungen innerhalb von zwei Minuten. Da freies Sprechen viele wichtige Informationen zu Tage bringt und das Vertrauensverhältnis stärkt, sollten Patienten dabei **nicht unterbrochen** werden.

Für das Gelingen der Kommunikation ist es außerdem wichtig, sich am **Sprachcode** des Patienten zu orientieren. Mit seinen Kollegen spricht der Arzt in einer Fachsprache. Für den Patienten sollte er aber Fachausdrücke in die Alltagssprache übersetzen und sich über Nachfragen immer wieder vergewissern, dass der Patient ihn auch verstanden hat. Gerade wenig selbstsichere Patienten trauen sich oft nicht, von selbst nachzufragen.

In der Alltagssprache kann man auch noch zwischen einem **elaborierten** und einem **restringierten Sprachcode** unterscheiden. Der elaborierte Sprachcode nutzt komplexere grammatikalische Strukturen und einen größeren Wortschatz. Man findet ihn bei Angehörigen der Mittel- und Oberschicht. Der restringierte Sprachcode zeichnet sich dagegen durch einfache, kurze Sätze und einen kleineren Wortschatz aus. Er findet sich besonders bei Angehörigen der Unterschicht. Auch hinsichtlich dieser Sprachcodes sollte sich der Arzt auf den Patienten einstellen und versuchen, komplexes Wissen über Krankheiten und für den Patienten relevante Informationen an dessen Sprachcode anzupassen.

Grundeinstellungen

Folgende **drei Grundhaltungen,** die aus der klientenzentrierten Gesprächspsychotherapie nach **Carl Rogers** stammen, gelten auch für ein konstruktives und hilfreiches Arzt-Patient-Gespräch:

▶ Eine **nicht an Bedingungen geknüpfte Wertschätzung:** Der Arzt sollte dem Patienten jederzeit zeigen, dass er ihn als Menschen – unabhängig von dem, was er fühlt, denkt oder tut – akzeptiert. Das bedeutet, er soll sich dem Patienten offen und interessiert zuwenden und Wertungen oder kritische Kommentare vermeiden. Auch das, was am Patienten unverständlich ist oder den eigenen Einstellungen und Werten widerspricht, sollte als Teil seiner Persönlichkeit angenommen werden. Grundsätzliches Akzeptieren des anderen ist die beste Grundlage für ein Vertrauensverhältnis. Diese Einstellung darf nicht damit verwechselt werden, etwas

gutzuheißen. Etwas zu akzeptieren, also anzunehmen, heißt, dazu Ja zu sagen, **dass** etwas so ist, wie es ist. Es bedeutet nicht, zu befürworten, **wie** etwas ist. Der Patient braucht aber das Gefühl, dass der Arzt bereit ist, ihn und seine Beweggründe zu verstehen, anzunehmen und ihm zu helfen.

▶ **Empathie,** d.h. einfühlendes Verständnis: Hiermit ist gemeint, sich in die innere Welt des Patienten hineinzuversetzen und ihm das auch zu zeigen, indem man z.B. versucht, sein Erleben mit eigenen Worten wiederzugeben. Empathisch sein bedeutet nicht, Patientenleid ganz und gar mitzuerleben, sondern, es mitzufühlen, gleichzeitig aber eine gewisse innere (schützende) Distanz zu bewahren.

▶ **Persönliche Echtheit (Kongruenz):** Hierunter versteht man, im Gespräch mit sich selbst übereinzustimmen, das heißt, z.B. Wertschätzung, Einfühlung und Verständnis nicht nur zu spielen, sondern wirklich zu zeigen. Echtheit bedeutet auch, ehrlich zu signalisieren, wenn es gerade nicht gelingt, sich in den Patienten einzufühlen oder ihn zu verstehen. Der Patient wird ein Eingeständnis begrenzter Fähigkeiten eher als Zeichen echten Bemühens auffassen und als wohltuender empfinden als vorgespieltes Verständnis oder vorgetäuschte Empathie.

Man kann diese Grundhaltungen kaum von heute auf morgen lernen. Wichtig ist es, sich immer wieder an sie zu erinnern, sich klarzumachen, wie sehr sie dem Patienten nützen, und zu versuchen, sie bei jedem Gespräch neu zu üben.

Gesprächsführung II

Weitere hilfreiche Grundsätze

Außer den im vorigen Kapitel genannten drei Grundhaltungen gibt es noch einige weitere Grundsätze, die zum Gelingen eines guten Arzt-Patient-Gesprächs beitragen:

▶ **Aktives Zuhören** bedeutet, nicht nur passiver Zuhörer zu sein, sondern dem Patienten zu zeigen, dass man ihm zuhört und versucht, ihn zu verstehen. Man kann dies tun, indem man beispielsweise mit dem Kopf nickt, oder durch Äußerungen wie „Hm", „Ja" usw. Auch Nachfragen eignet sich, z. B., wenn ein bestimmter Punkt noch nicht ganz klar ist. Eine weitere gute Möglichkeit ist es, das Gesagte des Patienten zu paraphrasieren, d. h. in eigenen Worten zusammenzufassen. Dabei kann man auch wichtige Punkte herausarbeiten, die den Patienten persönlich berühren.

▶ Eine **Sucheinstellung** einzunehmen bedeutet, sich zurückzuhalten, den Patienten weitgehend frei berichten zu lassen und sich bei entscheidenden Stellen einzuschalten, die den Klärungsprozess des Patienten fördern. Ein Beispiel: „Ich hatte den Eindruck, dass Sie gerade wütend wurden, als Sie über Ihren Sohn gesprochen haben. Was ist denn mit Ihrem Sohn?" Kommt der Patient beim Reden ins Stocken, kann man ihn aufmuntern, frei weiterzusprechen, indem man beispielsweise sagt: „Wie ist es denn dann weitergegangen?" Kurze Pausen im Gespräch können aber wichtig sein und sollten einen nicht gleich nervös machen oder zum eigenen Sprechen veranlassen.

▶ Ein **Wir-Bündnis** zu schaffen heißt, dem Patienten zu verdeutlichen, dass beide gemeinsam und gleichberechtigt an einem Strang ziehen müssen, um das Problem zu lösen. Beide arbeiten zusammen und müssen ihre jeweiligen Möglichkeiten nutzen, um ein bestmögliches Ergebnis zu erreichen. Dabei sollte der Arzt seine Hilfsmöglichkeiten, aber auch seine Grenzen klarmachen sowie dem Patienten erklären, was er von ihm an Mitarbeit erwartet.

Fragestile

Die Art einer Frage beeinflusst meist die Antwort. Man kann u. a. zwischen folgenden **Fragestilen** unterscheiden:

▶ Eine **offene Frage** ist z. B.: „Wie geht es Ihnen?" Der Gefragte kann frei antworten, vorgegeben ist nur das Thema. Offene Fragen eignen sich gut, um ein Gespräch einzuleiten oder zu vertiefen, und fördern den Kontakt. Nachteilig kann sein, dass der Patient zu ausufernd berichtet und von wichtigen Themen abkommt.

▶ Eine **geschlossene Frage** wäre z. B.: „Geht es Ihnen heute besser als gestern?" Hier kann der Patient nur zwischen bereits durch die Frage festgelegten Antwortmöglichkeiten wählen (ja oder nein). Vorteil ist hier, dass man rasch die gezielten Informationen erhält. Nachteilig ist, dass der Patient in seinen Antworten sehr eingeengt wird. Aus diesem Grund können die Antworten auch pseudopräzise sein. Geschlossene Fragen tragen darüber hinaus wenig zum Beziehungsaufbau bei.

▶ Bei **Katalogfragen** kann der Patient zwischen mehreren Antwortmöglichkeiten auswählen. Sie finden sich z. B. auf psychodiagnostischen Fragebögen, bei denen der Patient die Ausprägung bestimmter Gefühle einschätzen soll. Da die Fragen für alle Patienten gleich sind, eignen sie sich gut für eine standardisierte Einschätzung (s. Kap. „Methoden", S. 46 ff.). Katalogfragen sind auch günstig für Patienten, die sich schwer damit tun, frei zu formulieren.

▶ **Interpretationsfragen** enthalten eine Schlussfolgerung, helfen also im besten Falle, ein Problem zu verdeutlichen. Man muss allerdings darauf achten, keine Wertung einfließen zu lassen.

▶ **Suggestivfragen** legen eine Antwort nahe. Beispiel: „Die Medikamente haben Sie doch wie besprochen eingenommen, oder?" Suggestivfragen sind also ein (unbewusster) Versuch, die Antwort zu beeinflussen, und helfen kaum, echte Informationen vom Patienten zu erhalten. Stattdessen will der Fragende etwas Bestimmtes hören. Besser wäre es z. B. zu fragen: „Sind Sie denn dazu gekommen, die Medikamente einzunehmen?" Bei solch einer neutralen Frage kann der Patient frei antworten. Auch bei der Exploration von Symptomen können Suggestivfragen hinderlich sein. Fragt man einen Patienten z. B.: „Haben Sie einen Drehschwindel?", wird er vermutlich mit Ja antworten, da er die unterschiedlichen Formen von Schwindel nicht kennt. Besser wäre es, ihn aufzufordern: „Beschreiben Sie mir doch bitte einmal Ihren Schwindel."

Gesprächstechniken

Für Gespräche mit Patienten sind u. a. folgende **Techniken,** die sich teils überschneiden, hilfreich:

▶ Unter **Spiegelung** versteht man, in eigenen Worten wichtige Aussagen und Gefühle des Gesprächspartners (die sich besonders auch nonverbal äußern) an ihn wiederholend rückzumelden („zurückzuspiegeln"). Das hilft dem Patienten, sich verstanden und angenommen zu fühlen sowie sich besser über sich selbst klar zu werden (s. a. Kap. „Psychotherapie III", S. 30/31).

▶ **Aufmerksamkeitslenkung** bedeutet, die Aufmerksamkeit des Patienten auf bestimmte Reaktionen, Äußerungen oder Verhaltensweisen von ihm zu lenken, die besonders wichtig erscheinen. Beispiel: „Ich habe den Eindruck, dass Sie da sehr kritisch mit sich selbst umgehen", oder: „Gibt es bestimmte Situationen, in denen die Schmerzen besonders stark werden?"

▶ **Klärung** heißt, den vom Patienten dargestellten Zusammenhang noch einmal deutlich zu machen, wenn dies zum Verständnis des Problems beiträgt. Beispiel: „Fürchten Sie sich also auch deswegen so vor dem Eingriff, weil Sie nach Ihrer letzten Operation so große Schmerzen hatten, bei denen Ihnen niemand geholfen hat?"

▶ **Zusammenhänge herzustellen** meint, Äußerungen des Patienten in einen Sinnzusammenhang zu bringen, indem man z. B. nach Beweggründen sucht. Beispiel: „Die Kopfschmerzen setzen oftmals nach dem Besuch Ihrer Mutter ein, gibt es da einen Zusammenhang?"

▶ Für ein gutes Gespräch ist auch ein passender **Abschluss** wichtig. Er sollte rechtzeitig eingeleitet werden und sich an den Rahmen der evtl. vorher vereinbarten Zeit halten. Zum Schluss des Gesprächs sollte der Arzt noch einmal die Möglichkeit für letzte Fragen geben.

Übertragung und Gegenübertragung

Der Begriff **Übertragung** stammt aus der Psychoanalyse und bezeichnet das Phänomen, dass **unbewusst** Erlebens- und Verhaltensmuster aus Erfahrungen mit früheren, prägenden Bezugspersonen das gegenwärtige Erleben und Verhalten beeinflussen (sozusagen „wiederaufgelegt" werden). Beispiele:

▶ **Positive Übertragung:** Eine schwerkranke, hilflose Patientin erlebt den Arzt als unterstützenden, Stärke und Zuversicht vermittelnden Helfer, so wie sie früher ihren Vater empfunden hat.

▶ **Negative Übertragung:** Eine Hausärztin ist mit einem ihrer Patienten unzufrieden, weil es ihm nicht gelingt, sein Übergewicht abzubauen. Der Patient fühlt sich nun wieder so wie damals seiner Mutter gegenüber, der er nie etwas recht machen konnte (Schuldge-

fühle, Wut, Trotz), und verhält sich entsprechend.

▶ **Ambivalente Übertragung:** Ein Patient, der ein ambivalentes (zwiegespaltenes) Verhältnis zu seiner Mutter hatte, stellt die fachliche Kompetenz seiner behandelnden Ärztin in Frage und widersetzt sich der Behandlung, will aber gleichzeitig von ihr mütterlich versorgt werden.

Den Mechanismus der Übertragung zu kennen ist für einen Arzt wichtig, weil sich damit manchmal Reaktionsweisen erklären lassen, die sonst unverständlich blieben (z.B. wenn Gefühle sehr heftig sind und sich aus der aktuellen Situation heraus nicht ausreichend erklären lassen). Außerdem kann der Arzt seinerseits auf die Übertragung mit einer **Gegenübertragung** reagieren, d.h., er nimmt unbewusst die angebotene Rolle an und verhält sich genauso wie beispielsweise früher der Vater des Patienten.

Übertragungs- und Gegenübertragungsgefühle beeinflussen also unbewusst die Beziehung. Versucht man, diese Gefühle zu erkennen und bewusst wahrzunehmen, kann man eine evtl. ungünstige Entwicklung abwenden oder zumindest abmildern. Hinzu kommt, dass der Arzt seinerseits natürlich auch nicht davor gefeit ist, Übertragungen auf Patienten zu entwickeln. So könnte ihn z.B. ein stolzer und autoritär auftretender Patient an den eigenen Vater er-

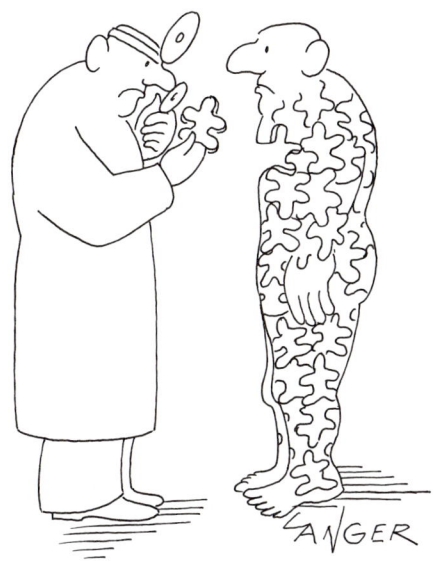

▌ Abb. 1: Rätsel Patient. [6]

innern und entsprechende Reaktionen auslösen.

Eine Gelegenheit, sich seiner möglichen Übertragungen bewusst zu werden, sind **Balint-Gruppen** (s. Kap. „Krankenrolle und Bedürfnisse des Kranken I", S. 2/3). – Der Psychoanalytiker Michael Balint machte das Konzept von Übertragung und Gegenübertragung damals für die Gruppensupervision fruchtbar: Ihm fiel in der Supervision von Ärzten auf, dass sich die Beziehungsmuster zu Patienten, über die in der Supervision gesprochen wurde, in der Supervisionsgruppe selbst samt den dazugehörigen Gefühlen wiederholten und auf diese Weise der Erkenntnis und Bearbeitung zugänglich wurden.

Gesprächsführung III

Double Bind (Doppelbotschaften)

Wenn sich bei einer Aussage **inhaltliche Botschaft und Beziehungsbotschaft widersprechen,** nennt man das **Double Bind** (*dt.* Doppelbindung). Jemand spricht dabei eine bewusste Botschaft aus, gleichzeitig drückt er aber unbewusst (non-verbal) eine widersprechende Botschaft aus. Beispiel: Eine Mutter kommt auf die psychiatrische Kinder- und Jugendlichenstation, um ihren Sohn zu besuchen. Sie sagt ihm, wie sehr sie sich freue, ihn zu sehen, kann aber keinen Blickkontakt und keine emotionale Begrüßung herstellen, ihre Körperhaltung ist eher „ablehnend".

Das Besondere an Double-Bind-Situationen ist, dass sich der Empfänger in **Abhängigkeit** vom Sender befindet und deshalb den Widerspruch nicht ansprechen darf (Verbot von Metakommunikation). Er ist zwischen zwei widersprüchlichen Botschaften gefangen und kann es dem Sender unmöglich recht machen, egal, worauf er reagiert. Der früher vermutete Zusammenhang zwischen Double-Bind-Kommunikation in der Familie und Schizophrenie konnte allerdings nicht bestätigt werden. Dennoch sieht man Doppelbindungen, besonders in engen, abhängigen Beziehungen wie der zwischen Mutter und Kind, als sehr problematisch.

Beobachtungs- und Beurteilungsfehler

In jeder zwischenmenschlichen Interaktion können Beobachtungs- und Beurteilungsfehler auftreten, die das Bild eines Menschen verzerren:

▶ **Halo-Effekt** (*engl.* halo: Überstrahlung): unzulässiger Schluss von einem Merkmal auf ein anderes (Überstrahlungsfehler). Beispiele: Ein Patient spricht langsam, der Arzt hält ihn deswegen für weniger intelligent. Ein anderer Patient ist unordentlich gekleidet und wirkt ungepflegt. Der Arzt schließt daraus auf eine schlechte Compliance. Der Halo-Effekt spiegelt zwar eine wichtige Funktion unserer Wahrnehmung wider, nämlich die, sich mit nur wenigen Informationen ein differenziertes Bild von etwas zu machen. Allerdings sind diese Bilder stets fehleranfällig.

▶ **Kontrastfehler:** Unterschiede erscheinen durch den Vergleich mit einer Referenzgruppe größer, als sie eigentlich sind, und verfälschen dadurch das Urteil. Ein Psychiater von der geschlossenen Station mit vielen schwerstkranken Patienten wird zum Konsil in die Psychosomatik gerufen. Dort kommen ihm die Patienten nur „leicht erkrankt" vor.

▶ **Milde- und Strenge-Effekt:** Tendenz von Beurteilern, Merkmale als zu gering bzw. zu stark ausgeprägt einzuschätzen. Beispiel: Ein Allgemeinarzt, dem es unangenehm ist, bei seinem Freund eine Depression zu diagnostizieren, schätzt dessen Symptome zu milde ein.

▶ **Projektion:** Eigenschaften, die man sich selbst nicht zugestehen kann, nimmt man beim anderen wahr. Es handelt sich hier um einen Abwehrmechanismus (s. Kap. „Motivation III", S. 66/67). Beispiel: Ein ehrgeiziger Arzt, der sich sehr bei seinem Vorgesetzten einschmeichelt, empört sich über einen Kollegen, weil dieser ständig bestrebt sei, sich beliebt zu machen, um in der Karriereleiter aufzusteigen.

▶ **Effekt der zentralen Tendenz:** Menschen neigen bei Beurteilungen auf Fragebögen dazu, eher mittlere Werte anzukreuzen und extreme Werte zu meiden.

> **Resümee:**
> 1. Beurteilungen können nie ganz objektiv sein, aber „objektiver" werden.
> 2. Wegen der Beobachtungs- und Beurteilungsfehler ist es notwendig, seine Wahrnehmung immer wieder zu überprüfen.

Stereotypisierung

Unter Stereotypien versteht man Wahrnehmungsklischees über soziale Gruppen, die durch vorgefasste, generalisierte Meinungsbilder entstehen (kurz: positive oder negative Vorurteile). Sie erleichtern die **Orientierung** durch Verringerung der Informationsvielfalt, dienen über Identifikation und Abgrenzung dem **Gruppenzusammenhalt** und helfen bei der **Verankerung des Selbst.** Für gewöhnlich bildet man eher positive Stereotype gegenüber der eigenen oder der ersehnten Gruppe, während man negative Eigenschaften überwiegend der Fremdgruppe zuschreibt.

Stereotype können im Sinne einer **selbsterfüllenden Prophezeiung** aufrechterhalten werden: Erstens neigen Menschen dazu, selektiv Informationen wahrzunehmen, die ihre Ansichten bestätigen. Zweitens können Erwartungen an eine stereotypisierte Person dazu führen, dass derjenige genau dieses Verhalten zeigt. Dies wird schließlich wieder als Bestätigung für das ursprüngliche Stereotyp aufgefasst.

Der Einfluss von Stereotypien in der Medizin ist nicht zu unterschätzen. Ein Beispiel wäre der vermeintlich Alkoholkranke mit roter Gesichtshaut. Geht die Hautfarbe nämlich auf eine andere Ursache zurück, ist der Betroffene zu Beginn trotzdem mit einer ganzen Reihe von Assoziationen behaftet, die nichts mit ihm zu tun haben. Bei Frauen führt der Umstand, dass sie sich leichter tun, über psychische Probleme zu sprechen, dazu, dass ihre Beschwerden häufiger als psychosomatisch verursacht angesehen werden und dass sie häufiger Beruhigungsmittel verordnet bekommen als Männer.

Auch hier wird wieder deutlich, wie wichtig es ist, seine Wahrnehmung beständig zu überprüfen.

Compliance

Unter Compliance (*engl.* Befolgung, Einverständnis) verstand man früher die „Befolgung ärztlicher Ratschläge". Da dieser Definition aber ein bevormundendes Arzt-Patient-Verhältnis zu Grunde liegt, spricht man heute von der „Mitarbeit des Patienten bei der Behandlung". Der Patient ist nach dieser Vorstellung gleichberechtigter Partner, die Arzt-Patient-Beziehung ist kooperativ. Im angelsächsischen Sprachraum wurde deswegen anstelle von Compliance der Begriff Adherence (*engl.* Festhalten [an einer Vereinbarung]) eingeführt.

Leider ist es aber um die Mitarbeit der Patienten nicht so gut bestellt, wie Ärzte sich das wünschen. **Im Durchschnitt** beträgt die **Compliance** bei der Medikamenteneinnahme und empfohlener Änderung des Lebensstils **nur 50%.** Das bedeutet, dass die Hälfte aller Patienten den Empfehlungen des Arztes nicht folgt bzw. nicht in der gewünschten Weise bei der Behandlung mitarbeitet. Empfehlungen, mit dem Rauchen aufzuhören oder das Gewicht zu reduzieren (neben Bewegungsmangel und hohem Alter die Hauptrisikofaktoren für Krankheit), befolgt sogar nur ein Zehntel der Patienten. Das Ausmaß der Compliance schwankt jedoch insgesamt beträchtlich und hängt u. a. von folgenden **Faktoren** ab:

▶ **Erkrankung:** Die Compliance nimmt ab, je weniger die Patienten an Symptomen leiden (niedriger Leidensdruck, z. B. bei Bluthochdruck und Typ-II-Diabetes im Anfangsstadium). Niedriger ist sie auch bei chronischen und psychischen Erkrankungen (bei chronischen Erkrankungen entwickeln viele Patienten Coping- oder Abwehrmechanismen gegen die Symptome, so dass z. B. ein Raucherhusten gar nicht mehr wahrgenommen wird).
▶ **Behandlung:** Lange Behandlungsdauer und komplizierte Verordnungen erniedrigen ebenso wie Nebenwirkungen bei Medikamenten die Compliance.
▶ **Arzt-Patient-Beziehung:** Ein schlechtes Arzt-Patient-Verhältnis verschlechtert die Compliance. Informiert der Arzt seinen Patienten nicht ausreichend und bezieht er ihn zu wenig in die Behandlung ein, sinkt seine Bereitschaft mitzuarbeiten.
▶ **Patient:** Eine niedrige Kontrollüberzeugung und eine vom Arzt abweichende subjektive Krankheitstheorie reduzieren

die Compliance ebenso wie – in geringem Ausmaß – höheres Alter, niedrigeres Einkommen, niedrigerer Bildungsgrad und verminderte Intelligenz. Auch die (realistische oder unrealistische) Furcht vor Nebenwirkungen senkt die Compliance.
▶ **Organisatorisches:** Langwierige Terminabsprachen, lange Wartezeiten in der Praxis, Zeitdruck bei der Untersuchung sowie schlechte Abstimmung der Therapie zwischen Klinik- und Hausarzt reduzieren die Compliance.

Von **intelligenter Non-Compliance** spricht man, wenn Patienten sich aus angebrachten Gründen nicht-compliant verhalten. Das kann z. B. der Fall sein, wenn ein Patient ein Medikament wegen starker Nebenwirkungen oder einer allergischen Reaktion nicht verträgt und eigenhändig absetzt. Damit medizinische Behandlungen erfolgreich sein können, muss der Arzt sich also um die Compliance kümmern. So steht bei jeder erfolglosen Therapie die Frage an erster Stelle, ob der Patient die Medikamente auch wie vereinbart eingenommen hat. Dabei sollte man in einer Weise fragen, die Schuldgefühle oder trotzigen Widerstand beim Patienten vermeidet (s. Abschn. „Fragestile", Kap. „Gesprächsführung" II, S. 18/19). Stellt sich mangelnde Compliance heraus, sollte man den Patienten zuerst nach seinen Gründen fragen und anhand der genannten Faktoren nach Ursachen forschen. Compliantes Verhalten lässt sich nur gemeinsam erreichen! Neben der Patienten-Compliance gibt es nämlich auch eine **Behandler-Compliance,** die sich daran misst, wie sehr der Arzt seine therapeutischen Anleitungen und Strategien auf die Möglichkeiten und Bedürfnisse des Patienten abstimmt. Ein eventuell höherer Zeitaufwand rechnet sich hier schnell, weil durch gute Mitarbeit die Effizienz der Behandlung steigt.

Besondere kommunikative Anforderungen

Gespräche mit Patienten mit somatoformer Störung

Besonders schwierig können Gespräche mit Patienten sein, die an einer somatoformen Störung leiden (s. Fallbeispiel im Kap. „Gesundheit und Krankheit – was bedeutet das? III", S. 10/11). Bei den Erkrankungen dieser Diagnosengruppe leiden die Patienten an körperlichen Beschwerden, für die sich aber keine (oder keine ausreichenden) organischen Ursachen finden lassen. Da die Patienten dennoch von einer organischen Genese überzeugt sind, kann sich die Kommunikation recht schwierig gestalten.

Somatoforme Störungen sind sehr häufig. Bei mindestens 20% der Patienten, die einen Hausarzt aufsuchen, liegt ein solches Problem zu Grunde. Auf stationären Abteilungen schätzt man den Anteil auf 10 bis 40 %.

Hilfreich ist die Vorstellung, dass diese Patienten über die Störung ihres körperlichen Empfindens emotionale Konflikte austragen, die aber ihrem bewussten Erleben entzogen sind. Oft versichern die Patienten, seelisch sei bei ihnen alles in bester Ordnung, nur körperlich eben nicht. Man spricht von einer Somatisierung der Affekte, wenn Patienten statt Wut z. B. nur noch Kopf- oder Rückenschmerzen oder statt Trauer nur noch eine diffuse körperliche Anspannung empfinden. Das Beharren darauf, seelische Zusammenhänge seien nicht vorhanden, sollte den Arzt nicht gleich entmutigen. Vielmehr ist es Ausdruck einer „emotionalen Sprachstörung". Möglicherweise erlebt dann der Gesprächspartner an Stelle des Patienten Konflikte, Ärger, Spannungen oder Trauer, die dieser bei sich selbst nicht wahrnehmen kann: Die Gefühle übertragen sich, ohne dass es dem Patienten bewusst wird, auf sein Gegenüber. Der Arzt kann nun versuchen, ihm nach und nach seinen Anteil an diesen Gefühlen zu vermitteln, damit der Patient Schritt für Schritt wieder mehr Zugang zu seinem Innenleben erhält. Erst dann wird es ihm u. U. möglich sein, psychosomatische Zusammenhänge für sein Leiden anzuerkennen und auf eine Änderung hinzuarbeiten.

Häufig wehren die Patienten aber auch dauerhaft ein solches Krankheitsverständnis ab, weil der Zugang zu den seelischen Ursprüngen sehr schmerzhaft wäre. Für den Arzt kann es daher schwierig werden zu entscheiden, wie lange und intensiv er in eine „Perspektivenänderung" beim Patienten investieren soll.

Folgende Punkte sind im Einzelnen bei der Gesprächsführung hilfreich:

▶ Sich genügend Zeit nehmen, um ausführlich Lebensgeschichte, Persönlichkeit und aktuelle Lebensumstände des Patienten kennen zu lernen.

▶ Unbedingt die drei Grundhaltungen nach C. Rogers beachten (Wertschätzung, Empathie, Echtheit). Der Patient will als Leidender wahr- und angenommen werden, denn er leidet. Die Patienten simulieren nicht.

▶ Darauf achten, ob der Patient bei belastenden Lebensereignissen auch von emotionaler Betroffenheit berichtet oder ob diese gefehlt hat. Darauf schauen, wieweit der Patient im Gespräch mitschwingt.

▶ Darauf achten, was der Patient in einem selbst auslöst. Findet man eventuell bei sich selbst Gefühle, deren sich der Patient „entledigt" hat? Diese vorsichtig ansprechen, wenn schon ein Vertrauensverhältnis besteht.

▶ Darauf achten, wie der Patient das Gespräch gestaltet. Wechselt er an bestimmten Punkten schnell das Thema? Spart er bestimmte Themen aus? Gibt es Widersprüche in seiner Darstellung?

▶ Beteuert der Patient, bestimmte wichtige Lebensbereiche (z. B. Partnerschaft, Beruf) seien völlig konfliktfrei und problemlos, ihn damit konfrontieren. Kaum jemand befindet sich in so einer (glücklichen) Lage. Vorsichtig fragen, wie er das bewerkstelligt.

▶ Von den negativen Befunden ausgehend den Patienten fragen, ob er selbst denn eine Vorstellung habe, woher seine Beschwerden kommen könnten. Ihm dann anbieten, sich gemeinsam mit ihm auf die Suche nach möglichen Ursachen zu machen.

▶ Die Angst des Patienten ansprechen, als „psychisch gestört" stigmatisiert zu werden, falls es einen psychosoma-

tischen Zusammenhang für sein Leiden gäbe. Versuchen, diese Sorgen zu entkräften: Psychosomatische Beschwerden sind häufig, nicht selbst verschuldet und können behandelt werden.

▶ Behutsam auf mögliche Zusammenhänge zwischen Beschwerden und auslösenden Situationen oder Lebensumständen aufmerksam machen.

▶ In einfacher Weise erklären, dass der Körper bei Stress und emotionalen Belastungen mit funktionellen Störungen und Schmerzen reagieren kann. Versuchen, schrittweise ein psychosomatisches Krankheitsverständnis zu entwickeln.

▶ Dem Patienten klarmachen, dass eine somatische Behandlung nicht sinnvoll ist, weil sie keinen Erfolg bringen wird. Auch der Wunsch nach weiterer unnötiger Diagnostik wird das Problem nicht lösen.

▶ Gemeinsam das weitere Vorgehen planen. Wichtig ist eine vertrauensvolle Beziehung zum Patienten, auf deren Grundlage man ihn zu einem Fachmann weitervermitteln kann. Dafür werden sicher mehrere Gespräche notwendig sein.

Die Unterstützung von Veränderung sollte dabei nie in einen „Machbarkeitswahn" oder Perfektionismus münden. Ebenso wichtig wie schwierig ist es, hier die Balance zwischen dem Fördern von Veränderung einerseits und dem Akzeptieren des Status quo andererseits zu halten (Respekt vor den Grenzen des Patienten und den eigenen).

Umgang mit sterbenden Patienten

Die Betreuung von sterbenden Patienten ist eine der schwierigsten Aufgaben des Arztes. Dazu trägt die Tendenz zum Vermeiden des Umgangs mit Tod und Sterben in unserer Gesellschaft ebenso bei wie eine einseitige Ausrichtung des Berufs (und der Ausbildung) auf Lebenserhaltung. Im klassischen Auftrag des Arztes – Vorbeugen, Heilen, Lindern – scheint die Begleitung Schwerstkranker und Sterbender nicht direkt vorgesehen, obwohl sie im Alltag immer wieder notwendig ist. Für die Patienten ist der Arzt dabei eine der wichtigsten Bezugspersonen, ist er doch ihr medizinischer Betreuer und aus ihrer Sicht oft der Einzige, der an ihrem Schicksal eventuell noch etwas ändern könnte. Der Arzt wiederum kann am Gefühl seiner eigenen Ohnmacht leiden und sieht sich zusätzlich mit Angst, Wut und Verzweiflung auf Seiten des Patienten konfrontiert. Die Bewältigung solcher Situationen stellt eine große Herausforderung dar.

Einige Punkte, die bei Begegnungen und Gesprächen mit sterbenden Patienten hilfreich sein können:

▶ Darauf achten, wie man selbst mit der Situation umgeht. Distanziere ich mich von den eigenen Gefühlen und denen des Patienten, resigniere ich oder flüchte ich in therapeutischen Aktionismus?

▶ Versuchen, die eigenen Gefühle und die des Patienten auszuhalten und anzunehmen. Da jeder Sterbeprozess anders ist (s. Abschn. „Sterbephasen nach Kübler-Ross", Kap. „Erwachsenenalter, Alter und Sterben", S. 42/43), versuchen, mit der Entwicklung des Patienten zu gehen.

▶ Versuchen, sich in jedem einzelnen Gespräch über das Gesprächsziel klar zu werden: Was ist jetzt wichtig und worum geht es? Besonders auf die Bedürfnisse des Patienten eingehen.

▶ Sich darüber klar werden, was man konkret noch für den Patienten tun kann. Selbst wenn man sein Sterben nicht verhindern kann, kann man doch versuchen, das Leben des Patienten einfühlend und unterstützend zu erleichtern.

▶ Sich nicht künstlich verstellen. Lebendigkeit und Humor können dem Patienten helfen. So normal wie möglich sein.

▶ Den Patienten nicht zu einer Auseinandersetzung mit seiner Situation drängen. Er bestimmt selbst, wie er damit umgeht.

▶ Dem Patienten nicht „wahllos" gut gemeinte Ratschläge und tröstende Worte geben. Stattdessen darauf achten, was der Patient an Anteilnahme wünscht.

▶ Versuchen, Stille mit dem Patienten auszuhalten. Dem Patienten kann es helfen, wenn man mit ihm schweigt.

▶ Einsehen, dass die Begleitung eines Sterbenden und der eigene Umgang mit dieser Situation oft nur teilweise gelingen können.

Umgang mit suizidalen Patienten

Patienten können, z. B. im Rahmen einer psychischen Erkrankung (Depression, Schizophrenie, Persönlichkeitsstörung usw.), den Wunsch entwickeln, ihrem Leben ein Ende zu setzen. Generell gilt für diesen Fall: Bei Verdacht oder möglicher bestehender Suizidalität (z. B. bei einer Depression) muss der Arzt immer gezielt nachfragen. Eine Möglichkeit, dies anzusprechen, wäre zu sagen: „Ich habe den Eindruck, dass es Ihnen sehr schlecht geht. Haben Sie in letzter Zeit einmal daran gedacht, sich das Leben zu nehmen?" Genauso muss jede Andeutung einer Suizidabsicht ernst genommen werden. Man braucht sich als Arzt nicht davor zu fürchten, den Patienten vor den Kopf zu stoßen. Im Gegenteil, die Patienten sind meist erleichtert, wenn sie offen über ihre Gefühle sprechen können. – Die Möglichkeit, dass ein nicht-suizidaler Patient auf diese Frage pikiert oder erschreckt reagiert, sollte einen nicht abhalten. Man kann diesem

Fall aber vorbeugen, indem man die Frage in einem sehr selbstverständlichen Ton stellt.

Nach Einschätzung des Ausmaßes der Suizidalität muss der Patient dann entweder zu einem Psychiater überwiesen oder sofort in eine psychiatrische Station eingewiesen werden. Das Gespräch mit einem suizidalen Patienten sollte man immer mit einer konkreten Vereinbarung hinsichtlich des weiteren Vorgehens abschließen.

Anamnesegruppen

Eine sehr gute Möglichkeit, das Arzt-Patient-Gespräch „live" zu üben, bieten Anamnesegruppen, die es, von den Studenten selbst organisiert, in vielen Städten mit Unikliniken gibt. Eine Anamnesegruppe besteht aus 8 – 10 Studierenden, meist Medizinern und manchmal auch einigen Psychologen, sowie zwei studentischen Tutoren, die sich einmal pro Woche treffen, um bei einem Patienten eine möglichst ganzheitliche Anamnese (ohne körperliche Untersuchung) zu erheben. Zielsetzung und Schwerpunkte des Gesprächs sind dabei je nach Gruppe verschieden und können von den Teilnehmern selbst bestimmt werden. Festgelegt sind lediglich einige äußere Rahmenbedingungen. Es können also medizinische, biographische, familiäre und psychosoziale Umstände des Patienten erfragt werden. Idealerweise entsteht dabei ein ganzheitliches Bild vom Patienten. Da das Gespräch aber nicht zu diagnostischen Zwecken geführt wird, ist Wissen über Krankheiten nicht notwendig und die Gruppe für alle Semester offen. (Für weitere Informationen siehe www.anamnesegruppen.de)

Psychotherapie I

Überblick

Psychotherapie ist ein Oberbegriff für zahlreiche Methoden zur **Behandlung psychisch bedingter Störungen.** Die Entwicklung des ersten eigentlichen Psychotherapieverfahrens geht auf den Wiener Neurologen Sigmund Freud (1856–1939) zurück. Er begann sich Ende des 19. Jahrhunderts mit psychischen Störungen zu befassen und entwickelte aus seinen Forschungen eine „Redekur" – die Psychoanalyse. Seither sind zahlreiche andere Verfahren hinzugekommen. In Deutschland werden als ambulante Therapien zurzeit die psychoanalytischen Verfahren und die Verhaltenstherapie von den gesetzlichen Kassen bezahlt. Andere Therapieformen (wie die nondirektive Gesprächspsychotherapie, die systemische Familientherapie, die Körperpsychotherapie usw.) werden teilweise in psychosomatischen oder psychiatrischen Kliniken innerhalb eines integrativen Ansatzes eingesetzt, ambulant müssen sie jedoch selbst bezahlt werden.

Die **großen therapeutischen Richtungen** unterscheiden sich zwar in ihren theoretischen Grundannahmen und Methoden, haben aber auch einige wichtige **Gemeinsamkeiten.** So konnte die Psychotherapieforschung ermitteln, dass folgende drei Faktoren einen Teil einer erfolgreichen Therapie ausmachen: Hoffnung, eine neue Art, das Leben zu sehen, sowie eine empathische und fürsorgliche Beziehung. Darüber hinaus arbeiten fast alle Therapeuten mit ihren Patienten daran, Qualitäten wie Sensibilität, Offenheit, persönliche Verantwortung und Sinnhaftigkeit zu verbessern.

Trotz dieser Gemeinsamkeiten sollten aber die **Unterschiede** zwischen den verschiedenen Schulen nicht aus den Augen verloren werden, gilt es doch im Einzelfall, je nach zugrunde liegendem **Problem** sowie nach **Bedürfnissen** und **Persönlichkeit** des Patienten eine geeignete Therapieform zu finden. (Leider gibt es noch recht wenige Stellen, die kompetent Psychotherapeuten verschiedener Therapierichtungen vermitteln. Einige psychosomatische Ambulanzen tun dies beispielsweise.)

Seit 1999 ist durch das **Psychotherapeutengesetz** die Berufsbezeichnung „Psychotherapeut" gesetzlich geschützt. Demnach erhalten nur Ärzte und Psychologen (für Kinder- und Jugendlichenpsychotherapie auch Pädagogen und Sozialpädagogen) nach einer **gesetzlich geregelten Ausbildung** in einem der zugelassenen Verfahren die Kassenzulassung, um Psychotherapien durchzuführen.

In den folgenden Kapiteln sind die wichtigsten Therapieverfahren kurz dargestellt (s. a. Quellenverzeichnis und weiterführende Literatur im Anhang).

Psychoanalyse und tiefenpsychologisch fundierte Psychotherapie

Die psychoanalytischen Verfahren gehen, wie bereits erwähnt, auf Sigmund Freud zurück. Sie sind seitdem erheblich weiterentwickelt worden, und es haben sich verschiedene Schulen herausgebildet, die unterschiedliche Aspekte betonen. Standen früher noch zentrale **Triebwünsche** (d. h.

drängende, naturgegebene Bedürfnisse) im Mittelpunkt, durch deren Nichtbefriedigung Konfliktspannung entsteht, so fokussiert man heute vielmehr auf **verinnerlichte Beziehungserfahrungen** und deren Bedeutung für das **Selbst(wert)-Erleben** und das **Erleben der inneren und äußeren Welt.**

Grundannahmen

Die theoretischen Grundannahmen dieser Therapien sind:

▶ ein **dynamisches Unbewusstes,** das Einfluss auf unser bewusstes Erleben und Verhalten ausübt
▶ das **Strukturmodell der Persönlichkeit** (s. Kap. „Motivation II", S. 64/65, und „Persönlichkeit I", S. 74/75)
▶ die **psychoanalytische Entwicklungstheorie** (s. Kap. „Kindheit II", S. 38/39)
▶ die **psychoanalytische Krankheitslehre**

Nach der psychoanalytischen Krankheitslehre entstehen psychische und bestimmte körperliche Beschwerden zum einen durch **unbewusste, verdrängte Konflikte,** die ihren Ursprung in der seelischen Entwicklung des Betreffenden haben. Symptome entstehen demnach durch Reaktualisierung und einen „missglückten" Lösungsversuch dieser Konflikte **(Konfliktmodell).** Außerdem spielen erfahrungsbedingte **Entwicklungsdefizite (Defizitmodell)** und fortwirkende traumatische Schädigungen **(Traumamodell)** eine Rolle bei der Krankheitsentstehung.

Therapieziele und Setting

In einer vertrauensvollen und geschützten therapeutischen Beziehung sollen dem Patienten diese **Konflikte** wieder bewusst gemacht werden, damit er sie auf geeignetere Weise als bisher lösen kann. Außerdem soll die **Beziehung** zum Therapeuten eine **korrigierende emotionale Erfahrung** ermöglichen. (Anders als vielfach angenommen steht dabei nicht automatisch immer die Kindheit im Mittelpunkt.)

Die **klassische Psychoanalyse** findet in der Regel 2- bis 3-mal pro Woche über mehrere Jahre statt. Der Patient liegt dabei auf der Couch, der Analytiker sitzt hinter ihm. (Heute führt man Psychoanalysen auch im Sitzen durch, wenn das für den Patienten besser geeignet ist.) Durch Behandlungstechnik, Intensität und Dauer der Therapie strebt man auch eine Veränderung der Persönlichkeitsstruktur an („Nachreifung").

Die **tiefenpsychologisch fundierte Therapie** findet dagegen nur ein Mal pro Woche im Sitzen und über einen Zeitraum von ein bis anderthalb Jahren statt. Entsprechend ist das Behandlungsziel auf die Verminderung oder Beseitigung der aktuellen Symptomatik begrenzt, die durch die Bearbeitung von aktualisierten Grundkonflikten oder Entwicklungsdefiziten erreicht werden soll. Das freie Assoziieren wie bei der Analyse entfällt. Insgesamt ist das Vorgehen also (ähnlich der Verhaltenstherapie) stärker problemzentriert.

Techniken

In der Psychoanalyse soll der Patient, der psychoanalytischen **Grundregel** folgend, **frei assoziieren,** d. h. alles unkontrolliert aussprechen, was ihm gerade durch den Kopf geht, auch wenn es ihm sinnlos, unzusammenhängend oder nebensächlich erscheint. Das Liegen, die freie Assoziation und die Gesprächsatmosphäre sollen dabei die **Regression** des Patienten auf frühe Entwicklungsstufen erleichtern und so Zugang zu verdrängten Konflikten, Erinnerungen und Gefühlen ermöglichen. (Gleiche Funktion hat die Traumdeutung, da man im Traum einen besonders günstigen Weg zum Unbewussten sieht.) Der Analytiker folgt den Äußerungen des Patienten mit „gleichschwebender Aufmerksamkeit", fragt an entscheidenden Punkten nach und versucht eine **Deutung,** sobald er ein unbewusstes Thema des Patienten oder eine **Übertragung** zu erkennen glaubt. Unter Übertragung versteht man, dass der Patient durch die zurückgenommene Haltung des Therapeuten unbewusste, frühe (und nach wie vor wirksame) Beziehungsmuster mit ihm reinszeniert (s. a. Kap. „Gesprächsführung II", S. 18/19). Nun kann der Analytiker den Patienten mit seinem Verhalten **konfrontieren** und zusammen mit ihm eine Deutung erarbeiten.

Trifft eine Deutung des Analytikers zu, ist der Patient oft zuerst betroffen und reagiert mit einem **Widerstand,** da er die verdrängten Inhalte als bedrohlich oder schmerzhaft empfindet – weswegen er sie ja bisher abgewehrt hat. Der Analytiker versucht, auch diese Widerstände zu erkennen, zu deuten und gemeinsam mit dem Patienten durchzuarbeiten.

Sinn der Deutungen ist es, dem Patienten Einsicht in die Zusammenhänge zwischen seinen aktuellen Schwierigkeiten und dem Umgang mit seinen bisher unbewussten Bedürfnissen zu ermöglichen. Durch dieses **Durcharbeiten** kann der Patient unbewusste Anteile in sein Selbstbild integrieren und einen neuen Umgang mit sich selbst und anderen lernen. Der Analytiker sagt dem Patienten also nicht direkt, wie er seine Probleme lösen könnte, er funktioniert eher wie ein Katalysator, der es dem Patienten ermöglicht, seine eigenen Lösungen zu finden.

Für den therapeutischen Erfolg einer Psychoanalyse ist dabei nicht entscheidend, wirklich „wahre" Erinnerungen aufzudecken (wie die Gedächtnispsychologie zeigen konnte, ist dies kaum möglich). Wichtig ist vielmehr, dass der Patient eine Erinnerung an ein verletzendes Ursprungsereignis, das als Gefühl gespeichert ist, binden kann, was die Störung für ihn verständlich macht. Dadurch hat er eine Möglichkeit, mit der Verletzung umzugehen. Überhaupt gilt für das Vorgehen in der Psychoanalyse, dass der Patient mit seinen Erinnerungen und Phantasien bestimmte Themen „bestückt". Um diese Themen geht es dann in der Therapie.

Entsprechend zur Übertragung gibt es auch eine **Gegenübertragung,** mit der die gefühlsmäßigen Reaktionen des Analytikers auf den Patienten bezeichnet werden. So kann der Patient im Analytiker beispielsweise Gefühle wie Zuneigung, Langeweile, Ärger oder Ablehnung auslösen. Der Therapeut kann seine Gegenübertragungen nun als sensibles Diagnostikum nutzen, da sie „natürliche" Reaktionen auf die Äußerungen des Patienten und seine Beziehungsgestaltung darstellen und über diese etwas aussagen. Damit der Analytiker aber nicht eigene neurotische Anteile in seine Wahrnehmung einfließen lässt, muss er selbst eine mehrjährige Lehranalyse durchlaufen, die ihm helfen soll zu unterscheiden, was er an Reaktionen aus der eigenen Lebensgeschichte mitbringt und was zur Problematik des Patienten gehört.

Therapeutische Beziehung

Der **Beziehung** zwischen Patient und Analytiker kommt also eine zentrale diagnostische und therapeutische Bedeutung zu. Zum einen funktioniert sie wie eine „Bühne" für die unbewussten Beziehungsmuster des Patienten. Zum anderen aber kann der Patient hier eine neue Beziehungserfahrung machen, indem der Therapeut auf seine „Verstrickungsangebote" gerade nicht so reagiert, wie er es sonst in seinem Leben gewohnt ist. Darüber hinaus wird er vom Analytiker mit all seinen Gefühlen so angenommen wie er ist, und er lernt mit der Zeit, sich ebenso anzunehmen. Da diese Beziehungserfahrungen emotional gespeichert werden, greifen sie tiefer und halten länger an als eine rein kognitive Einsicht.

Diese therapeutische Beziehung zu schützen ist Ziel der **Abstinenzregel:** Nach ihr darf der Analytiker außerhalb der Therapie keinen Kontakt zum Patienten oder zu dessen Bezugspersonen pflegen, er darf keine weiteren Informationen über sich mitteilen und nicht verführerisch sein. Wünscht sich der Patient beispielsweise körperliche Zärtlichkeit oder Rat in wichtigen Lebensfragen, darf der Analytiker diese Wünsche nicht erfüllen. Er soll stattdessen gemeinsam mit ihm herausfinden, woher sie kommen und gerade jetzt geäußert werden. In einem Bild gesprochen: Der Analytiker soll dem Patienten beibringen, wie er fischen lernen kann, statt ihm einfach einen Fisch zu geben.

Neurobiologische Erkenntnisse

In jüngster Zeit kam es aufgrund einiger sich annähernder Forschungsergebnisse zunehmend zu einem Dialog zwischen Psychoanalytikern und Neurobiologen. So konnte die Neurobiologie z. B. zeigen, dass das Unbewusste mehr Einfluss auf das Bewusste ausübt als umgekehrt. Auch macht unser bewusstes Erleben nur einen geringen Teil aller mentalen Prozesse aus. Unter der „Oberfläche" läuft der weitaus größte Teil der Informationsverarbeitung unbewusst ab. Während sich Psychoanalytiker jedoch überwiegend auf pathogene Aspekte (des Unbewussten) konzentrieren, sehen Hirnforscher heute im Unbewussten ein angepasstes Verhaltenssteuerungssystem, das im Vergleich zum Bewussten schneller, routinemäßig und automatisiert funktioniert. Unterstützung gibt es zudem für Freuds Äußerung, der Mensch sei nicht Herr im eigenen Haus: Man weiß heute, dass das bewusste Ich nur wenig Einsicht in die Grundlagen seiner Wünsche und Handlungen hat. (Zur Frage der Willensfreiheit s. a. Kap. „Motivation II", S. 64/65.)

Psychotherapie I (Fortsetzung)

Indikation

Als aufdeckendes, langwieriges und zeitweise anstrengendes Verfahren ist die Psychoanalyse nicht für alle Patienten gleichermaßen geeignet. Sie setzt viel Motivation, ein Mindestmaß an Introspektionsfähigkeit und eine gewisse Neugierde für die eigenen Probleme voraus. Für Patienten, die sich eine schnellere Linderung ihrer Symptome wünschen oder sich weniger den mit der Psychoanalyse verbundenen negativen Emotionen aussetzen wollen (z. B. Angst, Wut, Scham, Trauer), ist eine tiefenpsychologisch fundierte Therapie oder Verhaltenstherapie vermutlich besser geeignet. Dennoch gilt die Psychoanalyse bei korrekter Indikation (auch wegen der zur Verfügung stehenden Zeit) als sehr gründliches Verfahren mit großem Veränderungspotenzial.

Verhaltenstherapie

Die Verhaltenstherapie (VT) erklärt und behandelt psychische Störungen mit Hilfe von Erkenntnissen der Lernpsychologie (s. die Kap. „Lernen I–III", S. 68 ff. – es empfiehlt sich, diese Kapitel vorher durchzuarbeiten). In ihren Anfängen in den 1950er Jahren beschränkte sich die VT noch ausschließlich auf die Behandlung von problematischem **Verhalten** und seinen auslösenden und aufrechterhaltenden Bedingungen. Seit den 1970er Jahren erweiterte man das als zu eng empfundene Konzept schließlich um **intrapsychische Prozesse.** Heute versteht man unter VT eine Vielzahl (rein) verhaltenstherapeutischer sowie kognitiver Techniken und Therapieansätze.

Als **Verhalten** gelten in der VT also nicht nur beobachtbares Reagieren und Handeln, sondern auch intrapsychische Prozesse wie Wahrnehmen, Denken, Bewerten und emotionales Reagieren. Verhaltenstherapeuten besitzen mittlerweile eine ganze Reihe von Methoden, die sie in aufeinander abgestimmten Kombinationen störungsspezifisch einsetzen.

Grundannahmen

Die Verhaltenstherapie baut auf folgenden Grundannahmen auf:

▶ Unangepasste Kognitionen und Verhaltensweisen werden nach denselben Regeln gelernt wie „normales" Verhalten. Psychische Störungen sind demzufolge erworbene, dysfunktionale Strategien oder Reaktionen im Umgang mit Belastungssituationen.
▶ Lernvorgänge sind reversibel: Das Gelernte kann wieder verlernt oder durch günstigeres Verhalten ersetzt werden.
▶ Erklärungen zur Entstehung von Störungen und deren Therapie sollten theoretisch möglichst einfach, sparsam, realitätsnah und nachvollziehbar sein.

Der therapeutische Prozess (Sieben-Phasen-Modell)

Das verhaltenstherapeutische Vorgehen versteht sich als **strukturierter Lern- und Problemlöseprozess,** der sich an den vorliegenden **Problemen** des Patienten sowie seinen **individuellen Voraussetzungen** orientiert (Motivation, Fähigkeiten, soziale Rahmenbedingungen und frühere Lernerfahrungen). Dabei sind u. a. folgende Schritte (nach dem Sieben-Phasen-Modell von Kanfer) von Bedeutung:

1. Am Beginn steht die Bildung einer therapeutischen Allianz. Der Patient soll aktiv mitarbeiten und Verantwortung übernehmen.
2. Phase 2 dient der Motivationsanalyse und -steigerung: Der Patient soll positive Aspekte seiner Veränderung herausarbeiten und sich eine neue, erstrebenswertere Lebenssituation vorstellen.

3. Bei ausreichender Veränderungsmotivation geht es mit Phase 3 weiter, der Verhaltensanalyse.
4. In Phase 4 wird ein funktionales Bedingungsmodells der Entstehung und Aufrechterhaltung der Störung erstellt (SORKC-Modell, s. u.).
5. Daraus leitet sich die Therapieplanung in Phase 5 ab.
6. Es schließt sich die Ausführung der Interventionen in Phase 6 an.
7. Die Therapie schließt mit der 7. und letzten Phase ab, in der dem Patienten Problemlöse- und Selbstmanagementstrategien beigebracht werden, um den Therapieerfolg zu sichern und zu stabilisieren.

Verhaltenstherapeutische Diagnostik

Für die Beschreibung des **aktuellen Verhaltens** und seiner aufrechterhaltenden Bedingungen bedient man sich des **SORKC-Modells** (Verhaltensgleichung; **horizontale Verhaltensanalyse**). Am Beispiel eines Studenten mit Prüfungsangst bezeichnen die fünf Buchstaben dabei folgende Ebenen:

▶ **S** = Stimuli: auslösende Reize/Situation: der näher rückende Prüfungstermin.
▶ **O** = Organismusvariablen, inkl. kognitiver Einflüsse: eine evtl. vorhandene vegetative Übererregbarkeit sowie Selbstwertprobleme („Ich bin ein Versager").
▶ **R** = Reaktion (physiologisch, kognitiv, emotional, motorisch): Aus Angst (d. h. Gefühl der Angst, körperliche Erregung, angstvolle Gedanken) vermeidet er, sich auf die Prüfung vorzubereiten, und geht schließlich auch nicht zur Prüfung.
▶ **K** = Konsequenz auf die Reaktion: einerseits Erleichterung, weil er durch die Vermeidung seine Angst reduzieren konnte (Verstärkung). Andererseits erneute Angst, weil nun sein Fortkommen im Studium bedroht ist (Bestrafung). Bei den Konsequenzen muss immer danach gesucht werden, welche eventuellen Vorteile ein Patient aus seinem gestörten Verhalten zieht, wie Entlastung von Konflikten am Arbeitsplatz, vermehrte Zuwendung durch den Partner usw. usf.
▶ **C** = Kontingenz (*engl.* contingency), d. h. das Verknüpfungsverhältnis zwischen Reaktion und Konsequenz, also, um welche Form der Verstärkung oder Bestrafung es sich handelt (s. Kap. „Lernen II", S. 70).

Dabei ist zu bedenken, dass Faktoren, die bei der Entstehung einer Störung eine Rolle gespielt haben, nicht unbedingt dieselben sein müssen wie diejenigen, die sie im Hier und Jetzt aufrechterhalten. Entstehungsfaktoren sucht man in der individuellen Lern- und Entwicklungsgeschichte des Patienten **(vertikale Verhaltensanalyse).** Zusammenschauend wird auf diese Weise versucht, die Entwicklung, Aufrechterhaltung und evtl. Chronifizierung von Krankheitsverhalten zu erklären und zu beseitigen.

Psychotherapie II (Fortsetzung)

Verfahren und Techniken

Die wichtigsten und häufigsten Therapietechniken der VT werden in den folgenden Abschnitten dargestellt.

Reizkonfrontation/Exposition

Mit Expositionsverfahren behandelt man Ängste, Zwänge und Phobien. (Anmerkung: Bei Zwangsstörungen führt das Nicht-Ausführen des Zwangs zu massiver Angst.) Durch **wiederholte Konfrontation** mit der angstauslösenden Situation bzw. dem entsprechenden Gegenstand soll die Angst abgebaut werden. Bei der **systematischen Desensibilisierung „in sensu"** (in der Vorstellung) erstellt der Patient eine Angsthierarchie von schwach bis sehr stark angstauslösenden Situationen. Zusätzlich lernt er ein Entspannungsverfahren. In den Therapiesitzungen wendet er dieses Entspannungsverfahren an; dabei arbeitet er schrittweise in seiner Phantasie die Hierarchie ab. Da der Patient im entspannten Zustand keine Angst empfinden kann, kommt es langsam zu einer **Gegenkonditionierung** – die Angstreaktion wird verlernt. Systematische Desensibilisierung führt man in gleicher Weise auch in der Realität durch (**„in vivo"**), z. B. bei Ängsten vor engen Räumen (U-Bahn, Fahrstuhl usw.). Dabei kommt es zu einer **Löschung** der konditionierten Angstreaktion. Eine dritte Möglichkeit besteht darin, den Patienten – nach gründlicher therapeutischer Vorbereitung – sofort der maximal angstauslösenden Situation auszusetzen (**Reizüberflutung,** *engl.* flooding). Er durchleidet dann in Gegenwart des Therapeuten so lange extreme Angst, bis sie sich nach einer Weile physiologisch erschöpft hat. Auf diese Weise lernt der Patient, dass nichts Schlimmes passiert, wenn er in eine solche Situation gerät. Dieses Verfahren findet hauptsächlich bei der Behandlung von Agoraphobie und Zwängen Anwendung.

Wichtig bei den Expositionsverfahren ist, dass der Patient so lange in der Situation bleibt, bis sich seine Angst (entweder durch Entspannung oder durch Erschöpfung) merklich reduziert hat.

Bricht er nämlich vorzeitig ab, verstärkt er seine Angstreaktion durch Vermeidung erneut (negative Verstärkung).

Operante Methoden

Diese Techniken nutzen die Lernprinzipien der operanten Konditionierung. Durch Kontrolle der auslösenden Reize oder Konsequenzen eines Verhaltens soll neues Verhalten aufgebaut werden. Hilfsmittel sind dabei **positive** und **negative Verstärkung** sowie Techniken der **Stimuluskontrolle.**

Ein typisches **Beispiel** für die Verwendung von positiven und negativen Verstärkern ist der **Gewichtsvertrag** mit einer Anorexiepatientin. Erreicht die Patientin innerhalb einer Woche ihr angestrebtes Gewicht, erhält sie dafür eine vorher ausgemachte Vergünstigung, z. B. die Teilnahme am Sportprogramm (positive Verstärkung). Fällt ihr Körpergewicht aber in der Folgezeit wieder unter einen bestimmten Wert, verpflichtet sich die Patientin, nicht mehr am Sport teilzunehmen (negative Verstärkung). Den Abbau unerwünschter Verhaltensweisen erreicht man über das Prinzip der Löschung (Entfernung aller positiven Verstärker) oder das Time-out (Entfernung aller Verstärker). Löschung tritt z. B. im Lauf der Zeit ein, wenn das an der Supermarktkasse nach Süßigkeiten schreiende Kind weder mit dem Kauf von Süßigkeiten noch mit vermehrter Zuwendung durch die Mutter belohnt wird.

Unter **Stimuluskontrolle** versteht man die gezielte Herstellung von äußeren Bedingungen, die erwünschtes Verhalten fördern. Beispielsweise kann ein Raucher das Rauchen reduzieren, indem er seine Zigaretten nicht mehr in der Hemdtasche trägt, sondern in ein Kästchen einschließt und nur noch auf dem Balkon raucht.

Kognitive Verfahren

Sie basieren auf der Erkenntnis, dass bestimmte gedankliche Prozesse zur Aufrechterhaltung einer psychischen Störung beitragen. (Tatsächlich liegt hier das Henne-Ei-Problem vor, allerdings lässt sich der Zirkel aus unguten Gedan-

ken, Gefühlen und bestimmten Verhaltensweisen auf der gedanklichen Ebene durchbrechen.) Individuelle Erwartungen, Einstellungen und Bewertungen bewirken dabei bestimmte emotionale Reaktionen und diese wieder ein gewisses Verhalten. Umgekehrt lassen sich aber auch über die Veränderung dysfunktionaler Kognitionen die Gefühle und das Verhalten ändern.

Hier setzt z. B. die **rational-emotive Therapie** nach **Albert Ellis** an: Nach seinem **ABC-Schema** (▮ Abb. 1) aktiviert ein äußeres Ereignis (A) bestimmte rationale und irrationale Meinungen oder Bewertungen (B), die zu entsprechenden emotionalen Reaktionen und Verhaltensweisen führen (C). Durch die Behandlung soll der Patient seine irrationalen Grundannahmen und deren Auswirkungen auf sein Gefühlsleben und sein Verhalten verstehen lernen, um die verzerrten Kognitionen dann Stück für Stück durch realistische zu ersetzen.

Die **kognitive Therapie,** ursprünglich von **Aaron T. Beck** zur Behandlung von Depressionen entwickelt, setzt man heute modifiziert auch bei anderen Störungen ein, wie Angst-, Ess-, Persönlichkeits- oder somatoformen Schmerzstörungen. Nach Beck führen bestimmte **typische Denkmuster** zur Entstehung und Aufrechterhaltung einer Depression, z. B. die sog. kognitive Triade („Ich bin schlecht, die Welt ist schlecht, die Zukunft ist schlecht"). Daneben identifizierte er bei Depressiven bestimmte **systematische Denkfehler,** die ihr

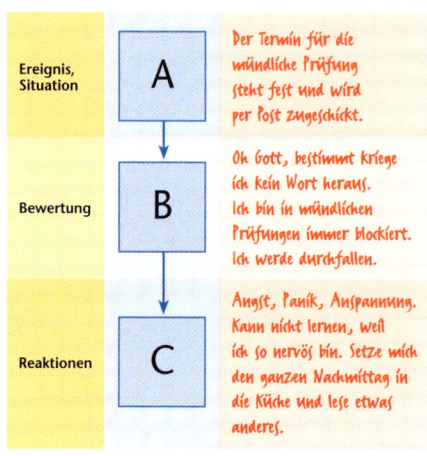

▮ Abb. 1: Beispiel für die Anwendung der ABC-Theorie nach Ellis. [8]

Selektive Wahrnehmung und Verallgemeinerung	Ein negativer Aspekt eines Ereignisses wird überbewertet und dafür werden andere, positive Seiten nicht berücksichtigt, z. B.: „Die Prüfung war eine einzige Katastrophe! Ich habe zwar mit „gut" bestanden, aber stell dir vor: Ich konnte das EKG nicht vollständig befunden!"
Emotionale Beweisführung	Eine Empfindung dient als „Beweis" dafür, dass eine Überzeugung oder Vorstellung der „Wahrheit" entspricht; andere, widersprechende Beweise werden dabei vernachlässigt, z. B.: „Obwohl ich eigentlich weiß, dass meine Frau zu mir steht, kann ich es nicht glauben. Ich spüre einfach, dass sie einen Versager wie mich nicht wirklich lieben kann."
Befehle („Sollte"- oder „Müsste"-Sätze)	Es besteht eine präzise Vorstellung von Ordnungen, Normen und Maßstäben, nach denen sich alle Menschen zu richten haben, z. B.: „Es ist absolut unverzeihlich, dass ich ihr den Gefallen nicht getan habe."

Tab. 1: Beispiele für systematische logische Denkfehler in der kognitiven Therapie nach Beck. [9]

Erleben und Verhalten negativ beeinflussen, wie z. B. in Tabelle 1 aufgeführt.

Ziel der Therapie ist es, dem Patienten beizubringen, durch Selbstbeobachtung diese oft automatisch und unbemerkt ablaufenden Gedanken zu erkennen, um ihm anschließend durch leitende Fragen zu helfen, diese Gedanken auf Angemessenheit und Realitätsbezug zu prüfen (**sokratischer Dialog**). Der Patient soll auf diese Weise lernen, seine Vorstellungen von Tatsachen zu unterscheiden und sein Denken schrittweise umzustrukturieren.

Im **Selbstverbalisationstraining** nach **Maichenbaum** lernen die Patienten, schwierige Situationen durch einen positiven, konstruktiven inneren Monolog zu bewältigen.

Unter **kognitiver Verhaltenstherapie (KVT),** die heute am weitesten verbreitet ist, versteht man eine Mischung aus kognitiven Techniken und solchen, die rein auf eine Verhaltensänderung abzielen (z. B. Aufbau positiver Aktivitäten).

Aufbau von Kompetenzen

Diese häufig ergänzend eingesetzten Strategien zielen auf die **Veränderung** bestimmter **defizitärer Verhaltensweisen,** wenn sie zur Erkrankung des Patienten beitragen. Methoden, die hier zum Einsatz kommen, sind z. B. das **Problemlösetraining,** in dem Patienten lernen, komplexe und schwierige Probleme im Alltag zu analysieren und zu bewältigen. Im **Gruppentraining sozialer Kompetenz** lernen die Patienten u. a. mit Hilfe von Rollenspielen soziale Fertigkeiten, beispielsweise, wie man Kontakte herstellt, fortführt und beendet, wie man Gefühlsäußerungen von Meinungen unterscheidet, wie man eigene Wünsche und Bedürfnisse anderen gegenüber adäquat ausdrückt, was aggressives von selbstsicherem Auftreten unterscheidet usw. Im Anschluss üben die Patienten ihr Können in der Realität und besprechen es dann wieder in der Gruppe.

In der Gruppe zu lernen hat mehrere Vorteile: Die Patienten befinden sich mit anderen, die ähnliche Schwierigkeiten haben, in einer geschützten Atmosphäre, die zum einen selbst ein gutes soziales Lernfeld darstellt und zum anderen für Patienten mit sozialen Ängsten nebenbei den Effekt einer Expositionstherapie hat. Zusätzlich lernen die Teilnehmer durch Beobachtung von anderen und vom Therapeuten (Modelllernen, s. Kap. „Lernen II", S. 70/71) und erhalten direkte, konstruktive Rückmeldung auf ihr eigenes Verhalten.

Fallbeispiel

Das folgende Beispiel gibt ein Gespräch von **Aaron Beck,** der in den 1970er Jahren die **kognitive Therapie gegen Depressionen** entwickelte, mit einem Patienten wieder.

Patient: Ich bin damit einverstanden, wie Sie mich beschreiben, aber ich kann kaum zustimmen, dass mich meine Art zu denken depressiv machen soll.

Beck: Wie meinen Sie das?

Patient: Ich werde depressiv, wenn etwas schiefgeht. Wenn ich z. B. durch eine Prüfung falle.

Beck: Wie kann Sie der Misserfolg bei einer Prüfung depressiv machen?

Patient: Na ja, wenn ich durchfalle, werde ich das Hauptstudium nicht beginnen können.

Beck: Es bedeutet Ihnen also viel, wenn Sie die Prüfung nicht bestehen. Aber wenn das Versagen bei einer Prüfung ernsthaft Depressionen auslösen könnte, müsste dann nicht jeder, der durchfällt, so depressiv werden, dass er eine Therapie bräuchte?

Patient: Nein, aber das hängt davon ab, wie wichtig die Prüfung für diese Person ist.

Beck: Richtig, und wer entscheidet, wie wichtig die Prüfung ist?

Patient: Ich.

Beck: Deshalb müssen wir prüfen, wie Sie die Prüfung sehen (oder wie Sie über die Prüfung denken) und wie dadurch Ihre Chancen, das Hauptstudium zu beginnen, beeinflusst werden. Sind Sie einverstanden?

Patient: Ja.

Beck: Stimmen Sie mir zu, dass die Art, wie Sie die Prüfungsergebnisse interpretieren, Sie insgesamt beeinträchtigt? Sie sind möglicherweise deprimiert, haben Schlafstörungen und keinen Appetit und Sie denken vielleicht sogar daran, das Studium aufzugeben.

Patient: Ich habe schon daran gedacht, dass ich es nicht schaffe. Ja, ich gebe Ihnen Recht.

Beck: Welche Bedeutung hatte der Misserfolg also?

Patient (unter Tränen): Dass ich nicht ins Hauptstudium komme.

Beck: Und was bedeutet das für Sie?

Patient: Dass ich einfach nicht klug genug bin.

Beck: Sonst noch etwas?

Patient: Dass ich nie glücklich sein kann.

Beck: Und wie fühlen Sie sich bei diesem Gedanken?

Patient: Sehr unglücklich.

Beck: Was Sie unglücklich macht, ist also die Bedeutung, die das Nichtbestehen einer Prüfung für Sie hat. Zu glauben, dass Sie nie glücklich sein können, ist tatsächlich ein wichtiger Faktor bei der Entstehung des Gefühls, unglücklich zu sein. Sie sind also in eine Falle geraten – nämlich dadurch, dass Sie Ihr mögliches Scheitern im Grundstudium mit „Ich kann nie mehr glücklich sein" gleichsetzen. (Zitiert aus [7])

Psychotherapie III

Nondirektive Gesprächspsychotherapie

Die nondirektive (auch: klientenzentrierte) Gesprächspsychotherapie geht auf den US-amerikanischen Psychotherapeuten **Carl Rogers** (1902–1987) zurück, einen Vertreter der humanistischen Strömung in der Psychologie. Die Grundannahme seines Menschenbilds (s. a. Kap. „Persönlichkeit II", S. 76/77) ist, dass jedem eine **angeborene Tendenz zur Selbstverwirklichung** innewohnt, die es ihm ermöglicht, zu wachsen, sich weiterzuentwickeln und sich an seine Umgebungsbedingungen anzupassen. Der Mensch kann persönliches Glück, Selbstvertrauen, Zufriedenheit, Kreativität und Selbstbestimmung erreichen, wenn es ihm gelingt, in **Übereinstimmung mit sich selbst** zu leben, d. h., wenn sein Selbstbild mit seinem vorgestellten idealen Selbst und mit seinen Erfahrungen übereinstimmt (kongruent ist). Erlebt ein Mensch in seiner Entwicklung, dass bestimmte Teile von ihm, wie Wut oder Ärger (oder auch Freude), unerwünscht, nicht liebenswert oder unpassend sind, verdrängt er diese Anteile, kann sie nicht in sein Selbstkonzept integrieren und folglich auch nicht leben. Es entwickelt sich eine Inkongruenz von Selbst und Erfahrung, die zu einer zunehmenden Erstarrung des Selbstkonzepts führt und sich in problematischen Erlebens- und Verhaltensweisen äußert.

Die Therapie soll helfen, diese Teile zu reintegrieren, und den Menschen in seiner Selbstverwirklichungstendenz unterstützen, damit er (wieder) in Einklang mit sich selbst leben kann. Rogers nannte seine Patienten konsequent Klienten und wollte ihnen wieder mehr Souveränität über ihre eigenen Erfahrungen geben, aber nicht durch direkte Ratschläge oder gezielte Verhaltensänderungen (wie in der Verhaltenstherapie) und auch nicht durch Deutung unbewusster Kräfte (wie in den psychodynamischen Therapien).

Die Beziehung in der Gesprächspsychotherapie soll eine **partnerschaftliche Begegnung** sein, in der der Therapeut durch drei Basisvariablen (die eine innere Einstellung und keine Techniken sind) eine Veränderung des Klienten ermöglicht:

▶ positive, nicht an Bedingungen geknüpfte Wertschätzung
▶ Echtheit in seiner Haltung
▶ Empathie, d. h. einfühlendes Verstehen
(Einzelheiten zu den drei Grundeinstellungen: s. Kap. „Gesprächsführung I", S. 16/17.)

Diese Haltung des Therapeuten soll es dem Klienten ermöglichen, im Gespräch seine Gedanken, Gefühle, Erfahrungen, Wertvorstellungen usw. zu reflektieren. Besondere Bedeutung kommt dabei der **Verbalisation emotionaler Erlebnisinhalte** zu: Der Therapeut achtet auf die Gefühle des Klienten und **spiegelt** sie ihm – besonders auch die, die er nonverbal und eher verborgen zum Ausdruck bringt und die ihm möglicherweise nicht voll bewusst sind. Der ganze Prozess soll das Gefühlserleben des Patienten vertiefen, ihm zur Klärung verhelfen und durch Einsicht eine Verhaltensänderung in Gang bringen.

Fallbeispiel

Der folgende Ausschnitt aus einem Beratungsgespräch zwischen Rogers und einem seiner Klienten soll das aktive Zuhören, eine weitere Technik der Gesprächspsychotherapie, verdeutlichen (▌Abb. 1). Rogers paraphrasiert, er spricht die Gefühle des Klienten aus und zeigt ihm auf diese Weise, dass er ihn als ganzen Menschen mit all seinen Eigenschaften voll akzeptiert.

Klient: Ich bin für niemanden gut, war es auch noch nie, und werd' es auch nie sein.

Rogers: So fühlen Sie sich jetzt, nicht wahr? Dass Sie nicht für sich selbst gut sind und auch für sonst niemanden. Und auch nie für jemanden gut sein werden. Einfach wertlos, ganz und gar, oder? Das ist wirklich ein ekelhaftes Gefühl. Sich zu fühlen, als wäre man nie für jemanden gut.

Klient: Ja (murmelt leise und mutlos vor sich hin). Jedenfalls hat mir das der Typ gesagt, mit dem ich neulich in die Stadt gegangen bin.

Rogers: Der Typ, mit dem Sie neulich in die Stadt gegangen sind, der hat tatsächlich gesagt, Sie wären für niemanden gut?

Klient: Hm.

Rogers: Ich schätze mal so, wenn ich das richtig verstanden habe: Da ist jemand, der irgendwie wichtig für Sie ist und auch, was er von Ihnen hält. Also, und der hat gesagt, er glaubt, dass Sie für niemanden gut sind, kein bisschen gut. Und das zieht Ihnen glatt den Boden unter den Füßen weg (Klient weint still vor sich hin). Das bringt einen zum Weinen. (20 s Schweigen)

Klient (ziemlich trotzig): Aber das ist mir egal.

Rogers: Sie sagen sich, das ist mir egal, aber irgendwie hab' ich das Gefühl, dass da ein Teil von Ihnen ist, dem es nicht egal ist, denn ein Teil von Ihnen weint deswegen.

(Zitiert aus [5])

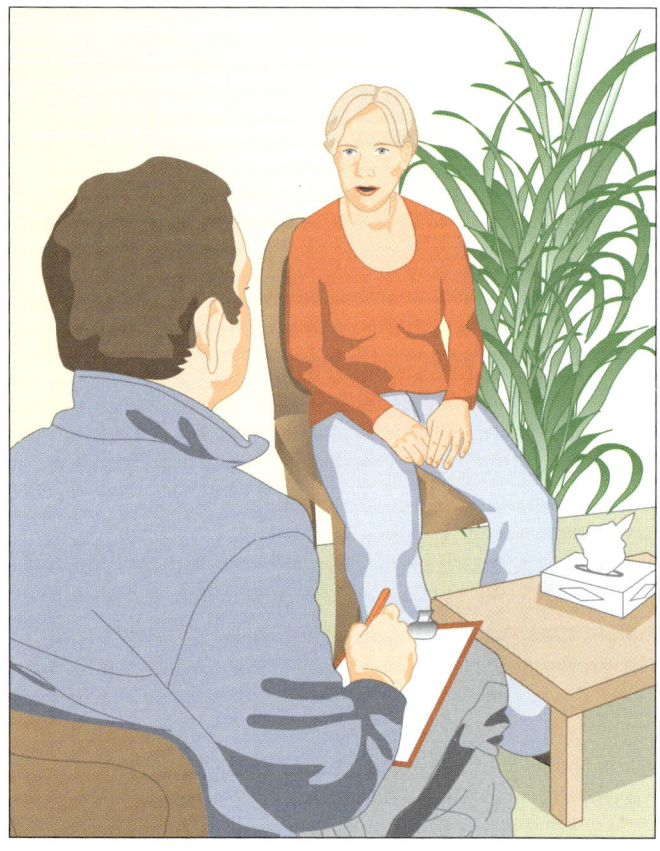

▌ Abb. 1: Typisches psychotherapeutisches Setting. [26]

Systemische Familientherapie

Kennzeichen der systemischen Familientherapie ist es, die **Familie als System** zu betrachten, in dem die Mitglieder in **dynamischen Wechselbeziehungen** zueinander stehen, sich also gegenseitig in ihrem Erleben und Verhalten beeinflussen. Das System reguliert sich dabei selbst und wird durch die von ihm selbst entwickelten Regeln und Gesetze gesteuert. Die psychische Erkrankung eines Familienmitglieds entsteht demzufolge nicht aus der Person selbst heraus, sondern ist die Manifestation einer gestörten Interaktion innerhalb des gesamten Systems. Man spricht deswegen auch vom **„identifizierten" Patienten,** weil dieser lediglich **„Symptomträger"** ist.

Durch die Therapie sollen die Spielregeln innerhalb des Systems aufgedeckt und verändert werden, damit blockierte Entwicklungsprozesse wieder in Gang kommen. Techniken, die hier zum Einsatz kommen, sind z. B.:

▶ **Zirkuläres Fragen,** bei dem Familienmitglieder sich über Beziehungen und Verhalten der anderen zueinander äußern sollen. So wird beispielsweise der Sohn in Anwesenheit seiner Eltern gefragt: „Wie reagiert deine Mutter, wenn dein Vater zu spät von der Arbeit nach Hause kommt?"

▶ **Reframing (Umdeuten),** bei dem alternative Erklärungen zu den in der Familie ablaufenden Mustern gegeben werden. Beispiel: Ein Familienmitglied, das angibt, in der Familie immer die Rolle des Sündebocks innezuhaben, wird gefragt: „Wie lange haben Sie noch vor, für die anderen der Sündenbock zu sein?" Der Betreffende kann seine Rolle dadurch von einer passiven in eine aktive umdeuten.

▶ **Paradoxe Intervention,** bei der ein Verhalten gezielt verordnet wird, dessen Gegenteil man erreichen will. Beispiel: Eine Frau, die häufig an ihrem Mann herumnörgelt, soll bis zur nächsten Sitzung intensiver und häufiger nörgeln. Dadurch erlebt sie selbst die Reaktion auf ihr Verhalten deutlicher und erfährt zugleich eine Kontrollierbarkeit ihres Verhaltens.

Entspannungstechniken

Seelische Belastungen können mit der Zeit, wenn sie nicht ausgeglichen werden, zu einer Daueranspannung führen, welche die Entwicklung psychischer und psychosomatischer Erkrankungen begünstigt. Bei solchen Störungen stellt dann die damit einhergehende seelisch-körperliche Anspannung wiederum selbst eine Belastung dar, unter der die Patienten leiden. Entspannungstechniken setzen an dieser Stelle prophylaktisch und therapeutisch an. Zwei wichtige Verfahren sind progressive Muskelrelaxation und autogenes Training.

Progressive Muskelrelaxation (PMR)

Diese Technik wurde in den 1920er Jahren von **Edmund Jacobson** entwickelt und beruht darauf, dass durch bewusste, wechselnde An- und Entspannung einzelner Muskelgruppen eine körperlich-seelische Entspannung erreicht werden kann, die auch zu einer Abnahme negativer Gefühle führt. Die Patienten lernen, in einer Übungsreihenfolge ihre Muskeln zuerst für einige Sekunden gezielt anzuspannen, um danach wieder loszulassen und sich ganz auf die Entspannung zu konzentrieren. Durch wiederholtes Üben senkt sich der chronisch erhöhte Muskeltonus, die Körperwahrnehmung verbessert sich und die Patienten lernen, sich gezielt zu entspannen. Hilfreich ist die PMR z. B. bei Angstsymptomen, leichteren depressiven Störungen, Schlafstörungen, somatoformen Störungen und chronischen Schmerzsyndromen.

Autogenes Training

Das autogene Training, ebenfalls in den 1920er Jahren von **Johannes Heinrich Schultz** entwickelt, ist eine autosuggestive Entspannungsmethode, bei der die Patienten über die konzentrierte Vorstellung bestimmter Körperempfindungen das vegetative Nervensystem in Richtung Ruhe und Entspannung lenken (Parasympathikus: „rest & digest"). Sie sagen sich dabei in täglich ein- oder mehrmals wiederholten Übungen bestimmte Formeln vor (z. B. „Ich bin ruhig, gelöst und ganz entspannt", „Meine Schultern, Arme, Hände sind schwer" usw.) und üben darüber einen Entspannungszustand ein, den sie später über diese Formeln schnell wieder abrufen können (klassische Konditionierung), wenn sie aus irgendeinem Grund in Anspannung geraten.

Beide Entspannungstechniken eignen sich auch hervorragend gegen Prüfungsstress.

Körperpsychotherapie

Die Körperpsychotherapie geht ursprünglich auf die Arbeit von **Wilhelm Reich** (1897 – 1957) zurück, der unzufrieden mit den therapeutischen Resultaten der reinen freudianischen Analyse war und mit auf den Körper bezogenen Übungen experimentierte. Mittlerweile haben sich daraus viele Schulen und Richtungen entwickelt. Die Körperpsychotherapie arbeitet vorwiegend mit körperlichen Bewegungs- und Ausdrucksübungen. Dahinter steht der Gedanke, dass sich verdrängte Inhalte oder unbewusstes „Material" aus sehr frühen Entwicklungsstufen vorwiegend über Körpersignale, Bewegungsmuster oder Gefühlsregungen zeigen. Ziele der meisten Übungen sind, neben einer gefühlsmäßigen Reaktion im Sinne einer Spannungsabfuhr, ein Erkennen von Verdecktem/Unbewusstem sowie eine Stärkung von gesunden Persönlichkeitsanteilen. Im Zentrum der Therapie stehen die Beziehung zum Therapeuten und die Bewegung gemeinsam mit ihm. Hierzu gehören wiederum körperliches Spiegeln und „Sein-Lassen", aber auch die verbale Begleitung der Therapie.

Lebenszyklus und Entwicklung

B Lebenszyklus und Entwicklung

Schwangerschaft und Geburt

Schwangerschaft und intrauterine Entwicklung

Psychosoziale Faktoren

Die Frage „Wann beginnt das Leben?" ist umstritten und wird von Ärzten, Biologen, Theologen, Ethikern und Juristen in aller Ausführlichkeit diskutiert. Ihr gerecht zu werden würde sicherlich den Rahmen dieses BASICS-Buchs sprengen.

Fest steht jedoch, dass Schwangerschaft und Geburt sehr bedeutende Lebensereignisse für die werdenden Eltern und deren soziales Umfeld sind. Und auch in der Säuglingsforschung diskutiert man mehr und mehr die Bedeutung der prä- und perinatalen Phase für die Entwicklung des Kindes.

Während einer Schwangerschaft können zahlreiche körperliche Veränderungen bei der Frau beobachtet werden: Zunahme von Körpergewicht und Bauchumfang, hormonelle Veränderungen, Hautveränderungen (Schwangerschaftsstreifen), Verlagerung innerer Organe, Blutbildveränderungen und andere.

Nicht in diesem biologischen Sinn messbar sind dagegen psychosoziale Faktoren aus dem Umfeld der werdenden Mutter, die ebenfalls einen erheblichen Einfluss auf den Verlauf der Schwangerschaft, die intrauterine Entwicklung des Kindes und damit letztlich auf das zukünftige Leben eines Menschen haben.

Zunächst stellt sich die Frage nach der Erwünschtheit des Kindes: Wollen die Eltern das Kind, wirkt sich das ebenso förderlich auf die weitere Entwicklung aus wie ein überdurchschnittlicher Bildungsgrad oder eine stabile Partnerschaft. Die Unerwünschtheit des Kindes, beispielsweise durch das Fehlen eines Partners oder eine berufliche Konfliktsituation („Kind oder Karriere?"), kann sich hingegen negativ auswirken. Frauen mit mangelnder Akzeptanz der Schwangerschaft zeigen eher fruchtschädigendes Verhalten wie Substanzmissbrauch (z. B. Alkohol, Medikamente) oder mangelnde Teilnahme an Vorsorgeuntersuchungen.

Folgen der mangelnden Akzeptanz des Kindes können ein Schwangerschaftsabbruch, die Freigabe des Kindes zur Adoption oder eine Störung in der Entwicklung des geborenen Kindes sein. (Im Jahr 2005 wurden in Deutschland 124 000 Schwangerschaftsabbrüche vorgenommen. In weniger als 3% d. F. waren medizinische und kriminologische Indikationen die Begründung für den Abbruch.)

Rauchen in der Schwangerschaft erhöht das Risiko für Früh- und Fehlgeburten sowie für erniedrigtes Geburtsgewicht. Durch Aufklärungskampagnen der Medien und ärztliche Beratung im Rahmen der Schwangerschaftsbetreuung sollte dies eigentlich ausreichend bekannt sein. Dennoch hat eine kürzlich in einem deutschen Bundesland durchgeführte Studie festgestellt, dass dort jede vierte Schwangere raucht.

Schädigend auf das Kind wirken sich neben medizinischen Faktoren wie Infektionskrankheiten, Stoffwechselerkrankungen oder Erbkrankheiten das Alter der Mutter (erhöhtes Schwangerschaftsrisiko unter 18 und über 35 Jahre) oder eine Mangel- bzw. Fehlernährung der Mutter aus. Beispielsweise wird zur Prävention von Neuralrohrdefekten die Folsäuresubstitution bis zum Ende der 12. Schwangerschaftswoche empfohlen.

Modelle zum Umgang mit Schwangerschaft und Geburt

Als die Tochter des norwegischen Königs ihr zweites Kind nicht in einem Krankenhaus, sondern in ihrer Sommerresidenz auf einer Insel zur Welt brachte, war dieser Umstand eine Meldung in der Presse wert. In den westlichen Industrienationen ist die Geburt eines Kindes außerhalb eines Kranken- oder speziellen Geburtshauses nämlich nicht die Regel. Eine Ausnahme bilden die Niederlande, wo im Jahr 1999 der Anteil der Hausgeburten bei ca. 40% lag.

Dieses Beispiel soll verdeutlichen, dass sich Sichtweise, Regeln und Rituale rund um Schwangerschaft und Geburt je nach Gesellschaft unterscheiden. Im Wesentlichen gibt es zwei Modelle zum Umgang von Schwangerschaft und Geburt: .

▶ Das **psychosoziale Modell** betrachtet Schwangerschaft und Geburt als normalen Gesundheitszustand, in dem sich die meisten Frauen im Laufe ihres Lebens ein- oder mehrmals befinden. Die gesunde Schwangere soll zwar soziale Unterstützung erfahren, wird aber als aktiv handelnde, individuelle Person gesehen.

▶ Das **biomedizinische Modell** wertet Schwangerschaft und Geburt als Risikozustand, der mit körperlicher Beeinträchtigung einhergeht, wie eingeschränkter Bewegungsfähigkeit, morgendlichem Erbrechen und mindestens einem Krankenhausaufenthalt – in der Regel zur Entbindung. Man betrachtet die „kranke" Schwangere als passiven Fall, bei dem die Minimierung von Risiken im Vordergrund steht.

In einer Gesellschaft, in der man eine Schwangere als „krank" und die Geburt primär als Gesundheitsrisiko betrachtet, ist die Entbindung im Krankenhaus unter der Überwachung nicht nur von Hebammen, sondern zusätzlich von Ärzten der Normalfall. So wird es in den meisten westlichen Industrienationen gehandhabt. Die zentrale Bezugsperson rund um die Geburt ist dabei allerdings nicht der Arzt, sondern die Hebamme (seit 1987 auch der Entbindungspfleger).

Geburt und postnatale Phase

Geburtsablauf

Nicht nur mögliche medizinische Komplikationen wie Eklampsie, Wehenschwäche, geburtsunfähige Lage des Kindes oder die Abschwächung der kindlichen Herztöne können die Geburt beeinflussen, sondern auch eine Reihe psychosozialer Faktoren. Zum Teil entsprechen sie denen der Schwangerschaft, wie etwa das Alter der Mutter, die Erwünschtheit des Kindes oder der soziale und materielle Status der Eltern.

Studien haben gezeigt, dass die Anwesenheit des Vaters bei der Geburt sowie seine Teilnahme schon bei der Geburtsvorbereitung zu Angstreduktion und niedrigerem Analgetika-Bedarf bei der Mutter führen. In Kursen zur Geburtsvorbereitung lernen die künftigen Eltern Wichtiges über die Physiologie von Schwangerschaft und Geburt sowie über mögliche schädliche Einflüsse auf das Kind. Außerdem lernen sie Atemtechniken und Entspannungsübungen.

Ärzte und Hebammen können ebenfalls zu einer Verminderung von Angst und Stress der werdenden Mutter beitragen, indem sie auf einfühlsame Weise ihre fachliche Kompetenz demonstrieren und Zuwendung zeigen. Darüber hinaus tragen sie zur Früherkennung von Entwicklungsstörungen bei. Die Ärzte tun dies, indem sie die in unserem Gesundheitssystem vorgesehenen Untersuchungen des Kindes (U1 – 9) durchführen und so durch frühzeitige Entdeckung beispielsweise einer Phenylketonurie einer geistigen Behinderung des Kindes vorbeugen können. Die Hebammen werden bereits im Rahmen der Geburtsvorbereitung zu einer wichtigen Begleitperson der Mutter bzw. der Eltern. Im Rahmen der Geburtsnachsorge machen sie Hausbesuche zur Anleitung der Mutter in der Versorgung des Kindes und informieren sich gleichzeitig über eventuelle soziale Missstände wie Armut, Gewalt oder Vernachlässigung des Kindes.

Psychosoziales Umfeld

Lange Zeit herrschte die Meinung vor, Mütter bräuchten nach der Anstrengung einer Geburt zunächst Ruhe – auch von ihrem Kind. Aus diesem Grund trennte man früher nach der Geburt Mutter und Kind. Heute geht man jedoch davon aus, dass ein intensiver „Frühkontakt" den Aufbau einer stabilen Mutter-Kind-Bindung fördert. Das Neugeborene wird gleich nach der Geburt zunächst auf den Bauch der Mutter gelegt, um einen direkten Hautkontakt herzustellen. Später sollen durch Anlegen des Kindes an die Brust Prozesse zur Förderung der Milchproduktion und der Kontraktion des Uterus (Rückbildungsprozess) in Gang gesetzt werden. Weiterhin wird heute in vielen Kliniken der Kontakt zwischen Mutter und Kind durch das sog. **Rooming-in** gefördert (gemeinsame Unterbringung von Mutter und Kind in einem Zimmer).

Das **Stillen** bietet, neben den Vorteilen der Ernährung durch Muttermilch (optimale Nahrungszusammensetzung, Unterstützung des kindlichen Immunsystems durch enthaltene Immunglobuline), die Möglichkeit zur Intensivierung der Mutter-Kind-Beziehung durch wiederkehrenden Hautkontakt. Die dadurch entstehende einerseits förderliche „Abhängigkeit" zwischen Mutter und Kind birgt andererseits jedoch auch ein gewisses Konfliktpotenzial: Das Gefühl des Freiheitsverlustes der Mutter, Schwierigkeiten in der Vereinbarkeit von Kind und Beruf und mögliche Eifersuchtsgefühle des Vaters können in dieser Phase Auswirkungen auf das weitere Leben aller Beteiligten haben.

Diagnose: Wochenbettdepression
Durch hormonelle (z. B. abrupter Abfall der Sexualhormone) und psychosoziale Faktoren (v. a. das Gefühl der Überforderung und Versagensängste angesichts der neuen Situation) rund um die Geburt eines Kindes kommt es bei den meisten Frauen postpartal zu Stimmungsschwankungen. Symptome dieser so genannten Wochenbettdepression sind häufiges Weinen, labile Stimmung, Antriebslosigkeit, zwiespältige Gefühle dem Kind gegenüber, sexuelle Unlust, allgemeines Desinteresse und psychosomatische Beschwerden. Die Wochenbettdepression vergeht aber i. d. R. nach einigen Tagen und bedarf außer einfühlsamer Zuwendung keiner weiteren Therapie. Differenzialdiagnostisch abzugrenzen sind dagegen die seltener auftretende **schwere postpartale Depression** oder die **postpartale Psychose.** Hier handelt es sich um schwerwiegende psychiatrische Krankheitsbilder, die ärztlich behandelt werden müssen (**Cave:** Suizidgefahr und Gefährdung des Kindes auch im Rahmen eines sog. erweiterten Suizids).

Bereits von Geburt an kann ein Säugling mit seiner Umwelt kommunizieren. Ab 6 Wochen beginnt das Kind, auf die menschliche Stimme mit einem Lächeln zu reagieren, später lächelt es auch Gesichter an.

Einen Hinweis auf den Beziehungsaufbau liefert auch die sog. **Fremdenangst (Fremdeln)** zwischen dem 6. und 8. Lebensmonat: Kinder reagieren dann auf fremde Personen mit Misstrauen, Angst oder Ablehnung. Hier wird ein wichtiges Prinzip deutlich, nämlich, wie Gehirn-, kognitive und sozial-emotionale Entwicklung Hand in Hand gehen. In den ersten Monaten baut der Säugling eine feine vorsprachliche Kommunikation mit einer Bindungsperson auf. Sobald er in der Lage ist, auch kognitiv zu erfassen, dass ein Fremder vom gewohnten Kommunikationsmuster abweicht, er aber darauf noch nicht reagieren kann, kommt es zur Fremdelreaktion. Man geht davon aus, dass das Fremdeln abnimmt, wenn das Kind in seinen Handlungsmöglichkeiten kompetenter wird.

Soziale Bindung

Soziale Bindung bezeichnet hier ein emotionales Band zwischen einem sehr kleinen Kind und seiner Bezugsperson. Das Kind sucht die Nähe zu ihr und reagiert auf Trennung mit Kummer und Schmerz. Auch in unvertrauten Situationen oder wenn sich das Kind unwohl fühlt, wird das Bindungsverhalten aktiviert. Der evolutionäre Zweck dieser Bindung ist es, das Überleben des Kindes zu sichern, indem es bei seiner Bezugsperson bleibt. Etwa bis zum 9.–11. Monat entwickeln Kinder eine solche Bindung, meist an die Mutter (und/oder den Vater). Sie entsteht über **Körperkontakt, Vertrautheit** und das **einfühlsame, verlässliche Eingehen** der Eltern **auf die Bedürfnisse des Kindes**. Aber auch das Temperament des Kindes spielt eine Rolle. Allerdings konnte in einem Experiment gezeigt werden, dass auch ein großer Teil von Kindern mit eher „schwierigem" Temperament ein sicheres Bindungsverhalten entwickeln konnte, wenn die Mütter vorher in einfühlsamem Verhalten trainiert wurden (68% in der Versuchsgruppe im Unterschied zu nur 28% der Kinder bei nicht trainierten Müttern in der Kontrollgruppe. – Im „echten" Leben können Schreisprechstunde, Elternschule und Geburtsvorbereitungskurse Eltern beim sichereren Umgang mit ihrem Säugling helfen.).

Ein standardisiertes Untersuchungsverfahren für die Qualität der Bindung im Alter von 12–24 Monaten ist der „**Fremde-Situation-Test"**. Er ist einer Wartezimmersituation beim Arzt nachempfunden und besteht aus mehreren 3-Minuten-Episoden. Das Kind erfährt dabei in zunehmendem Maß Unvertrautheit und Fremdheit, die das Bindungssystem aktivieren. Zweimal kommt es dabei zu einer kurzen Trennung von der Mutter. Als entscheidend wird vor allem das Verhalten des Kindes bei der Rückkehr der Mutter angesehen. Folgende Bindungsstile wurden dabei ermittelt:

▶ **sicherer Bindungsstil:** In Gegenwart der Mutter spielen die Kinder unbefangen. Verlässt die Mutter den Raum, werden sie unruhig und zeigen Kummer; kommt sie zurück, lassen sie sich aber schnell von ihr trösten und spielen fröhlich mit ihr weiter.

▶ **ambivalent-unsicherer Bindungsstil:** Die Kinder reagieren schon bei Annäherung fremder Personen sehr empfindlich und zeigen deutlich ihren Kummer, wenn die Mutter weggeht. Bei ihrer Rückkehr verhalten sie sich nun ambivalent: Einerseits suchen sie die Nähe zur Mutter, andererseits widersetzen sie sich ihren Kontaktangeboten.

▶ **unsicher-vermeidender Bindungsstil:** Beim Weggehen der Mutter und bei ihrer Rückkehr zeigen die Kinder wenig Emotionen; sie suchen nicht ihre Nähe, sondern beschäftigen sich weiter mit ihrem Spielzeug.

In Längsschnittuntersuchungen zeigte sich, dass sicher gebundene Kinder später mit mehr Selbstvertrauen handelten und Aufgaben mit mehr Begeisterung und Ausdauer bearbeiteten. Auch gingen sie aufgeschlossener auf andere Kinder zu. In Kindergarten und Schule hatten sie mehr stabile soziale Beziehungen und weniger emotionale Probleme. Heute geht man davon aus, dass unser frühes Bindungsverhalten auch die Grundlage für unsere Beziehungen als Erwachsene bildet.

Der Entwicklungstheoretiker und Psychoanalytiker **Erik Erikson** (1902–1994) stellte fest, dass Kinder mit sicherem Bindungsverhalten auf das Leben mit einem Grundgefühl von **Urvertrauen** zugehen: dem Gefühl, dass die Welt vertrauenswürdig und verlässlich ist (Gefühl des „Sich-verlassen-Dürfens"). Aus der Erfahrung, seine primäre Bezugsperson zum Geben veranlassen zu können, entsteht darüber hinaus das Gefühl, sich auf sich selbst verlassen zu können.

Zu welch schwerwiegenden Folgen umgekehrt ein Mangel an kontinuierlicher emotionaler Zuwendung und sensorischer Anregung in den ersten Lebensmonaten führt, zeigt der **frühkindliche Hospitalismus.** Vor allem Kinder in Heimen oder Waisenhäusern waren innerhalb der letzten Jahrhunderte – und sind es in Teilen der Welt auch heute noch – solchen Umständen ausgeliefert. Die Kinder reagierten auf das Fehlen von körperlich-emotionaler Zuwendung schon nach wenigen Wochen mit Apathie, später kam es zu geistigen und körperlichen Entwicklungsverzögerungen bis hin zum körperlichen Verfall und Tod. Da es auch bei Kleinkindern bei mittel- oder längerfristigen Krankenhausaufenthalten zu (gering ausgeprägten) hospitalistischen Symptomen kommen kann, ist die Anwesenheit einer Bezugsperson wichtig.

Ein enger Kontakt zur Mutter ist für kleine Kinder außerdem auch zum Erlernen der **Emotionsregulation** notwendig. Die Kinder lernen am Verhalten ihrer Mütter, angemessen mit ihren Gefühlen umzugehen. Ist die Mutter nicht in der Lage, adäquat auf die Gefühle des Kindes einzugehen, z.B. weil sie selbst wenig empathisch oder depressiv ist, kann das zu einer Störung der Emotionsregulation führen.

Kognitive Entwicklung

Der Entwicklungspsychologe **Jean Piaget** (1896–1980) kam durch Beobachtung von Kindern zu der Ansicht, dass der kindliche Geist nicht einfach eine Miniaturausgabe des erwachsenen Geistes ist. Nach seiner Theorie entwickeln sich Denken und Wahrnehmung im ständigen Austausch mit der Umwelt. Das Kind ordnet dabei Eindrücke aus seiner Umgebung in bereits vorhandene Denkstrukturen ein und bildet Schemata **(Assimilation)**. Umgekehrt passt das Kind aber auch diese Schemata an, wenn eine neue Information nicht hineinpasst **(Akkommodation)**. Die kognitive Entwicklung verläuft als solches Wechselspiel im Wesentlichen unabhängig von der umgebenden Kultur immer in der gleichen Reihenfolge (█ Tab. 1).

Piagets Modell konnte bis heute im Wesentlichen bestätigt werden. Allerdings entwickeln sich Ansätze für bestimmte Fähigkeiten schon in der vorhergehenden Stufe, und der Entwicklungsverlauf ist kontinuierlicher.

Diagnose: ADHS

Die Aufmerksamkeitsdefizit-Hyperaktivitäts-Störung (ADHS) ist charakterisiert durch impulsives und unaufmerksames, dem Alter nicht entsprechendes Verhalten mit oder ohne ausgeprägte Hyperaktivität. Es kommt zu Leistungsstörungen und sozialen Schwierigkeiten. In der Schule fallen die Kinder durch Unkonzentriertheit, Umherlaufen in der Klasse und rasche Ablenkbarkeit auf. Als ursächlich betrachtet man genetische Faktoren, Substanzmissbrauch der Mütter während der Schwangerschaft, Geburtsschäden und das Erziehungsverhalten (s. folgendes Kapitel). Auf pathogenetischer Ebene geht man von einer Stoffwechselstörung von Neurotransmittern, v. a. Dopamin, aus.

Der erste Therapieschritt ist die Aufklärung der Eltern, der Lehrer und der Patienten selbst über die Erkrankung. Wichtige Therapieansätze sind die Strukturierung des Tagesablaufs, die Aufstellung klarer Regeln und das Aufzeigen von Grenzen. Teilleistungsstörungen, z. B. Koordinationsstörungen oder Lese-Rechtschreib-Schwäche, treten häufig als Komorbiditäten auf und sollten mitbehandelt werden. Auf medikamentöser Ebene wird beispielsweise Methylphenidat (Ritalin®) eingesetzt.

Kritisch anzumerken ist, dass nicht jeder „Zappelphilipp" auch unter ADHS leidet und von einer medikamentösen Behandlung profitiert.

Stadium	Beschreibung und typische Merkmale
Sensomotorische Phase (bis ca. 2 LJ)	Erfahren der Welt durch sensorische und motorische Interaktion mit der Umwelt: Sehen, Hören, Anfassen, in den Mund nehmen ▸ Entwickeln von **Objektpermanenz** (ca. ab dem 6. Monat): Wissen, dass ein Gegenstand weiter existiert, auch wenn er gerade nicht wahrgenommen wird (Baby sucht nach seinem Spielzeug, wenn man es versteckt) ▸ **Fremdeln** ▸ Herausfinden von Zweck-Mittel-Verknüpfungen und Ursache-Wirkung-Prinzipien durch **experimentelles Ausprobieren**
Präoperationales Denken (2–7 LJ)	Darstellen von Dingen mit Worten und Bildern, noch kein logisches Denken ▸ **Egozentrismus:** Kind sieht alles aus seiner Perspektive, kann nicht den Standpunkt eines anderen einnehmen. Bsp.: Verstellt ein Vorschulkind die Sicht vor dem Fernseher, tut es das, weil es glaubt, man sehe das Gleiche wie es selbst. Denkweisen: **animistisch** (keine Unterscheidung zwischen belebten und unbelebten Gegenständen); **finalistisch** (Natur ist da, um dem Menschen zu helfen, z. B. Bäume für Schatten); **artifiziell** (alles wurde von jemandem gemacht). – Das Vorschulkind nimmt zwar egozentrisch wahr, entwickelt aber dennoch allmählich die Fähigkeit, innere Zustände und Absichten von anderen zu erkennen. ▸ **Zentrierung:** Aufmerksamkeit kann nicht auf mehrere Dinge gleichzeitig gerichtet werden. ▸ **Kein Konzept für Mengenerhaltung:** Gießt man den Inhalt eines breiten niedrigen Gefäßes in ein schmales hohes, glaubt das Kind, im hohen sei mehr Flüssigkeit. Weil sich die Form geändert hat, glaubt es, auch die Menge habe sich geändert. ▸ **Symbolhaftes Spielen** (So-tun-als-ob-Spiele) ▸ **Sprachentwicklung**
Konkret-operationales Denken (7–11 LJ)	Logisches Denken, auch in Umkehrung („Denken siegt über Wahrnehmung"), Erfassen von Analogien ▸ **Logisches Nachdenken** über konkrete Ereignisse ▸ Durchführen **mathematischer Transformationen** ▸ Verstehen von **Mengenerhaltung**
Formales Denken (ab 11 LJ)	Denken über eine vorgegebene Situation hinaus, Nutzung zusätzlicher Informationen zur Problemlösung ▸ **Gedankenexperimente:** Hypothetisch angenommene Sachverhalte können in das Denken einfließen. ▸ **Abstrakte Logik**

█ Tab. 1: Kognitive Entwicklungsstadien nach Piaget.

Kindheit II

Stadien der psychosexuellen Entwicklung nach Freud und Erikson

Sigmund Freud (1856–1939) entwarf ein **Phasenmodell der psychosexuellen Entwicklung,** aus dem er Möglichkeiten der Persönlichkeitsentwicklung, der Krankheitsentstehung durch Störung in einer bestimmten Phase und deren Therapie ableitete. Die Informationen für sein Modell entnahm er aus Therapiegesprächen mit seinen Patienten. Freud benannte die Phasen nach den Körperregionen, von denen er glaubte, dass sie im entsprechenden Alter eine wichtige Rolle spielen. In ihren Bezeichnungen kommt die Vorstellung zum Ausdruck, dass psychische, sexuelle und körperliche Entwicklung eng miteinander verbunden sind. (Den Begriff Sexualität verwendete Freud dabei teils über die gängige Definition hinaus für jede Art von Lustempfindung.)

Später erweiterte **Erik Erikson** Freuds Modell auf das Leben von Erwachsenen. Er postulierte in seinem **Stufenmodell der psychosozialen Entwicklung** für jede der acht Phasen eine spezifische Krise, deren Bewältigung er als die jeweilige Entwicklungsaufgabe ansah (▮Tab. 1).

▶ **Oral-sensorische Phase:** Mund und Haut sind für den Säugling die zentralen Organe zur Nahrungs- und Kontaktaufnahme. Verlässlich gestillt, gefüttert und gehalten zu werden schafft in dieser Zeit ein Gefühl von Urvertrauen.

▶ **Anal-muskuläre Phase:** Die fortschreitende biologische Reifung ermöglicht eine weitergehende Erkundung der Umwelt und die Kontrolle der Ausscheidung. Werden die Autonomiebestrebungen des Kindes in diesem Alter von den Eltern zu stark eingeschränkt, kann das zu Trotz und Rebellion, aber auch zu Scham und Zweifeln führen.

▶ **Phallisch-ödipale Phase:** Nun treten die Genitalien zum ersten Mal in den Vordergrund, das Kind nimmt Geschlechtsunterschiede zwischen sich und anderen wahr. In dieser Zeit entwickeln Jungen eine starke Zuneigung zur Mutter, Mäd-

chen zu ihrem Vater, wodurch es zu Rivalitätsgefühlen gegenüber dem gleichgeschlechtlichen Elternteil kommt. Gleichzeitig will das Kind aber eine liebevolle Beziehung zum Konkurrenten aufrechterhalten, es gerät dadurch in einen Konflikt: Es entstehen Schuldgefühle wegen seiner Bedürfnisse und Phantasien.

▶ **Latenzphase:** Die frühkindliche Sexualentwicklung ist nun abgeschlossen, geschlechtliche Wünsche treten zurück. Gleichaltrige sind wichtig; in der Schule sind Leistung und Kompetenz gefragt. Entsprechend können Minderwertigkeitsgefühle entstehen, wenn sich ein Kind den Ansprüchen nicht gewachsen sieht.

▶ **Pubertät und Adoleszenz:** Die körperliche Entwicklung belebt frühkindliche ödipale Bestrebungen wieder, gleichzeitig geht es um Ablösung aus dem Elternhaus. Gleichaltrige sind jetzt wichtig, auch für die Entwicklung einer eigenen Identität. Die Lösung dieser schwierigen Aufgabe kann zu einer Identitätsdiffusion führen.

Zum Freud'schen Phasenmodell muss einschränkend angemerkt werden, dass es, wie erwähnt, lediglich auf Patientenerinnerungen basiert und nicht auf systematischer Beobachtung von Kindern. Wie wir heute aus der Gedächtnispsychologie wissen, ist die Erinnerung aber sehr fehleranfällig. Ebenso dem klinischen Ursprung verdankt sich die starke Hervorhebung möglicher neurotischer Fehlentwicklungen. Auch sollte man die einzelnen Phasen nicht als scharf voneinander abgetrennt auffassen. Eher spiegeln sie Entwicklungsthemen wider, die im Lauf des gesamten Lebens eine mehr oder weniger starke Rolle spielen können.

Erziehungsstile

Wir haben im letzten Kapitel gesehen, wie wichtig für Kinder eine beständige, warme Beziehung ist. Während der wichtigste soziale Erfolg der Säuglings- und Kleinkindzeit ist, **Bin-**

Alter	Psychosexuelle Phase	Beziehungspersonen	Erworbene psychosoziale Modalitäten	Psychosoziale Krisen/Grundkonflikte
bis 1 ½ LJ	Oral-sensorische Phase	Mutter (Vater)	Empfangen und (sich) einverleiben, atmosphärisches Fühlen, Hören, Sehen, Riechen	Urvertrauen vs. Urmisstrauen
1 ½ – 3 LJ	Anal-muskuläre Phase	Eltern	Festhalten und hergeben, Trotz vs. Fügsamkeit	Autonomie vs. Scham und Zweifel
3 – 6 LJ	Phallisch-ödipale Phase	Familie	Vergleichen und konkurrieren, Geschlechtsrollenfindung	Initiative vs. Schuldgefühl
6 – 10 LJ	Latenzphase	Wohngegend, Schule	Etwas „Richtiges" machen, etwas mit anderen zusammen machen	Leistung vs. Minderwertigkeitsgefühl
10 – 20 LJ	Pubertät und Adoleszenz	„Eigene" Gruppen, „die Anderen", Führer/Vorbilder	„Wer bin ich?", das Ich in der Gemeinschaft	Identität vs. Identitätsdiffusion
20 – 40 LJ	Frühes Erwachsenenalter	Freunde, sexuelle Partner, Rivalen, Mitarbeiter	Sich im anderen verlieren und finden	Intimität vs. Isolierung
40 – 60 LJ	Mittleres Erwachsenenalter	Gemeinsame Arbeit, Zusammenleben in der Ehe	Schaffen, versorgen	Generativität vs. Stagnation
über 60 LJ	Spätes Erwachsenenalter	„Die Menschheit", „Menschen meiner Art"	Sein, was man geworden ist; wissen, dass man einmal nicht mehr sein wird	Integrität vs. Verzweiflung

▮ Tab. 1: Psychosexuelle Entwicklungsphasen nach Freud und Erikson (mod. nach [8]).

dungen zu entwickeln und Bindungsverhalten zu lernen, ist die größte soziale Errungenschaft in der Kindheit die Entwicklung eines positiven Selbstgefühls. Am Ende der Kindheit, also mit etwa 12 Jahren, haben die meisten Kinder ein **Selbstkonzept** ausgebildet, d. h. ein Gefühl für die eigene Identität und den eigenen Wert. Dieses Selbstkonzept ist besonders bedeutsam, denn wie ein Kind sich verhält, wird auch davon beeinflusst, wie es sich selbst sieht. So konnte gezeigt werden, dass Kinder mit positivem Selbstkonzept mehr Vertrauen haben und unabhängig, optimistisch, durchsetzungsfähig und gesellig sind. Dieser Umstand führt direkt zur Frage, wie Eltern die Bildung eines positiven Selbstkonzepts fördern können, und damit zur Frage nach einem möglichst günstigen **Erziehungsstil.**
Insgesamt unterscheidet man vier Erziehungsstile:

▶ **autoritär** (stellt Regeln auf, erwartet Gehorsam, ist zurückweisend)
▶ **permissiv** (akzeptiert, stellt wenig Ansprüche und bestraft nur selten)
▶ **autoritativ** (gibt Orientierung, fordert, ist aber gleichzeitig empathisch)
▶ **vernachlässigend** (kaum Orientierung, zurückweisend)

Die ersten drei Erziehungsstile wurden auch als zu streng, zu weich und genau richtig charakterisiert. Als ideale Kombination betrachtet man einen Erziehungsstil, der dem Kind, auf liebevolle Weise unter Akzeptanz seiner Bedürfnisse, vermittelt, dass bestimmte Verhaltensweisen erwartet werden. Auch hier werden Regeln aufgestellt; sie werden jedoch erklärt und sind im Gespräch mit dem Kind verhandelbar. Das konsequente Durchsetzen der Regeln mit absehbaren Folgen gibt dem Kind außerdem das Gefühl, für die Konsequenzen eines Regelverstoßes selbst verantwortlich zu sein (s. auch Kap. „Lernen II", S. 70/71).
In Studien konnte gezeigt werden, dass die Eltern von Kindern mit dem höchsten Selbstwertgefühl, dem stärksten Selbstvertrauen und der größten sozialen Kompetenz **freundlich, interessiert** und **autoritativ** waren. Eine mögliche Erklärung dafür ist, dass diese Kinder ein **stärkeres Gefühl für Kontrolle** über ihr Leben haben, was sich nachweislich positiv auf Motivation und Selbstvertrauen auswirkt. Zudem können sich Kinder ihr eigenes Verhalten eher zu eigen machen, wenn ihnen so viel Kontrolle über ihr Leben eingeräumt wird, dass sie es als eigene Entscheidung empfinden.
Hier müssen allerdings zwei Punkte **kritisch angemerkt** werden: Zum einen sollte sich der Erziehungsstil freilich auch an Milieu und Temperament des Kindes orientieren. In einem durch Kriminalität gefährdeten Umfeld oder bei sehr „tempe-

ramentvollen" Kindern kann es notwendig sein, mehr lenkende und einschränkende Elemente zu integrieren, um eine positive Entwicklung zu fördern. Zum anderen ist die obige Erklärung nur eine mögliche. Der Zusammenhang zwischen autoritativem Erziehungsstil und dem Charakter des Kindes ist lediglich eine Korrelation, keine Kausalität (s. Kap. „Methoden IV", S. 52/53). So könnte es auch (zusätzlich?) sein, dass Kinder mit einem „angenehmen" Charakter mehr Vertrauen und Zuwendung seitens der Eltern hervorrufen. Oder es spielt (zusätzlich?) ein dritter Faktor hinein: Sozialkompetente Kinder teilen die Gene ihrer gleichfalls sozialkompetenten Eltern. Ursache und Wirkung lassen sich hier nicht eindeutig bestimmen.

Exkurs: Umgang mit unerwünschtem Verhalten bei Kindern (s. hierzu die Kap. „Lernen I–III", S. 68 ff.)

Will man bei einem Kind unerwünschtes Verhalten beseitigen, muss man **Löschungsbedingungen** herstellen. Bestrafung ist dagegen keine gute Methode zur Verhaltenskontrolle, weil sie das Verhalten lediglich unterdrückt, die Fähigkeit dazu aber prinzipiell erhalten bleibt. Folge: Fällt die Bestrafung weg, tritt das zuvor unterdrückte Verhalten schnell wieder auf (weil es zu keiner Löschung kam). Außerdem birgt Bestrafung die Gefahr der klassischen Konditionierung von negativen Gefühlen (z. B. Wut, Hass, Schmerz, Trauer) mit dem Bestrafer als konditioniertem Stimulus.
Kommt man als Erzieher um Bestrafung als „letztes Mittel" nicht herum, z. B. um Grenzen aufzuzeigen oder damit ein Kind lernt, die Konsequenzen seines Verhaltens zu tragen, sollte man sich (aus lerntheoretischen Gründen) an folgende Regeln halten:

✖ Kurze Bestrafung
✖ Geringe Intensität und keine körperliche Züchtigung (um unerwünschte klassische Konditionierung zu vermeiden)
✖ Direkt nach dem Verhalten strafen (keine Drohungen wie: „Warte, bis Papa nach Hause kommt!") und Beschränkung der Strafe auf die entsprechende Situation
✖ Besonders wichtig: dem Kind leicht durchführbare Verhaltensalternativen zeigen, die dann positiv verstärkt werden (Aufbau alternativen Verhaltens)

Jugend- und Erwachsenenalter

Entwicklung Heranwachsender

Die Jugend (Adoleszenz, 11–21 Jahre) ist die Spanne zwischen Kindheit und Erwachsenenalter, ein Lebensabschnitt voller Konflikte: Einerseits wird von den Heranwachsenden mehr und mehr erwartet, sich wie Erwachsene zu verhalten, andererseits werden sie noch nicht voll als erwachsene, selbständige Mitglieder der Gesellschaft akzeptiert. Aus biologischer Sicht vollziehen sich während der **Pubertät** (lat. pubertas: Mannbarkeit) hormonell gesteuerte Prozesse: die **Reifung** der **primären** und **sekundären Geschlechtsmerkmale.** Während diese körperlichen Veränderungen ohne äußeres Zutun verlaufen, müssen die meisten **seelischen Entwicklungen** dieses Alters in enger Auseinandersetzung mit der Umwelt gelöst werden. Zu diesen Entwicklungsaufgaben gehören die Übernahme der entsprechenden Geschlechterrolle und die Akzeptanz des eigenen Körpers, der Aufbau eines Freundeskreises, die Loslösung von den Eltern sowie die Entwicklung einer beruflichen Perspektive. Sicher nicht die geringste Aufgabe für Jugendliche ist es, sich aus alldem eine eigene Identität zusammenzuschweißen.

Moralentwicklung

„Dort, wo das Wohlergehen der Menschen vom Verhalten anderer Menschen abhängig ist, betreten wir den Bereich der Moral."
(Fritz Oser, Pädagoge, Universität Freiburg)

Der US-amerikanische Psychologe **Lawrence Kohlberg** (1927–1987) entwickelte ein Modell, das die Moralentwicklung des Menschen in Stadien beschreibt. Dazu stellte er Kinder, Jugendliche und Erwachsene vor ein moralisches Dilemma und analysierte ihre Antworten. Er nahm an, dass wir parallel zu unserer intellektuellen Entwicklung Stadien des moralischen Denkens durchlaufen (hier jeweils mit Beispielmaxime angeführt):

▶ **Präkonventionelles/vormoralisches Stadium**
(die meisten Kinder unter 9 Jahren):
– Stufe 1: heteronome Moral: Straf- und Gehorsamsorientierung → „Macht ist Recht!" (den Nationalsozialisten zugeschrieben)
– Stufe 2: Individualismus, Zielbewusstsein und Austausch: Zweck- und Austauschorientierung → „Eine Hand wäscht die andere!" (Volksweisheit)
▶ **Konventionelles/regelkonformes Stadium**
(die meisten Jugendlichen und Erwachsenen)
– Stufe 3: wechselseitige Erwartungen, Beziehungen und Konformität: Eine gute (nette) Rolle spielen → „Was du nicht willst, dass man dir tut, das füg auch keinem andern zu!" (Die Goldene Regel; vgl. Lukas-Evangelium 6,31)
– Stufe 4: soziales System und Gewissen: „Law-and-Order"-Orientierung → „Ruhe ist die erste Bürgerpflicht!" (aus der Bekanntmachung, die am 17.10.1806 nach der Schlacht bei Jena an die Straßenecken Berlins angeschlagen wurde).
▶ **Postkonventionelles, autonomes/von Prinzipien geleitetes Stadium** (einige Erwachsene über 20 Jahre)
– Stufe 5: Stadium des sozialen Vertrags oder der gesellschaftlichen Nützlichkeit → „Eigentum verpflichtet. Sein Gebrauch soll zugleich dem Wohle der Allgemeinheit dienen." (Art. 14 II, Grundgesetz)
– Stufe 6: Stadium der universalen ethischen Prinzipien → „Handle nur nach der Maxime, von der du wollen kannst, dass sie allgemeines Gesetz wird!" (Kants kategorischer Imperativ)

Kritik des Modells der Moralentwicklung

Untersuchungen konnten tatsächlich zeigen, dass Kinder unterschiedlicher Kulturen von der präkonventionellen auf die Stufe der konventionellen Moral aufsteigen. Mit wachsender Reife unseres Denkens wird auch unser Verhalten weniger egoistisch, und es bezieht sich mehr auf andere. Die postkonventionelle Stufe ist dagegen umstritten. Sie findet sich am häufigsten bei Angehörigen der gebildeten Mittelschicht unseres Kulturkreises. Dennoch berücksichtigt Kohlbergs Theorie beispielsweise zu wenig die Moral von Frauen in westlichen Ländern, die sich vielleicht weniger an abstrakten, unpersönlichen Prinzipien und dafür mehr an fürsorglichen Beziehungen orientiert. Überhaupt weiß man heute, dass dem moralischen Denken und Urteilen moralische Gefühle vorausgehen. Moralisches Argumentieren könnte demnach den Zweck haben, andere davon zu überzeugen, was man intuitiv spürt.
Zudem gehört zur Moral richtiges Handeln, und dies unterliegt auch sozialen Einflüssen. So konnte in einer Untersuchung gezeigt werden, dass sich nicht anhand der Einstellung zu Drogen am ehesten vorhersagen ließ, ob ein Teenager Marihuana raucht, sondern darüber, wie viele seiner Freunde und Altersgenossen Marihuana rauchen (s. Kap. „Sozialpsychologie", S. 78/79).
Hinzu kommt, dass sich erstaunlicherweise auch unsere Handlungen auf unsere Moralvorstellungen auswirken, denn wie die Sozialpsychologie nachweisen konnte, ist die Wahrscheinlichkeit dafür, dass wir so handeln, wie wir denken, ebenso groß wie die, dass wir so denken, wie wir handeln (s. hierzu auch die Theorie der kognitiven Dissonanz, Kap. „Lernen III", S. 72/73).

Soziale Entwicklung

Wie bereits erwähnt, nahm der Entwicklungstheoretiker Erik Erikson für jede Lebensphase eine eigene psychosoziale Aufgabe an. Während kleine Kinder versuchen, Vertrauen aufzubauen, geht es später um Selbständigkeit und Initiative. Schulkinder schließlich wollen kompetent sein und ihre Fähigkeiten beweisen. Die besondere Aufgabe für Jugendliche besteht laut Erikson darin, ihre bisherigen, momentanen und zukünftigen Möglichkeiten zu einem deutlichen Selbstgefühl zusammenzufügen. Sie fragen sich: „Wer bin ich? Was und wer ist mir wichtig? Was soll aus meinem Leben werden?" Sie sind auf der **Suche nach der eigenen Identität.** In verschiedenen Kontexten probieren sie verschiedene „Selbste" aus, z. B. zu Hause, bei Freunden und in der Schule oder im Beruf. Normalerweise kann dabei über die Zeit ein Selbst gefunden werden, das die verschiedenen Elemente vereint: Es entsteht ein konsistentes Gefühl dafür, wer man ist. Einige Jugendliche legen sich allerdings schon sehr früh auf eine Identität fest, indem sie einfach Werte und Erfahrungen ihrer Eltern übernehmen. Andere wiederum suchen ihre Identität hauptsächlich über die Opposition zu Eltern und Gesellschaft und schließen sich „extremen" Gruppen an (wie Punks, Skinheads). Überhaupt nimmt im Jugendalter der Einfluss der Eltern ab und der der Gleichaltrigen zu. Schwierig kann es für Jugendliche heutzutage auch sein, wenn die Eltern ihren Lebensstil gut finden, denn dann kann es ihnen an Möglichkeiten fehlen, sich abzugrenzen. Zusätzlich kann Konformitätsdruck in der Peergroup die Identitätsfindung erschweren: Werden hier bestimmte Ausdrucks- oder Verhaltensweisen gefordert, um dazuzugehören, kann das die Möglichkeiten, sich selbst zu entfalten, sehr einschränken. Die Zeit der Umbrüche ist auch eine der Gefährdungen: Langfristiges gesundheitsgefährdendes Verhalten oder eine

Abhängigkeit (z. B. Rauchen, Drogen, Alkoholmissbrauch) beginnen in der Regel in der Adoleszenz.

Die Suche nach der eigenen Identität endet nicht mit der Jugend. Sie begleitet uns auch im Erwachsenenleben, vielleicht sogar bis an unser Lebensende. Aktuell wird sie immer wieder an Wendepunkten des Lebens (s. nächstes Kap.).

> **Diagnose: Anorexia nervosa**
> Die Anorexie („Magersucht") ist definiert durch einen selbst induzierten, massiven Gewichtsverlust und tritt meist zwischen dem 11. und 18. Lebensjahr auf. Die Betroffenen, fast ausschließlich Frauen, magern stark ab, im Durchschnitt um etwa 45% ihres Ausgangsgewichts, teilweise bis auf 25 – 35 kg. Sie leiden an einer sog. Körperschemastörung, der unkorrigierbaren Vorstellung, trotz des Untergewichts zu dick zu sein. Das Abnehmen erreichen sie mit unterschiedlichen Mitteln: radikale Reduktion der Kalorienaufnahme, selbst induziertes Erbrechen, Missbrauch von Laxanzien, exzessives Sporttreiben.
> Der massive Gewichtsverlust führt zu körperlichen Veränderungen wie Haarausfall, Minderwuchs, verzögerter Pubertätsentwicklung, Blutbildveränderungen, Elektrolyt- und Stoffwechselstörungen, Reduktion der Hirnsubstanz, EKG-Veränderungen, Osteoporose, Amenorrhö und dem Verlust der sekundären weiblichen Geschlechtsmerkmale.
> Als Komorbiditäten kommen Depression, Angst- und Zwangserkrankungen vor. Die Therapieeinleitung sollte in ausgeprägten Fällen unter stationären Bedingungen erfolgen. Die Behandlung gliedert sich in die spezifische Behandlung der Essstörung (Esspläne, Ernährungsprotokoll, Gewichtskontrollen), Psychotherapie und ggf. medikamentöse Therapie (z. B. mittels Antidepressiva).

Rollenkonflikte und Belastungssituationen im Erwachsenenalter

Die **Identitätsfindung** geht im frühen und mittleren Erwachsenenalter in den **Statuserwerb** innerhalb der Gesellschaft über. Rollen in Partnerschaft, als Eltern und im Beruf müssen eingenommen und miteinander in Einklang gebracht werden. Dabei können Konflikte entstehen, wie etwa durch die Doppelbelastung berufstätiger und alleinerziehender Mütter oder Väter. Überfor-

derungen durch Beruf und/oder die Elternrolle haben nicht nur Auswirkungen auf das Leben des Einzelnen, sondern auch wirtschaftliche Folgen. So kann eine berufliche Überforderung auf Dauer zu einer Depression oder Frühpensionierung führen.

▶ Dem **Anforderungs-Kontroll-Modell** zufolge ist ein Mensch dann der höchsten körperlichen Belastung ausgesetzt, wenn er bei hoher beruflicher Anforderung wenig Kontrollmöglichkeiten empfindet (▮Abb. 1). Studien konnten zeigen, dass Berufstätige mit ungünstiger Anforderungs-Kontroll-Situation ein zwei- bis vierfach erhöhtes Herzinfarktrisiko hatten, unabhängig von genetischen oder koronaren Risikofaktoren.

▶ Nach dem **Gratifikationskrisen-Modell** können gesundheitliche Probleme entstehen, wenn jemand einem Missverhältnis zwischen beruflicher Anstrengung und gleichzeitig geringer Gratifikation (Belohnung in Form von Einkommen, Wertschätzung oder Status) ausgesetzt ist (▮Abb. 2). Auch hier ist die Gefahr beispielsweise eines Herzinfarkts erhöht.

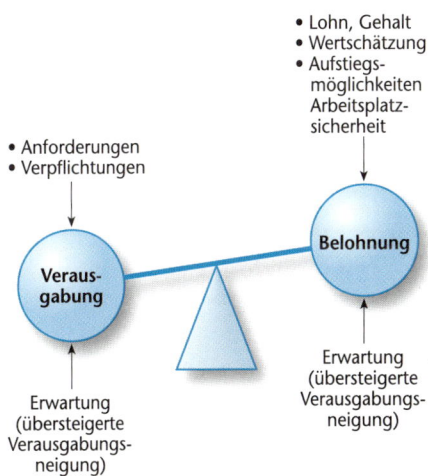

Ungleichgewicht aufrechterhalten bei:
- fehlender Arbeitsplatzalternative
- strategischem Verhalten
- psychischer Disposition: übersteigerte Verausgabungsneigung

▮ Abb. 2: Gratifikationskrisen-Modell (nach Siegrist 1996). [10]

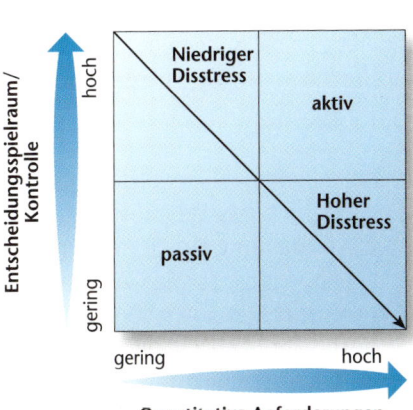

▮ Abb. 1: Anforderungs-Kontroll-Modell (nach Karasek und Theorell 1990). [10]

Erwachsenenalter, Altern und Sterben

Beruf und Partnerschaft

Beruf und Partnerschaft sind zentrale Bestandteile des Erwachsenenlebens. Für viele Erwachsene ist die Frage „Wer bist du?" eng mit der Frage „Was machst du?" verknüpft. Zusammengefasst lässt sich sagen, dass eine Arbeit letztlich dann glücklich macht und zur Lebenszufriedenheit eines Menschen beiträgt, wenn sie seinen Interessen entspricht und ihm das Gefühl gibt, etwas zu vollbringen und kompetent zu sein.

Zu Gesundheit und Glück tragen auch Liebesbindungen bei. Die Forschung hat herausgefunden, dass Paarbeziehungen dann am stabilsten sind und die größte Befriedigung bringen, wenn sie auf gleich gelagerten Interessen und ähnlichen Wertvorstellungen beruhen, beide Seiten emotionale und materielle Unterstützung einbringen und sich die Partner einander öffnen. Um Bestand zu haben, müssen Liebesbeziehungen aber nicht immer konfliktfrei sein. Entscheidend für die Beständigkeit einer Ehe ist das Verhältnis von positiven und negativen Interaktionen: Es muss mindestens 5:1 betragen, d. h., es muss fünfmal mehr Gelegenheiten geben, einander z. B. anzulächeln, zu berühren oder zu loben, als Momente für beispielsweise Kritik oder Kränkungen. Ein fairer und zuträglicher Umgang miteinander, und nicht die Leidenschaft der Liebe, ist von entscheidender Bedeutung.

Exkurs: Midlife-Crisis

Immer wieder trifft man auf die Vorstellung, dass die Vierziger, also die Mitte des Lebens, eine kritische Zeit sind, in der sich psychische und körperliche Probleme häufen. Der Begriff ist assoziiert mit Partnerschaftsproblemen, Schwierigkeiten im Beruf und Sinnkrisen, verursacht u. a. durch den Auszug der Kinder, den Rückblick und die Bilanzierung des bisherigen Lebens. Wissenschaftliche Untersuchungen konnten allerdings keinerlei Hinweise für eine allgemeine Krise in der Lebensmitte finden. Auch hier hängt es wieder entscheidend von den jeweiligen Bewältigungs- und Problemlösestrategien ab, welche Schwierigkeiten aus den Anforderungen dieses Lebensabschnitts entstehen.

Altern

Die Lebenserwartung des Menschen beträgt in Deutschland derzeit rund 79 Jahre (76 Jahre für Männer und 82 Jahre für Frauen). Die biologischen Alterungsprozesse werden vielseitig erforscht, einige sind bereits entschlüsselt. Pharmaindustrie, Kosmetikahersteller und nicht zuletzt auch Mediziner werben mit vielfältigen Gegenmaßnahmen. Aufzuhalten ist das körperliche Altern jedoch nur bedingt. Durch Prävention können Krankheitsverläufe aufgehalten werden, ein wirkliches Aufhalten des Alterns im Sinne einer Unsterblichkeit ist allerdings nach unserem heutigen Verständnis nicht möglich. Ein

kleines Beispiel: Die Theorie der **Thermoinstabilität der DNS** besagt, dass es bei einer Körpertemperatur von 37 °C, die zur Aufrechterhaltung der Körperfunktionen notwendig ist, zwangsläufig zu Schädigungen der DNS kommt. Reparatursysteme können diese in jungen Jahren noch ausgleichen. Im Lauf des Lebens aber werden diese immer fehlerhafter; sie können den Zellverfall immer weniger aufhalten. Würde niemand mehr unter 50 sterben und gäbe es keine Krebs-, Herz-Kreislauf- und Infektionskrankheiten mehr, würde die durchschnittliche Lebenserwartung trotzdem nicht weit über 85 Jahre ansteigen. Wir müssen also – und dies ganz besonders in unserer „überalterten Gesellschaft" (s. Kap. „Soziodemographische Determinanten des Lebens", S. 84/85) – mit dem Altern und seinen biopsychosozialen Folgen leben (■Abb. 1).

Modelle des Alterns

Lange Zeit sah man im Altern vor allem einen ständigen Abbau und Verlust von Fähigkeiten. Diese rein defizitäre Sicht ist heute durch differenziertere Modelle abgelöst, die auch auf Kompetenzen und Zugewinne im Alter hinweisen. Dabei ist zu berücksichtigen, dass es naturgemäß keinen universellen, sondern je nach persönlichen Voraussetzungen nur einen individuellen Alterungsprozess gibt.

▶ **Modell der selektiven Optimierung durch Kompensation:** Alte Menschen versuchen durch Neuerwerb oder Verbesserung von Kompetenzen, in bestimmten Bereichen entstandene Defizite auszugleichen. So können sie durch vermehrtes Aufschreiben oder bessere Planung dem nachlassenden Gedächtnis entgegenwirken. Den Verlust von sozialen Kontakten kompensieren sie durch Vertiefung bestehender Beziehungen.

▶ **Kompetenzmodell:** Durch langjährige Lebens- und Berufserfahrungen wurden Kompetenzen in sozialen und emotionalen Bereichen erworben, die eine Anpassung an das Altern ermöglichen. Auch ältere Menschen sind kompetent und entwicklungsfähig, benötigen zur Lebensbewältigung jedoch teilweise andere Fähigkeiten und Strategien als junge Menschen. Ein Vorzug dieses Modells ist, dass es auf den wertenden Funktionsvergleich gegenüber jüngerer Menschen verzichtet. Jüngere sind dann nicht mehr der Maßstab für „gelungenes Altern". Andererseits bleibt hier ein mögliches Misslingen der Anpassung an die neuen Gegebenheiten unberücksichtigt.

Die gerontologische Forschung konnte in den letzten Jahren zeigen, dass körperliche und seelisch-geistige Aktivität in allen Lebensabschnitten eine große Bedeutung für die Aufrechterhaltung von Kompetenzen, Selbständigkeit und Gesundheit im Alter hat. In gleicher Weise ist Prävention während des gesamten Lebens sehr bedeutsam für die Krankheitsvermeidung im Alter. Zwar steigt mit zunehmendem Alter die Anfälligkeit für eine chronische körperliche oder hirnorganische Erkrankung, dennoch haben auch alte Menschen ein hohes Veränderungs- und Rehabilitationspotenzial.

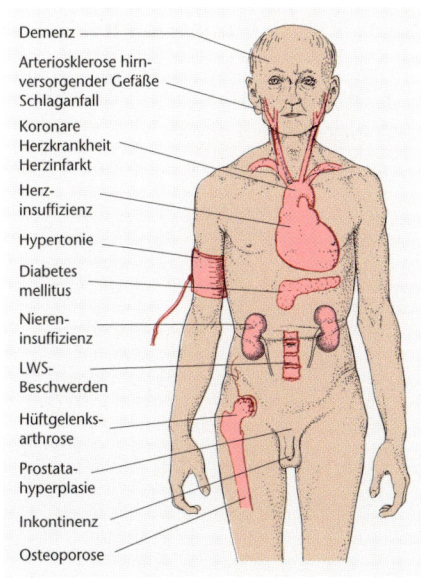

Demenz
Arteriosklerose hirn-
versorgender Gefäße
Schlaganfall
Koronare
Herzkrankheit
Herzinfarkt
Herz-
insuffizienz
Hypertonie
Diabetes
mellitus
Nieren-
insuffizienz
LWS-
Beschwerden
Hüftgelenks-
arthrose
Prostata-
hyperplasie
Inkontinenz
Osteoporose

Abb. 1: Häufige medizinische Probleme des älteren Menschen, von denen oft mehrere gleichzeitig vorliegen (Multimorbidität). [24]

Psychosoziale Situation alter Menschen

Neben möglichen körperlichen (z. B.
Arthrose) und psychiatrisch-neurologi-
schen (z. B. Demenz) Einschränkungen
bringt der letzte Lebensabschnitt auch
Umstände mit sich, die zu psychischen
Erkrankungen führen können (z. B.
Altersdepression) und somit von entscheidender medizinischer Bedeutung
sind. Die Probleme dieses Lebensalters
sind im Folgenden beschrieben.

Soziales Umfeld

Durch Unabhängigkeit der Kinder,
Austritt aus dem Arbeitsleben und evtl.
Verlust des Lebenspartners hat sich das
soziale Netzwerk verändert. Daraus
können Gefühle von sozialer Isolation
und Vereinsamung entstehen oder sich
sogar eine Verwahrlosung entwickeln.

Selbstbild

Ein positives Selbstbild ist entscheidend,
um nicht das Gefühl zu entwickeln,
nutzlos zu sein oder gar der Gesellschaft
zur Last zu fallen. Dazu tragen neben
einem gesunden Selbstwertgefühl auch
finanzielle Sicherheit, körperliche Gesundheit, ein funktionierendes soziales
Netzwerk und eine erfüllende Freizeit-

gestaltung mit geistiger und körperlicher
Aktivität bei.

Sexualität

Die sexuelle Aktivität endet keinesfalls
mit der Zeugung von Nachwuchs. Allerdings verschiebt sie sich häufig vom
Sexualakt zur Zärtlichkeit. Das Ende der
sexuellen Aktivität ist bei Frauen meist
durch Partnerverlust begründet, bei
Männern eher durch Libido- und Potenz-
verlust.

Krankheit und Sterben

Die schweizerisch-US-amerikanische
Psychiaterin **Elisabeth Kübler-Ross**
hat in den 1960er Jahren bei ihrer Beschäftigung mit sterbenden Patients
beobachtet, dass diese häufig bestimmte
Phasen durchlaufen (Tab. 1).
Anzumerken ist, dass man die Phasen
nicht als regelhaft auffassen sollte. Jeder
Sterbeprozess ist anders. Als Arzt kann
man aber versuchen, dem Patienten bei
der Bewältigung seiner jeweiligen Phase
zu helfen. Häufig lassen unheilbar Kranke die Aussicht auf ihren baldigen Tod
teils zu, teils verleugnen sie ihn. Sie befinden sich dann in einer Art „middle
knowledge", einem fluktuierenden
Halbwissen.
Das Modell von Kübler-Ross hilft darüber hinaus, die negativen Gefühle dieser
Patienten besser einzuordnen. Wut und
Abwertung sollten Ärzte, Pflegende und
Angehörige nicht persönlich nehmen.
Sie zeigen, wie stark der Patient emotional belastet ist. Durch aggressives Verhalten kann es ihm außerdem gelingen,

sich nicht ausschließlich als passiv
Erleidender, sondern auch als aktiv
Handelnder zu erleben.
Schließlich muss man die Depressions-
phase des Modells von einer Depression
im psychiatrischen Sinn unterscheiden.
Mit dem eigenen Ende konfrontiert zu
sein löst eine nachvollziehbare Niedergeschlagenheit und Traurigkeit aus,
die in der Regel etwas anderes ist.

Tod und Trauer

Mit **Trauerarbeit** beschreibt man die
Verarbeitung eines Verlustes (das
kann ein Tod, eine Trennung oder der
Verlust der eigenen Gesundheit sein).
Der Prozess der Ablösung kann dabei
auch zu einer neuen Selbstfindung
beitragen.
Einzelne, ebenfalls nicht regelhafte Phasen mit möglichen Reaktionen sind hier:

▶ Schock, Betäubung, Schlafstörungen,
Unruhe, evtl. auch Schuldgefühle
▶ Sehnsucht und Erinnerung an den
Verstorbenen, manchmal auch Ideali-
sierung
▶ Niedergeschlagenheit, Ärger
▶ Erholung, Akzeptieren des Verlustes,
Gedanken an die Zukunft, Einlassen auf
neue Beziehungen

In einigen Fällen kann es zu einer sog.
komplizierten Trauer kommen, in der
die Trauerarbeit nicht mehr alleine be-
wältigt werden kann und professionelle
Hilfe notwendig ist. Das kann z. B. bei
Mitverschulden am Tod eines anderen,
bei gewaltsamen Todesfällen oder bei
Tod durch Suizid der Fall sein.

Phase	Reaktion
Nicht-wahr-haben-Wollen	Die Patienten verleugnen zunächst die Schwere ihrer Diagnose, sagen z. B., die Röntgenbilder seien vertauscht worden oder es handle sich um eine Fehldiagnose.
Wut/Aggression	Häufig folgen nun Wut, Aggressivität und Neid gegen die Gesunden, wie Ärzte, Pflegende und Angehörige.
Verhandeln	Nach ihrem Hadern versuchen die Patienten oft mit Gott oder den Ärzten zu verhandeln, um ihr Schicksal vielleicht doch noch hinauszuschieben. Viele feilschen innerlich und versprechen Wohlverhalten im Austausch für ein längeres Leben.
Depression	Wenn das Gefühl eintritt, dass alles nichts mehr hilft, folgt schließlich eine Phase schwerer Niedergeschlagenheit.
Akzeptieren	Falls dem Kranken genug Zeit bleibt, kann er schließlich in eine Phase gelangen, in der er sei- nen Tod ohne Groll und Verzweiflung annimmt. Nachdem er seine Gefühle aussprechen konnte, ist er nun nicht mehr resigniert, er hat aber kaum mehr Emotionen.

Tab. 1: Sterbephasen nach Kübler-Ross.

C Methoden und theoretische Grundlagen

Methoden I

Überblick

Wissenschaftliche Forschungsmethoden zu kennen ist nicht nur für eigene Forschung, wie z. B. die Promotion, wichtig, sondern auch, um Forschungsergebnisse beurteilen zu können, die das tägliche Handeln leiten. Orientierten sich Ärzte früher noch vorwiegend an ihren Lehrern („eminenzbasierte" Medizin) und ihren eigenen subjektiven, klinisch-praktischen Erfahrungen, besteht heute zunehmend der Anspruch, Diagnostik und Therapie so weit wie möglich an evidenzbasierten Kriterien auszurichten (*engl.* evidence: Beweis, Anhaltspunkt, Nachweis). Ziel dieser sog. **evidenzbasierten Medizin (EBM)** ist es, individuelle klinische Kenntnis mit bestmöglicher externer Evidenz aus der systematischen Forschung zu verbinden. In der Praxis bedeutet das, sich z. B. bei der Diabetes- oder Tumorbehandlung nicht mehr an der „Tradition des Hauses" oder an der „Behandlung in der BRD" zu orientieren, sondern nur noch an gesicherten statistischen Fakten. (Auf Möglichkeiten und Grenzen der EBM kann im Rahmen dieses BASICS-Bandes nicht eingegangen werden.)
Die Methoden-Kapitel dieses Buchs beschränken sich auf eine Einführung in die wichtigsten Begriffe und einige Zusammenhänge, da das Thema sehr umfangreich und komplex ist. Für Interessierte empfehlen wir ausführliche Lehrbücher der medizinischen Psychologie und Soziologie oder spezielle Literatur für wissenschaftliche Methodik (s. Quellenverzeichnis und weiterführende Literatur im Anhang).
Die folgenden Abschnitte beziehen sich auf die Planung, Ausführung und Bewertung einer wissenschaftlichen Untersuchung.

Hypothesenbildung

Am Anfang jeder Untersuchung steht eine **Hypothese** – eine Vermutung über einen bestimmten Zusammenhang zwischen Variablen, die geprüft werden soll. Um als Grundlage einer wissenschaftlichen Studie zu dienen, muss die Hypothese gewissen Kriterien genügen:

▶ Sie darf nicht tautologisch (sich selbst erklärend) sein.
▶ Sie muss widerspruchsfrei sein.
▶ Die Geltungsbedingungen müssen genau definiert sein.
▶ Sie muss prinzipiell falsifizierbar (widerlegbar) sein.

Sind diese vier Bedingungen erfüllt, kann man daran gehen, die Hypothese systematisch zu untersuchen. Auf den britischen Philosophen und Wissenschaftstheoretiker **Karl Popper** (1902 – 1994) geht die Einsicht zurück, dass ein Beweis von Hypothesen (Verifikation) logisch nie möglich ist, da man hierzu die Gültigkeit für alle möglichen Fälle zu jedem Zeitpunkt (auch in der Zukunft) belegen müsste. Möglich ist es hingegen, Hypothesen zu unterstützen, indem man sie wiederholt prüft und eine **Falsifikation** (Widerlegung) versucht. Es ist wichtig, sich diesen Unterschied zu verdeutlichen: Selbst in experimentellen wissenschaftlichen Untersuchungen kann es genau genommen nie um den Beweis bestimmter Tatsachen gehen, sondern immer nur um den Versuch, bestimmte Zusammenhänge zu widerlegen. Misslingen diese Falsifikationsversuche aber trotz einwandfreier Methodik fortlaufend, steigt dadurch in der wissenschaftlichen Gemeinde die Bereitschaft, die Hypothese als „wahr" bzw. „gesichert" anzunehmen – wenngleich sich ihre endgültige Wahrheit nie belegen lassen wird. Wird eine Hypothese aber widerlegt, muss der Forscher sie verwerfen, ändern oder durch eine neue ersetzen, die er dann wieder testet. (Bevor man eine Hypothese ganz verwirft, untersucht man in der Regel zuerst genau den experimentellen Ablauf: ob es Störvariablen gegeben haben könnte, die Stichprobe in Ordnung war usw. Dann startet man eine erneute, verbesserte Untersuchung.)
In der Praxis setzt man das Prinzip der Falsifikation um, indem man jeder Hypothese eine sog. **Nullhypothese (H_0)** gegenüberstellt, die ihr Gegenteil behauptet (z. B., dass eine bestimmte medizinische Intervention keinen Einfluss auf die Sterblichkeit hat). Die ursprüngliche Hypothese nennt man dann **Alternativhypothese (H_1).** (Sie behauptet versuchsweise, dass die Intervention einen Einfluss hat.) Beide Hypothesen decken demnach alle denkbaren Möglichkeiten ab und bilden die Grundlage der Untersuchung. Die spätere Ergebnisauswertung führt dann zur Annahme oder Ablehnung der Null- bzw. Alternativhypothese.
Hat man schließlich eine Reihe von hinreichend geprüften („gesicherten") Hypothesen, die sich widerspruchsfrei in ein System ordnen lassen, ergibt das eine **Theorie.** Eine Theorie fußt aber nicht nur auf Hypothesen, sondern es lassen sich aus ihr auch wieder neue Hypothesen ableiten, die man dann testen kann. Wissenschaftliche Theorien haben das Ziel, die Komplexität der Wirklichkeit zu reduzieren und Sachverhalte in bereits bekannte Zusammenhänge einzuordnen. Sie sollen die Wirklichkeit vergröbernd **beschreiben** und **erklären** und bilden dadurch einen gedanklichen Zugang zur Welt. Die Kennzeichen einer „guten" Theorie sind, dass sie in möglichst geringem Widerspruch zur empirischen Forschung steht und wenig in ihrem Geltungsbereich eingeschränkt werden musste.
Häufige Bestandteile von Hypothesen und Theorien sind **Konstrukte.** Unter einem Konstrukt versteht man ein theoretisches Konzept, das nicht direkt beobachtbar ist, sondern nur über beobachtbare und messbare Indikatoren erschlossen werden kann (im Gegensatz zu sinnlich erfahrbaren Gegenständen, wie einem Baum oder einem Tisch). Ein klassisches Beispiel ist die Intelligenz: Sie lässt sich nicht direkt wahrnehmen, aber über bestimmte Eigenschaften als „dahinterliegend" erschließen. Ein Intelligenztest misst dann diese Eigenschaften, um etwas über ein bestimmtes, ihm zu Grunde liegendes Konstrukt der Intelligenz auszusagen. Konstrukte sind also immer Denkmodelle, über deren „realen" Gehalt es naturgemäß zu Meinungsverschiedenheiten kommen kann. Wichtige Konstrukte in der Medizin sind beispielsweise psychische Erkrankungen, wie Depression oder Angststörung. Genau genommen sind aber auch somatische Krank-

heiten Konstrukte, da sie nie in ihrer Ganzheit, sondern immer nur ausschnittsweise über Symptome, Bildgebung usw. betrachtet werden können.

Grundsätzlich unterscheidet man zwischen **deterministischen** und **probabilistischen Hypothesen.** Deterministische Aussagen behaupten, dass ein Ereignis ganz sicher, ohne Ausnahme, eintritt, sofern bestimmte Bedingungen erfüllt sind. Beispiele sind die Naturgesetze der klassischen Physik. Probabilistische Hypothesen sind dagegen lediglich Wahrscheinlichkeitsaussagen, die zum Ausdruck bringen, dass unter bestimmten Bedingungen ein Ereignis mit einer gewissen Wahrscheinlichkeit eintreten wird. Solche Aussagen gelten aber immer nur für die betreffende Gesamtheit; für den Einzelnen lassen sich daraus keine sicheren Angaben schlussfolgern. So trägt Rauchen zwar zu einer höheren Wahrschein-lichkeit bei, an Lungenkrebs zu erkranken; ob und wann aber ein einzelner Raucher erkranken wird, lässt sich nicht sagen. Die meisten Aussagen der Psychologie und Medizin sind probabilistisch, weil die Begebenheiten hier meist multifaktoriell entstehen und auch der Zufall eine Rolle spielt.

Bei der Entwicklung von Hypothesen lassen sich zudem zwei Strategien unterscheiden: In den meisten Fällen gibt es bereits eine Theorie mit einem größeren Geltungsbereich, aus der sich **deduktiv** Hypothesen ableiten lassen, die dann spezifische Annahmen machen (Schluss vom Allgemeinen aufs Besondere). Es kann aber auch sein, dass die Forschungslage dies nicht zulässt, weil es noch keine geeigneten Theorien gibt. Dann kann man sich dem Thema zunächst explorativ nähern und **induktiv** Hypothesen generieren (Schluss vom Besonderen aufs Allgemeine), die man später prüft.

Exkurs: Lerntipps

Viele Experimente konnten zeigen, dass man Lernstoff am besten aufnimmt und behält, wenn man ihn in eigene Worte fasst, wiederholt, anschließend das Gelernte überprüft und dann noch einmal wiederholt. Dazu sollte man sich erst einmal einen Überblick verschaffen, den Stoff dann in konzentrationsgerechten Einheiten durcharbeiten, darüber nachdenken und zum Schluss noch einmal wiederholen, am besten, indem man ihn sich selbst oder z. B. einem Freund referiert (ALNW: anschauen, lesen, nachdenken, wiederholen).

Außerdem sind folgende Punkte zu beachten:

✖ Interferenz (gegenseitige Beeinflussung von Gedächtnisinhalten) vermeiden durch:
- **Abwechseln** des Lernstoffs (je ähnlicher inhaltlich nacheinander gelernte Informationen sind, desto eher verwechselt man sie später)
- Zur Konsolidierung des Gelernten **Pausen ohne kognitive Tätigkeiten** machen (z. B. ausruhen, Musik hören). Da unmittelbar vor dem Schlafengehen gelernte Inhalte besser behalten werden, wäre es optimal, das, was man vorher schon gelernt hat, dann noch einmal in kleinen abwechslungsreichen Blöcken zu wiederholen.
- Effektive **Abrufhinweise** (Stichworte, Kontextinformationen) erstellen, mit denen man später den Zugang zu den gelernten Informationen findet: z. B. überlegen, welche Fragen mit welchen Stichwörtern gestellt werden könnten

✖ Unstrukturierte Information lässt sich durch Elaboration besser behalten, d. h. Erweiterung der Information durch zusätzliche Kodierung (einfachstes Beispiel: Eselsbrücke). Memotechniken funktionieren hervorragend, müssen aber sehr geübt werden. Beispiele: multiple Kodierung durch zusätzliches Erzeugen oder Aktivieren von visuellen Vorstellungsbildern, Inhalt in eine Geschichte einbetten, Loci-Methode (Verknüpfung des Inhalts mit einem vorgestellten, gut bekannten Ort)

✖ Einförmiges Wiederholen ist die uneffektivste Methode, sich etwas zu merken. Wichtig ist die Verknüpfung des Lernstoffs mit bereits Gelerntem (Konzepte, Strukturen) oder Erlebtem (s. a. Kap. „Kognition", S. 58 ff.).

Methoden II

Operationalisierung

Operationalisierung bedeutet, das Messverfahren zuzugeben, mit dem man einen Untersuchungsgegenstand erfasst. Theoretische Konstrukte wie Intelligenz oder Depressivität lassen sich, wie bereits erwähnt, nicht direkt beobachten. Man kann aber Indikatoren festlegen und die beobachtbaren Variablen darstellen und auf diese Weise das Konstrukt operationalisieren. Ziel der Operationalisierung ist es, Hypothesen zu präzisieren, sie empirisch gehaltvoll und für andere überprüfbar zu machen.

Wie man sich vorstellen kann, lässt sich ein Untersuchungsgegenstand auf verschiedene Arten operationalisieren. So könnte man Depressivität beispielsweise über eine Einschränkung der Leistungsfähigkeit und das Rückzugsverhalten im Vergleich zu früher oder über subjektive Angaben des Patienten zu seinen Gefühlen und seinem Erleben erheben. Zu jeder Untersuchung muss angegeben werden, wie operationalisiert wurde, d. h., was mit welchen Messmethoden gemessen wurde. Die Messung selbst ist dann eine Zuordnung von Zahlen zu einzelnen Merkmalsausprägungen.

Variablen

Variablen sind Merkmale, die unterschiedliche Ausprägungen und Ausprägungsarten haben können (z. B. Geschlecht, Herzfrequenz, Ausprägung von Angst). Um herauszufinden, ob ein Faktor einen anderen **kausal** beeinflusst, muss man ein Experiment, also eine experimentelle Studie, durchführen (diese heißt in der Medizin „randomisierte kontrollierte Studie"): Dazu verändert der Forscher systematisch nur eine, nämlich die sog. **unabhängige Variable,** während er alle anderen Faktoren kontrolliert, also konstant hält (*lat.* ceteris paribus: alles andere gleich). Nur unter dieser Voraussetzung kann man die gemessenen Effekte der **abhängigen Variable** tatsächlich auf den Einfluss der unabhängigen Variable zurückführen, denn alle anderen möglichen Einflüsse wurden kontrolliert (z. B. durch eine Kontrollgruppe und Randomisierung der Stichprobe, s. Kap. „Methoden III", S. 50/51). Neben experimentellen gibt es in der Medizin auch nichtexperimentelle Studien, wie z. B. Fall-Kontroll-, Längsschnitt- oder Kohortenstudien (s. Kap. „Methoden III").
Folgende Variablen sollte man kennen:

▶ **Unabhängige Variable:** vermuteter Einflussfaktor, der systematisch variiert wird („Ursache")
▶ **Abhängige Variable:** abhängig vom Einfluss der unabhängigen Variable („Wirkung")
▶ **Mediatorvariable:** steht in der Kausalkette des Wirkmechanismus zwischen unabhängiger und abhängiger Variable und vermittelt den entsprechenden Effekt
▶ **Moderatorvariable:** dritte Variable, die den Effekt der unabhängigen Variable aber nicht bloß weitergibt, sondern deren Einfluss verändert (Interaktionseffekt)
▶ **Störvariable** (konfundierende Variable, *engl.* confounder): intervenierende Variable, die im Studiendesign nicht berück-

sichtigt wurde, aber neben der unabhängigen Variable einen Einfluss auf das Studienergebnis hat. Confounder sind in nichtexperimentellen Studien von Bedeutung, weil sie dort nie ganz ausgeschlossen werden können. Entsprechend ist eine kausale Interpretation der Zusammenhänge nur bedingt möglich.

Skalierung und Indexbildung

Skalen und Indizes sind standardisierte Messinstrumente, mit denen man Konstrukte wie z. B. Intelligenz, Depression oder sozialen Status misst. Auf eine Skala kann man dann z. B. gemessene Einstellungen, Eigenschaften oder Verhaltensdispositionen auftragen. Die Elemente einer Skala, d. h. die entsprechenden Fragen oder Feststellungen, nennt man Items.
Bei einer Messung ordnet man dann den jeweiligen Messgegenständen Zahlen dergestalt zu, dass das Verhältnis zwischen den Zahlen der Beziehung zwischen den Messgegenständen entspricht. Je nach Niveau der Messung unterscheidet man verschiedene **Skalenniveaus,** die dann auch unterschiedliche Berechnungen zulassen (▮Abb. 1):

▶ **Nominalskala:** einfache Zuordnung in Kategorien nach Gleichheit und Verschiedenheit (Klassifikation). Bsp: Geschlecht (männlich/weiblich) oder die Zuteilung von Diagnosen (koronare Herzkrankheit). Daten auf Nominalskalenniveau sagen jedoch nicht einmal etwas über die Reihenfolge aus. Die am häufigsten vorgekommene Kategorie bezeichnet man hier als **Modus.**
▶ **Ordinalskala (Rangskala):** Abstufung der Messdaten nach größer/kleiner, d. h. mehr oder weniger. Bsp: Schulnoten, Einkommen, sozialer Status. Die zusätzliche Information, die wir hier gegenüber der Nominalskala erhalten, ist die Rangfolge. Über die Abstände zwischen den einzelnen Merkmalen erfahren wir dagegen nichts, sie können unterschiedlich groß sein. Mit **Median** bezeichnet man den Wert, der die Stichprobe auf einer Rangreihe geordnet in zwei gleich große Hälften teilt, so dass 50% der Merkmale darunter und 50% darüber liegen.
▶ **Intervallskala:** Hier bestehen zusätzlich gleiche Abstände zwischen den Rangplätzen. Es gibt jedoch keinen echten Nullpunkt, höchstens einen künstlich festgelegten. Bsp: Temperaturskala in Grad Celsius, Depressions- oder Ängstlichkeitsfragebogen. Auf der Intervallskala lässt sich nun das **arithmetische Mittel (Durchschnitt)** berechnen, indem man die einzelnen Werte addiert und durch die Stichprobengröße dividiert. (Als Maß für die Streuung der Werte um ihren Mittelwert kann man hier die Standardabweichung angeben.)
▶ **Rationalskala (Verhältnisskala):** Hier gibt es zusätzlich einen absoluten Nullpunkt. Bsp: Skalen für das „Internationale-Einheiten-System" (SI-System), wie z. B. die Temperaturskala in Kelvin oder die Skalen für Meter, Kilogramm und Sekunde. Erst durch den absoluten Nullpunkt lassen sich nun Verhältnisse oder Quotienten zwischen den Merkmalsausprägungen bilden. Als Maß für die Lage der Elemente in Bezug auf die Messskala lässt sich das **geometrische Mittel** berechnen.

Generell gilt, dass sich Daten auf höherem Niveau unter Informationsverlust auf ein niedrigeres transformieren lassen, während dies umgekehrt natürlich nicht möglich ist.

Weit verbreitet ist die **Likert-Skala.** Hier sind als Antwortmöglichkeiten auf einem Fragbogen mehrere Stufen mit Worten beschrieben: z. B. 1 = nicht, 2 = wenig, 3 = mittelmäßig, 4 = ziemlich, 5 = stark. Likert-Skalen kommen beispielsweise häufig zur Erfassung von Depressivität oder der Lebensqualität zum Einsatz.

Mit **Indizes** bezeichnet man Skalen, die aus mehreren Indikatoren zu einem komplexeren Verhältnis zusammengesetzt sind. Dabei addiert man mehrere, u. U. unterschiedlich gewichtete Einzelwerte zu einem Index (Beispiele sind der Body-Mass-Index oder der Apgar-Score zur Beurteilung des Zustands eines Neugeborenen).

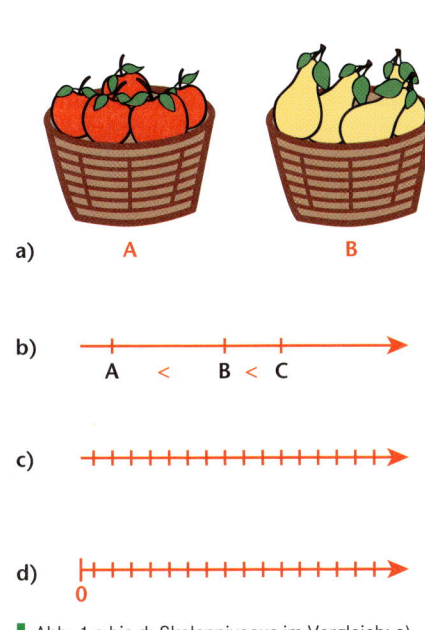

Abb. 1 a bis d: Skalenniveaus im Vergleich: a) Nominalskala: einfache kategoriale Zuordnung (z. B. Äpfel oder Birnen); b) Ordinalskala: Rangfolge ohne Information über die Abstände (z. B.: Kleidergrößen S, M, L, XL); c) Intervallskala: gleiche Abstände zwischen den Merkmalen (z. B. Temperaturskala in Celsius); d) Verhältnisskala: zusätzlich absoluter Nullpunkt (z. B. Meter, Kilogramm und Sekunde nach dem Internationalen-Einheiten-System). [27]

Untersuchungskriterien

In der empirischen Forschung muss eine Messung (z. B. auch ein psychologischer Test) gewisse Kriterien erfüllen, um als wissenschaftlich zu gelten.

Das wichtigste Kriterium ist das der **Wiederholbarkeit,** aus dem sich die Forderungen nach **neutraler Messung, experimenteller Kontrolle** und der Verwendung von **Zufallsstichproben** ableiten. Wiederholbarkeit bedeutet, dass im Prinzip jede Beobachtung (Messung) unter exakt gleichen Bedingungen von beliebigen Personen, beliebig häufig, zu beliebigen Zeiten und an beliebigen Orten mit (bis auf Zufallsschwankungen) gleichen Ergebnissen wiederholt werden können muss. Erst dadurch sind Messungen verschiedener Forschungsgruppen vergleichbar sowie gegenüber Zufallsbeobachtungen und andere Täuschungen geschützt. Zudem lassen sich hierdurch die immer vorkommenden Messfehler abschätzen.

Gütekriterien

Aus der eben genannten Forderung nach einer neutralen und korrekten Messung ergeben sich die Gütekriterien **Objektivität, Reliabilität** und **Validität** (die entsprechend auch für Messinstrumente, wie etwa psychologische Tests, gelten, s. ∎Abb. 2). Sie bauen hierarchisch aufeinander auf, d. h. Objektivität ist notwendig für Reliabilität, und diese wiederum ist notwendig für Validität.

▶ **Objektivität:** Unabhängigkeit von der Person des Untersuchers, d. h., dass verschiedene Personen unabhängig voneinander zu übereinstimmenden Urteilen/Ergebnissen kommen. Da zu drei Zeitpunkten verfälschende Einflüsse vom Untersucher ausgehen können, unterscheidet man Durchführungs-, Auswertungs- und Interpretationsobjektivität. Durch klare, standardisierte Anweisungen, streng formalisierte Auswertung und Interpretation kann die Objektivität erhöht werden.

▶ **Reliabilität** (Zuverlässigkeit): Genauigkeit einer Messung. Tests sind dann reliabel, wenn sie bei Wiederholung (innerhalb angebbarer Fehlergrenzen)

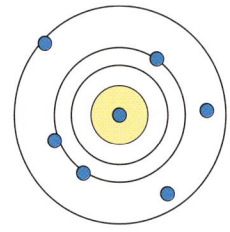

niedrig reliabel, niedrig valide

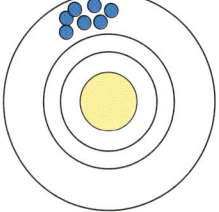

hoch reliabel, niedrig valide

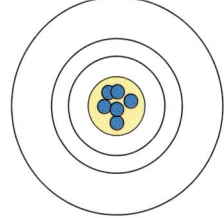

hoch reliabel, hoch valide

∎ Abb. 2: Reliabilität und Validität, dargestellt als Treffer auf einer Zielscheibe. [27]

zu gleichen Ergebnissen führen. Die Reliabilität lässt sich u. a. durch Testwiederholung ermitteln, bei der ein Merkmal an derselben Personengruppe ein zweites Mal gemessen wird (Voraussetzung: Das Merkmal hat sich in dieser Zeit nicht geändert).

▶ **Validität** (Gültigkeit): der Grad, mit dem tatsächlich das gemessen wird, was gemessen werden soll. Ein Test zur Ängstlichkeit ist dann valide, wenn er tatsächlich Ängstlichkeit misst und nicht etwa Unsicherheit. Auch muss er Ängstliche von Nicht-Ängstlichen unterscheiden können. Zur Bestimmung der Validität kann man einen Test z. B. mit einem Außenkriterium, wie der Einschätzung eines erfahrenen Klinikers, vergleichen. Oder ein anderes Beispiel: Die Blutdruckmessung nach Riva-Rocci stimmt hinreichend genau mit der invasiven/blutigen Messung überein, die hier als Außenkriterium dient. Ein valider Test ist außerdem änderungssensitiv, erfasst also Änderungen des entsprechenden Merkmals, wie z. B. die Änderung der Lebensqualität nach einer medizinischen Maßnahme.

Methoden III

Untersuchungsplanung/ Studiendesigns

In der Medizin kommen je nach Fragestellung (und auch abhängig von organisatorischen Rahmenbedingungen) verschiedene Studientypen zum Einsatz. Sie unterscheiden sich nicht zuletzt in ihrer Aussagekraft.

Experimentelle Studie

Im vorigen Kapitel wurde bereits das Experiment zur Untersuchung von **Ursache-Wirkungs-Beziehungen** kurz erwähnt. Dabei variiert der Experimentator unter Gleichhaltung aller anderen Faktoren gezielt die unabhängige Variable, um ihren Einfluss auf die abhängige Variable festzustellen. In der Medizin nennt man einen solchen experimentell angelegten Aufbau „randomisierte kontrollierte Studie" (*engl.* randomised-controlled trial, RCT). Mit einem solchen Design lässt sich die sehr bedeutsame Frage nach der Wirksamkeit einer medizinischen Maßnahme am besten beantworten. **Randomisiert** und **kontrolliert** bedeutet, dass die Studienteilnehmer rein zufällig auf eine **Experimentalgruppe,** die die entsprechende Intervention erhält, und eine **Kontrollgruppe,** die ohne Intervention bleibt, verteilt werden. Da durch die zufällige Zuteilung Selektionsfehler ausgeschlossen und alle möglichen Einflussfaktoren bis auf die Intervention statistisch gleich verteilt („kontrolliert") sind, kann man anschließend durch Vergleich von Experimental- und Kontrollgruppe tatsächlich auf den Einfluss der Intervention schließen. Faktoren, die neben der Intervention Einfluss auf den Krankheitsverlauf oder das Befinden der Probanden haben können, sind beispielsweise spontane Besserung, andere gleichzeitig laufende Therapien, der Placebo-Effekt oder auch der statistische Effekt, dass extreme Messwerte sich zu späteren Messzeitpunkten wahrscheinlich von alleine wieder in Richtung Normalwerte bewegen (sog. statistische Regression zur Mitte). Daneben können die Schwere der Erkrankung und Eigenschaften der Studienteilnehmer selbst, wie z. B. Geschlecht, Alter, Motivation und soziale Schicht, einen Einfluss auf das Studienergebnis (z. B. den Krankheitsverlauf) haben. Mittels Randomisierung, also der zufälligen Zuteilung der Teilnehmer zur Experimental- oder Kontrollgruppe, lassen sich diese und weitere unbekannte Einflüsse gleichmäßig verteilen und damit kontrollieren. Mit anderen Worten, ihr Effekt gleicht sich dadurch aus, dass er auf beide Gruppen gleichermaßen einwirkt. Voraussetzung dafür ist jedoch eine ausreichend große Stichprobe. Für die Zusammenstellung der Gruppen gibt es außerdem Ausschlusskriterien, die bestimmte Effekte ausschließen sollen, von denen man annimmt, dass sie das Ergebnis in einer unerwünschten Weise beeinflussen würden (beispielsweise andere Therapien oder bestimmte Komorbiditäten).

Quasiexperiment

Bei einem Quasiexperiment nutzt man als Kontrollgruppe eine bereits vorhandene Vergleichsgruppe, weil die unabhängige Variable, z. B. Geschlecht oder Alter, nicht frei variierbar ist oder sich eine Manipulation aus ethischen Gründen verbietet. Die Struktur der Gruppen ist also nicht mehr randomisiert, und entsprechend können unterschiedliche, nicht mehr ausgeglichene Störvariablen auf die abhängige Variable einwirken. Aus diesem Grund sind kausale Aussagen nur bedingt möglich.

Wichtige Untersuchungsfehler und deren Kontrolle

Selbst bei einwandfreiem Versuchsaufbau gibt es noch Fehlerquellen, die von Patienten- oder Arztseite aus unkontrolliert die abhängige Variable beeinflussen und damit das Ergebnis verfälschen können. Unter dem Versuchsleiterfehler, nach seinem Entdecker auch **Rosenthal-Effekt** genannt, versteht man, dass Erwartungen oder Wünsche des Versuchsleiters unbewusst seine Wahrnehmung und/oder sein Verhalten und damit das Studienergebnis beeinflussen. So ließ man in einer Studie Lehrer irrtümlich glauben, bestimmte Schüler seien besonders intelligent, das habe ein Intelligenztest gezeigt. In der Folge zeigten diese Schüler tatsächlich bessere Schulleistungen – weil sie von den Lehrern unbeabsichtigt besonders gefördert worden waren.

Aber auch Erwartungen von Seiten des Patienten, wie z. B. der **Placebo-Effekt** oder allein das Wissen, an einer Studie teilzunehmen **(Hawthorne-Effekt),** haben einen Einfluss. So wollte man in den 1920er Jahren in den US-amerikanischen Hawthorne-Elektrizitätswerken den Einfluss der Beleuchtung auf die Arbeitsleistung ermitteln. Überraschenderweise stieg die Arbeitsleistung der Werktätigen aber nicht durch veränderte Beleuchtungsverhältnisse, sondern allein durch das Wissen, an einer Studie teilzunehmen.

Die genannten Effekte lassen sich ausschalten (d. h. wiederum gleich verteilen), indem man eine sog. **Doppelblindstudie** durchführt, bei der weder Arzt noch Patient wissen, wer in welcher Gruppe ist – welcher Patient also z. B. bei einer Wirksamkeitsprüfung das Verum, wer das Placebo erhält. Bei einer Dreifach-Verblindung weiß selbst derjenige, der die Daten schließlich auswertet, nichts über die Gruppenzugehörigkeit der Teilnehmer.

Man bezeichnet die eben genannten Einflussfaktoren sowie eine ungleiche Struktur von Experimental- und Kontrollgruppe usw. als **systematische Fehler** (*engl.* bias), weil sie das Ergebnis in eine bestimmte Richtung verschieben. In randomisierten kontrollierten Studien versucht man, solche Einflüsse zu minimieren. Im Gegensatz dazu entstehen **zufällige Fehler** durch unterschiedliche Eigenschaften der Versuchspersonen oder Messungenauigkeiten. Bei einer ausreichend großen Stichprobe und reliablen Messinstrumenten machen sie das Ergebnis lediglich unpräzise. Sie verzerren es jedoch nicht in eine bestimmte Richtung, da sie sich gegenseitig ausmitteln.

Nicht-experimentelle („beobachtende") Studien

Nicht immer lassen sich randomisierte kontrollierte Studien durchführen. Neben dem experimentellen gibt es noch andere Studiendesigns, deren kausale Aussagekraft zwar beschränkt ist, die aber für bestimmte Fragestellungen dennoch wertvolle Ergebnisse liefern können.

▶ In einer **Querschnittstudie** erhebt man alle Daten zu einem bestimmten Messzeitpunkt. Damit lässt sich die Häufigkeit eines Merkmals, wie z. B. die Prävalenz einer Krankheit, in einer Population ermitteln. Dabei können auch Zusammenhänge (Korrelationen) zwischen verschiedenen Merkmalen deutlich werden, die allerdings nicht als Ursache-Wirkung-Zusammenhänge interpretiert werden dürfen.

▶ Eine **Längsschnittstudie** untersucht über einen längeren Zeitraum **prospektiv** dieselben Versuchspersonen, beispielsweise einer repräsentativen Bevölkerungsstichprobe oder Kohorte (s. u.). So lässt sich z. B. das Eintreten oder der Verlauf einer Krankheit im Zusammenhang mit bestimmten Risiko- oder prognostischen Faktoren untersuchen. Wenn man dann das Krankheitsrisiko der einem Risikofaktor Exponierten durch das Krankheitsrisiko der Nichtexponierten dividiert, erhält man das sog. **relative Risiko.** Es gibt an, um wie viel höher die Wahrscheinlichkeit ist, eine bestimmte Krankheit zu bekommen, wenn man dem Risikofaktor ausgesetzt ist. Allerdings sind auch hier die Zusammenhänge letzten Endes korrelativ. Wie und ob sich Faktoren kausal beeinflussen, lässt sich nicht mit Sicherheit sagen. Selbst statistische Verfahren, die versuchen, den Einfluss von Störvariablen zu berechnen, können nicht gewährleisten, alle relevanten Confounder berücksichtigt zu haben. Ein Problem

bei Längsschnittstudien kann zudem sein, dass Studienteilnehmer durch sinkende Motivation, Wegzug oder Tod aus der Untersuchung ausscheiden (Drop-out).

▶ **Kohortenuntersuchung** meint im engeren Sinn die Untersuchung eines bestimmten Geburtsjahrgangs (Kohorte), wodurch Alterseffekte ausgeschlossen werden sollen. Im weiteren Sinn bezeichnet man mit Kohorte eine Gruppe von Personen, die zum selben Zeitpunkt einem gewissen Ereignis (z. B. bestimmten Risikofaktoren) ausgesetzt waren. In einer **prospektiven** Kohortenuntersuchung beobachtet man Personen ab dem Eintreten eines bestimmten Ereignisses in einer Längsschnittstudie (beispielsweise, um korrelative Folgen von Arbeitslosigkeit zu untersuchen). Bei einer **retrospektiven** Kohortenuntersuchung fragt man beispielsweise vom Eintreten einer bestimmten Krankheit aus rückblickend nach bestimmten Risikofaktoren.

▶ In einer **Fall-Kontroll-Studie** vergleicht man **retrospektiv** „Fälle", d. h. Patienten mit einer bestimmten Erkrankung, mit einer nicht erkrankten Kontrollgruppe. Dabei fragt man beide Gruppen, ob sie in der Vergangenheit Risikofaktoren für die Krankheit ausgesetzt waren. Mit diesen Informationen lässt sich dann die **Odds Ratio** (zu deutsch: Chancenverhältnis) berechnen. Sie drückt aus, um wie viel größer die Chance (nicht die Wahrscheinlichkeit) zu erkranken in der Gruppe mit Risikofaktor ist. Fall-Kontroll-Studien sind allerdings sehr fehleranfällig. So können Verzerrungen durch die Wahl der Kon-

trollgruppe entstehen oder durch die selektive Erinnerung von Erkrankten, die im Vergleich zu Gesunden gewissenhafter nach Risikofaktoren suchen. Aus diesen Gründen wurden in Fall-Kontroll-Studien schon häufig Risikofaktoren ermittelt, die sich später mit besseren Studiendesigns nicht bestätigen ließen.

▶ **Feldstudien** haben im Vergleich zum Laborexperiment eine größere Alltagsnähe, weil die Daten direkt im „Feld", d. h. in einer natürlichen Umgebung, erhoben werden. Dadurch sind Kontrolle und Standardisierung erschwert, die Ergebnisse aber leichter auf andere Situationen übertragbar. Ein Beispiel ist eine Untersuchung zum Modelllernen, bei der untersucht wird, wie viele Fußgänger an einer roten Ampel einem Obdachlosen, der sie überquert, folgen und wie viele einem elegant gekleideten „Modell".

Stichprobengewinnung

Um Untersuchungsergebnisse auf die Gesamtheit übertragen zu können, braucht man repräsentative und immer auch ausreichend große Stichproben. Bei einer **Zufallsstichprobe** hat jeder Angehörige der Population die gleiche Chance, in die Stichprobe aufgenommen zu werden. **Quotenstichproben** kommen dagegen nicht rein zufällig zustande. Hier sind verschiedene Quoten, z. B. für Alter oder Bildungsstand, vorgegeben, nach denen die Teilnehmer dann frei ausgesucht werden können. Quotenstichproben verwendet man z. B. bei Umfragen, weil sie weniger aufwändig zu erstellen sind.

Methoden IV

Methoden der Datengewinnung

Für medizin-psychologische Zwecke gibt es verschiedene Methoden, Daten zu erheben, z. B. psychologische Tests, Fragebögen, Interviews, Verhaltensbeobachtung oder die Erfassung psychophysiologischer Prozesse (z. B. Cortisol-Bestimmung bei einem Stressexperiment, funktionelle Bildgebung) – einige von diesen sollen hier kurz erwähnt werden. Prinzipiell lassen sich die Methoden nach dem Grad ihrer Standardisierung unterscheiden. Eine standardisierte Erhebung hat den Vorteil, dass sich die Daten besser vergleichen lassen. Gleichzeitig ist sie aber künstlicher, denn das Leben kommt nicht standardisiert daher.

Primär- und Sekundärdaten

Daten, die man bei einer Untersuchung erhebt, nennt man Primärdaten. Nutzt man diese später zur Klärung einer ganz anderen Fragestellung noch einmal, spricht man von Sekundärdaten, da diese ursprünglich zu einem anderen Zweck erhoben wurden. Die Aussagekraft von sog. Sekundäranalysen ist allerdings beschränkt, da im Nachhinein nicht alle Störvariablen berücksichtigt werden können.

Fremd- und Selbstbeurteilung

Wenn ein Patient z. B. einen Fragebogen zur Erfassung der Lebensqualität oder einen Persönlichkeitstest ausfüllt, handelt es sich dabei um eine Selbstbeurteilung. Demgegenüber kann beispielsweise ein Angehöriger oder der behandelnde Arzt eine Fremdbeurteilung vornehmen (in der Psychiatrie z. B. mit der Hamilton-Skala zur Depressionsdiagnostik). Es hat sich herausgestellt, dass Selbst- und Fremdbeurteilung nicht besonders gut übereinstimmen, da Menschen dazu neigen, sich selbst günstiger darzustellen, als sie von außen gesehen werden. Ein Beispiel hierfür ist die Beurteilung der gesundheitsbezogenen Lebensqualität. Umgekehrt verhält es sich allerdings bei Schmerzen, die Außenstehende meist geringer einschätzen als die Patienten selbst. Allgemein lässt sich sagen, dass die Übereinstimmung zwischen Selbst- und Fremdrating bei nicht direkt beobachtbaren Merkmalen, wie z. B. Schmerzen oder dem Befinden, niedriger ist als beispielsweise bei der einfacheren Beurteilung äußerer Aktivitäten.

Interviewformen

Je nach Standardisierungsgrad lassen sich drei Interviewformen unterscheiden.

❱ **(Voll)standardisiertes/strukturiertes Interview:** Fragen und Antwortmöglichkeiten sind genau festgelegt. Vorteil: Die Antworten auch unterschiedlicher Untersucher sind leicht miteinander vergleichbar. Nachteil: Nicht der Patient gewichtet die Themen, sondern man legt gewissermaßen eine Schablone über ihn. Dazu muss man vorher schon festlegen, welche Informationen wichtig sind, weil sie sonst nicht erhoben werden.

❱ **Offenes/unstandardisiertes Interview:** Eröffnung mit einer Frage, die lediglich die Richtung weist, dann aber dem Befragten die Gesprächsführung überlässt. Vorteil: Man erfährt mehr über die Bedeutung bestimmter Inhalte, weil der Patient sie selbst gewichten und frei erzählen kann. Dieser Freiraum hilft außerdem beim Beziehungsaufbau. Nachteil: Die Vergleichbarkeit der Daten ist erschwert.

❱ **Halbstandardisiertes/teilstrukturiertes Interview:** Kompromiss zwischen den beiden vorgenannten Formen, bei dem zwar die Themen vorgegeben sind, der Interviewer aber Reihenfolge, Art und Anzahl der Fragen an die Situation anpassen kann. Vorteil: Es bleibt ein gewisser Freiraum für den Patienten, und gleichzeitig werden bestimmte Themen abgedeckt, was eine weitergehende Auswertung ermöglicht. Nachteil: Die Auswertung kann sehr aufwendig sein. Ein Beispiel ist das „Strukturierte Klinische Interview für DSM-IV – SKID", das nach einem entsprechenden Training die Diagnose einer psychischen Störung nach dem Klassifikationssystem DSM-IV sehr zuverlässig ermöglicht. Es ist in einen freien und einen strukturierten Teil unterteilt. Sprungregeln führen den Anwender wie an einem Leitfaden durch das Interview, so dass er nur diagnostisch relevante Fragen stellen muss.

Datenauswertung und -interpretation

Die Art der Datenauswertung richtet sich zuerst einmal danach, ob man quantitative oder qualitative Daten hat. Quantitative Daten liegen als Zahlen vor (z. B. aus Tests, Symptomskalen oder technischen Messungen). Qualitative Daten sind dagegen nicht-nummerisch, können aber häufig, z. B. durch Auszählen bestimmter Merkmale, in Zahlen umgewandelt und dann quantitativ weiterverrechnet werden.

Quantitative Auswertungsverfahren

Die Auswertung quantitativer Daten erfolgt in zwei Schritten. Zunächst beschreibt man die Daten mit Hilfe der **deskriptiven Statistik;** dabei ermittelt man wichtige Kennwerte. Anschließend prüft man mit der **Interferenzstatistik,** inwieweit sich diese Kennwerte aus der Stichprobe auf die Grundgesamtheit übertragen lassen, d. h., man zieht Schlussfolgerungen aus den Daten, und kann damit Hypothesen prüfen. Es folgt ein sehr kurzer Überblick über die drei Arten der Analyse.

Univariate Analyse

Mit der sog. **univariaten Analyse** kann man einzelne Variablen für sich genommen analysieren. Dabei unterscheidet man, abhängig vom jeweiligen Skalenniveau, statistische Kennwerte zur **Verteilung** und **Streuung** der Daten (s. Kap. Methoden II, S. 48).

Bivariate Analyse

Den Zusammenhang zwischen zwei Variablen analysiert man mit einer **bivariaten Analyse.** Dabei gibt der **Korrelationskoeffizient (r)** mit Werten zwischen +1 und −1 die Stärke des Zusammenhangs zwischen zwei mindestens intervallskalierten Merkmalen an. Die Werte +1 und −1 bedeuten einen exakten positiven bzw. negativen linearen Zusammenhang (d. h., die Gerade in einem linearen zweidimensionalen Koordinatensystem steigt bzw. fällt). Dagegen heißt r = 0, dass die eine Variable sich völlig unabhängig von der anderen verändert. Da perfekt lineare Zusammenhänge in der Psychologie sehr selten sind, hat man sich folgendermaßen geeinigt: r = 0,5 bedeutet starker, r = 0,3 mittlerer und r = 0,1 schwacher Zusammenhang. Bei einer perfekten Korrelation kann man also mit Kenntnis der einen Variable den Wert der anderen exakt voraussagen. Ist jedoch der Betrag von r, also |r| < 1, kann man die Vorhersage nur noch mit einer gewissen Wahrscheinlichkeit machen.

An dieser Stelle sei noch einmal daran erinnert, dass man trotz bestimmter Vorhersagemöglichkeiten von einer **Korrelation nicht** auf eine **Kausalität schließen** darf. Aus der reinen Korrelation zwischen zwei Variablen lässt sich weder folgern, welche Variable die andere beeinflusst oder ob sie sich gegenseitig beeinflussen, noch, ob sie gar von einer dritten, vierten usw. Variable beeinflusst werden. Ein Beispiel: Eine Feuerversicherung stellt eine hohe positive Korrelation zwischen der Zahl der Feuerwehrmänner, die einen Brand gelöscht haben, und dem Brandschaden fest. Hier ist leicht einzusehen, wie verkehrt es wäre, aus diesem Zusammenhang den Schluss zu ziehen, in Zukunft weniger Feuerwehrmänner einzusetzen. Offenbar gibt es hier eine dritte Variable, die kausal auf die beiden anderen einwirkt, nämlich die Größe des Brandes. – Auch in den Medien ist es weit verbreitet, Zusammenhänge in wissenschaftlichen Studien kausal zu interpretieren und entsprechende Empfehlungen auszusprechen oder zu implizieren. Manchmal kann es deswegen nötig sein, Patienten diesen Unterschied zu erklären.

Multivariate Analyse

Ziel einer **multivariaten Analyse** ist es schließlich, Zusammenhänge zwischen mehreren Variablen zu prüfen. Mit Hilfe der statistischen Methode der **multiplen Regressionsanalyse** ist es hier möglich, Störvariablen zu kontrollieren. Die Zusammenhänge bleiben aber auch bei erfolgreicher Kontrolle korrelativ. Kausale Zusammenhänge lassen sich nicht herausrechnen, sondern nur im Experiment beweisen.

Ziel der Interferenzstatistik ist es, die Fehlerwahrscheinlichkeit zu berechnen, mit der man von seinem Stichprobenergebnis auf die Gesamtheit schließt. Die statistische Bedeutung der Ergebnisse bezeichnet man als statistische **Signifikanz.** Zu ihrer Überprüfung gibt es eine Reihe von Tests, z. B. den t-Test oder Chi-Quadrat-Test (χ^2-Test).

Qualitative Auswertungsverfahren

Beispiele für qualitative Auswertungsverfahren sind die Inhaltsanalyse und die Soziometrie. Bei der **Inhaltsanalyse** entwickelt man Auswertungskategorien für Interviews, die man anschließend auf die Gütekriterien hin testet. Auf diese Weise lassen sich z. B. die oben erwähnten halbstrukturierten Interviews entwickeln. Bei der **Soziometrie** erfasst man Gruppenstrukturen und Beziehungen der Gruppenmitglieder untereinander, beispielsweise indem sie gefragt werden, mit wem sie am liebsten zusammenarbeiten oder sich in der Freizeit treffen würden und mit wem sie dies am wenigsten gerne machen würden. Die Ergebnisse lassen sich auch graphisch darstellen, so dass man z. B. sehen kann, wer in der Gruppe der Beliebteste und wer der Unbeliebteste ist.

Metaanalysen

Eine **Metaanalyse** ist eine retrospektive Studie, die selbst Studien und deren Methodik analysiert und bewertet. Dabei zeigt die sog. relative Gewichtung an, wie stark die Einzelstudien in das Gesamtergebnis einfließen. Durch vorher festgelegte statistische Verfahren fasst man die Daten aus mehreren Studien zusammen (*engl.* pooling). Die dadurch wesentlich höheren Fallzahlen helfen vor allem dann, wenn sich vorher einzelne Studien, z. B. zur Wirksamkeitsprüfung, widersprochen haben. Außerdem können Metaanalysen mit Hilfe bestimmter Berechnungen einem sog. **Publication Bias** auf die Spur kommen. Hierunter versteht man die Tendenz, dass überwiegend Studien mit positivem Ergebnis veröffentlicht werden, so dass insgesamt ein verzerrtes Bild der dargestellten Effekte entsteht.

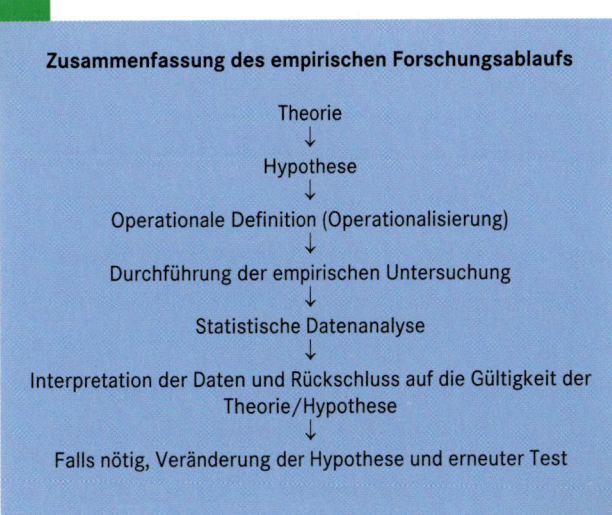

Zusammenfassung des empirischen Forschungsablaufs

Theorie
↓
Hypothese
↓
Operationale Definition (Operationalisierung)
↓
Durchführung der empirischen Untersuchung
↓
Statistische Datenanalyse
↓
Interpretation der Daten und Rückschluss auf die Gültigkeit der Theorie/Hypothese
↓
Falls nötig, Veränderung der Hypothese und erneuter Test

Stress und Gesundheitsfolgen I

Wenn bei einem Waldspaziergang plötzlich ein herrenloser, bellender Hund vor uns auftaucht, laufen ganz ähnliche Reaktionen ab, wie wenn wir gerade auf dem Weg zu einer wichtigen Prüfung sind und wir, weil wir es sehr eilig haben, an der Ampel auf ein anderes Auto auffahren: Unser Körper schüttet Adrenalin aus, die Muskeln spannen sich an, Herzschlag und Atmung werden schneller, unsere Aufmerksamkeit ist eingeengt und wir fühlen uns ängstlich und angespannt. Der biologische Sinn dieser Stressreaktion ist, uns auf **Kampf oder Flucht** vorzubereiten, um letztlich unser Überleben zu sichern (indem wir z. B. vor einem wilden Tier davonlaufen oder einen Feind besiegen). Heute allerdings wirkt sich dieses evolutionäre Erbe oft zu unserem Nachteil aus, denn viele Stressoren, denen der moderne Mensch ausgesetzt ist, wie Termin- oder Arbeitsdruck, können wir mit Kampf oder Flucht nicht bewältigen – vielmehr bräuchten wir für die meisten dieser Aufgaben eher einen kühlen Kopf. Gleichzeitig reagieren Menschen aber sehr unterschiedlich auf entsprechende Anforderungen aus der Umwelt. Von Bedeutung ist dies auch insofern, als Stress und Stressverarbeitung einen großen Einfluss auf unsere Gesundheit haben können.

Stressmodelle

Stress ist medizinisch definiert als eine **Reaktion auf** bestimmte Ereignisse (sog. **Stressoren**), die unser **Gleichgewicht stören** und unsere **Bewältigungsmöglichkeiten heraus-** und evtl. **überfordern.** Dabei lässt sich grundsätzlich zwischen kurzfristigem und lang anhaltendem (chronischem) Stress unterscheiden. **Kurzfristige Auswirkungen** von Stressoren sind z. B. Gereiztheit und Nervosität sowie eine geringere Effizienz in der Handlungsregulation. **Langfristig** aber kann Stress – und der Umgang damit – schwerwiegendere Folgen haben: problematisches Gesundheitsverhalten, wie z. B. ungesunde Essgewohnheiten, Bewegungsmangel, Rauchen oder Missbrauch von Alkohol, Drogen oder Medikamenten, können die Folge sein. Zudem kann chronischer Stress unsere Aktivität, unsere sozialen Beziehungen und die Entwicklung notwendiger neuer Bewältigungsstrategien beeinträchtigen. All diese Dinge sind letztlich Risikofaktoren für die Entstehung körperlicher und seelischer Erkrankungen. Umgekehrt lässt sich an diesen Risikofaktoren aber auch präventiv ansetzen.
Die Stressforschung hat unterschiedliche Theorien und Modelle entwickelt, die sich sowohl mit allgemeinen als auch mit stressorspezifischen psychophysiologischen Stressreaktionen sowie dem Prozess der Stressverarbeitung befassen.

Stressreaktionssystem

Bereits in den 1930er Jahren entdeckte **Hans Selye** bei Tierversuchen ein Stressreaktionssystem, das in seinen Grundsätzen noch heute gültig ist. Er fand heraus, dass der Körper auf ganz unterschiedliche Stressoren, z. B. Elektroschocks, operative Traumata oder eingeschränkte Bewegungs-

freiheit, in einer sehr ähnlichen Weise reagiert, so dass er vom **allgemeinen Adaptationssyndrom** sprach. Es läuft in drei Phasen ab:

1. Alarmreaktion: über Stimulation des Sympathikus Mobilisierung von Ressourcen; Ausschüttung des adrenocorticotropen Hormons (ACTH) aus der Hypophyse
2. Widerstand: Gegenwehr, Versuch, den Stressor zu bewältigen; über ACTH kommt es zur Cortisol-Ausschüttung
3. Erschöpfung: folgt bei chronischem Stress, wenn die körperlichen Reserven aufgebraucht sind. Die Immunabwehr ist dann geschwächt.

Die biologische Stressreaktion läuft dabei über zwei Achsen:

1. Das schnelle **Hypothalamus-Sympathikus-Nebennierenmark-System:** Der Hypothalamus untersteht als wichtiges Integrationszentrum für vegetative und hormonale Funktionen dem limbischen System, in dem Sinneseindrücke eine affektive Färbung erhalten. Über sympathische Nervenfasern zum Nebennierenmark vermittelt er die Ausschüttung von Adrenalin und Noradrenalin: Innerhalb von Sekunden steigen Herzfrequenz und Blutdruck, die Muskeldurchblutung nimmt zu, Glucose wird als Energieträger bereitgestellt.
2. Das innerhalb von Minuten, also langsamer wirkende **Hypothalamus-Hypophysen-Nebennierenrinden-System:** Die Amygdala des limbischen Systems, die eine zentrale Rolle bei der emotionalen Bewertung von Situationen, der Analyse möglicher Gefahren und der Entstehung von Angst spielt, sendet Signale an den Hypothalamus. Dieser schüttet Corticotropin-Releasing-Hormon (CRH) aus, das wiederum eine ACTH-Ausschüttung der Hypophyse bewirkt, welches die Nebennierenrinde zur Abgabe von Cortisol stimuliert. Cortisol führt dann wie Adrenalin zur Bereitstellung von Glucose sowie zur Hemmung von Fettsynthese, Immunabwehr und Entzündungsprozessen.

Wie bereits angedeutet, laufen die physiologischen Stressreaktionen auch in Situationen ab, die wir nicht durch Kampf oder Flucht bewältigen können, wie z. B. Gefahrensituationen im Verkehr, zwischenmenschliche Konflikte oder Belastungen im Beruf. Daneben lösen Infektionen, Verletzungen, Narkosen, Lärm oder starke Hitze und Kälte Stressreaktionen aus. Die kurzfristige Einwirkung von Stressoren aktiviert dabei vor allem das Sympathikus-Nebennierenmark-System, längerfristige Einwirkungen das Hypophysen-Nebennierenrinden-System. Chronischer Stress kann auf Dauer zu einer Fehlregulation des Systems mit der Entwicklung von Bluthochdruck und entsprechenden Folgekrankheiten führen.

Psychophysiologisches Stressmodell

Das Stressmodell nach **J.P. Henry** spiegelt den aktuellen Forschungsstand wider und unterscheidet verschiedene endokrine Reaktionstypen, je nach Kontrollierbarkeit der belastenden

Situation: erfolgreiche Kontrolle, fortgesetztes Ringen um Kontrolle und Kontrollverlust mit jeweils unterschiedlicher hormoneller Mischung. Hier lassen sich auch bestimmte emotionale Reaktionen mit spezifischen physiologischen Reaktionen in Zusammenhang bringen:

▶ Ärger, Wut (entspricht der Kampfreaktion): v. a. Noradrenalin- und Testosteronanstieg
▶ Angst (entspricht der Fluchtreaktion): v. a. Adrenalinanstieg
▶ Depression (entspricht Unterordnung/Kontrollverlust): v. a. Cortisolanstieg und Testosteronabfall

Kognitiv-transaktionales Stressmodell

Richard Lazarus veröffentlichte in den 1970er Jahren das bis heute einflussreichste Stressmodell, nach dem Stress nicht einfach durch einen Reiz oder eine bestimmte Reaktion entsteht, sondern vielmehr dadurch, wie wir bestimmte Ereignisse bewerten und mit ihnen umgehen. Die Stressreaktion ist also nach Wahrnehmung der Situation letztlich von einem zwischengeschalteten zweistufigen Bewertungsprozess abhängig:

1. Primäre Bewertung: „Welche Bedeutung hat die Situation für mein Wohlbefinden? Ist sie positiv, irrelevant oder möglicherweise bedrohlich?"
2. Sekundäre Bewertung: „Welche Bewältigungsmöglichkeiten habe ich?"

Später prüft die Person dann, inwieweit die eigenen Anstrengungen zur Bewältigung der Situation erfolgreich waren oder nicht (vgl. hierzu auch das Modell der erlernten Hilflosigkeit, s. Kap. „Lernen II", S. 70/71). Der Stress nimmt nach diesem Modell umso mehr zu, je mehr Bedeutung wir einer Situation beimessen und je geringer wir unsere Bewältigungsmöglichkeiten einschätzen.
In der Beurteilung von Gefahren und ihren Bewältigungsmöglichkeiten kommen Menschen also zu unterschiedlichen Ergebnissen. Lazarus unterschied hinsichtlich der sekundären Bewertung zwei prinzipiell verschiedene Bewältigungsformen:

▶ **Problemorientiertes Coping:** Versuch, Stress durch Veränderung des Stressors, also der stressauslösenden Situation, zu bewältigen
▶ **Emotionsorientiertes Coping:** Versuch, Stress durch Veränderung der eigenen Gefühle zu bewältigen

Kritiker bemängeln allerdings am Modell von Lazarus, es sei trotz seiner großen Akzeptanz bis heute kaum streng empirisch geprüft. Als Ursache vermuten sie, dass die einzelnen Bestandteile nur schwer zu differenzieren sind. Zudem basiert das Modell auf Lazarus' Theorie zur Emotionsentstehung, nach der Gefühle v. a. auf kognitive Bewertungen zurückgehen. Hierzu gibt es aber auch widersprechende Befunde (s. Kap. „Emotion", S. 60/61).

Allgemeine Stressoren

Obwohl Menschen sehr unterschiedlich auf verschiedene Stressoren reagieren (sei es, weil sie sie unterschiedlich bewerten oder aus anderen Gründen) – es gibt zahlreiche Ereignisse, die bei den meisten Menschen Stress auslösen. Zu den wichtigsten Stressauslösern, auf die sich die Forschung konzentriert hat, gehören u. a. sog. **kritische Lebensereignisse (Life Events)** in Form von bedeutsamen Lebensveränderungen oder **Katastrophen** sowie **alltäglicher Ärger.**

▶ **Bedeutsame Lebensveränderungen,** wie z. B. das Verlassen des Elternhauses, Arbeitsplatzverlust, Heirat, Scheidung oder der Tod eines geliebten Menschen, bedeuten für die meisten Menschen Stress und sind potenzielle Krisenzeiten. Zu beachten ist, dass man zu kritischen Lebensereignissen hier sowohl negative als auch positive einschneidende Ereignisse zählt. Vor allem junge Erwachsene erleben Übergangs- und Unsicherheitsphasen besonders deutlich.
▶ **Katastrophen:** Zahlreiche Studien konnten zeigen, dass nach Flut- oder Brandkatastrophen oder Orkanen die Rate psychischer Störungen, wie beispielsweise von Depressionen oder Ängsten, um durchschnittlich 17% zunahm. Auch Flüchtlinge, die z. B. wegen Krieg oder Naturkatastrophen aus ihrer Heimat geflohen sind, leiden vermehrt unter psychischen Störungen, verursacht durch Entwurzelung, Trennung von der Familie sowie sprachlichen, kulturellen und klimatischen Anpassungsschwierigkeiten an die neue Umgebung.
▶ **Alltäglicher Ärger:** Einige Untersuchungen legen nahe, dass alltäglicher Ärger wie anstrengende Nachbarn, langes Warten im Supermarkt, Stau auf dem Weg zur Arbeit, das Suchen nach verlegten Dingen, zu viel Arbeit usw. die größten Stressoren sein können. Allerdings gilt auch hier, dass ein Teil der Menschen von solchem Ärger kaum berührt wird, während andere fast „verrückt" werden. Jedenfalls können sich auch kleinere Stressoren summieren und dadurch ein größeres Gewicht bekommen.

Besonders stark wirken die genannten Stressoren, wenn sie als unkontrollierbar erlebt werden (unabhängig davon, ob es tatsächlich eine Kontrollmöglichkeit gibt oder nicht). Der biologische Hintergrund dafür ist, dass **Kontrollverlust** zur Ausschüttung von Stresshormonen führt.

Stress und Gesundheitsfolgen II

Gesundheitliche Stressfolgen

Stress, der sehr lange anhält, wird gefährlich – besonders, indem er sich auf das Herz-Kreislauf- und das Immunsystem auswirkt.

Herz-Kreislauf-System

Die koronare Herzkrankheit (KHK), also die Einengung der Herzkranzgefäße durch Atherosklerose, ist die **häufigste Todesursache** in den Industrienationen. Zu den **Risikofaktoren** gehören neben **unvermeidbaren** (wie z. B. Vererbung und Geschlecht) und **vermeidbaren** (wie z. B. Rauchen, Ernährungsfaktoren und Bewegungsmangel) auch **psychosoziale Faktoren:** chronische, besonders berufliche Stressbelastungen, feindseliges Verhalten und Ärgerbereitschaft, Depression und Angst, soziale Isolation sowie sozioökonomische Benachteiligung.
Psychische Erkrankungen gehen mit einer erhöhten Stressbelastung einher, die sich auf Dauer auch körperlich auswirken kann: Im Vergleich zu Nichtdepressiven haben körperlich Gesunde mit einer Depression ein doppelt so hohes Risiko, eine KHK zu entwickeln. Und bei jemandem, der bereits einen Herzinfarkt hatte, erhöht eine Depression das Risiko, an einem erneuten Infarkt zu versterben, ebenfalls um etwa das Zweifache. Noch ist zwar nicht vollständig geklärt, ob die Depression hier ein kausaler Risikofaktor oder bloß ein Risikoindikator ist. Man weiß aber, dass bei einer Depression beide Stressachsen chronisch überaktiv sind, was über verschiedene biologische Mechanismen Schäden am Herz-Kreislauf-System begünstigt (u. a. über die Förderung von Bluthochdruck, Atherosklerose, Ischämien, Rhythmusstörungen und Thrombenbildung). Auch andere anhaltende negative Emotionen, wie z. B. Wut, verbunden mit einem aggressiven, leicht erregbaren Temperament, machen anfällig für die Entwicklung einer KHK.
Umgekehrt konnte man zeigen, dass sich regelmäßige körperliche Aktivität und der Abbau von chronischen Stressbelastungen durch ein Stressbewältigungstraining bei einer KHK positiv auf die Krankheitsentwicklung auswirken. Insgesamt überwiegt die Wirksamkeit von Lebensstilveränderungen in der Summe die Effektivität einer kombinierten medikamentösen Therapie sogar um ein Mehrfaches.

Immunsystem

Das Immunsystem ist mit Gehirn und Psyche dadurch verbunden, dass lymphatische Organe innerviert sind und Lymphozyten Rezeptoren für Neurotransmitter besitzen. Andersherum haben die Botenstoffe zwischen den Immunzellen auch psychische Effekte. So führt die Aktivierung des Immunsystems, z. B. bei einem Infekt, auch zu einer Änderung des Befindens, was sich u. a. in sozialem Rückzug, niedergeschlagener Stimmung, verstärkter Schmerzempfindlichkeit und Appetitlosigkeit ausdrücken kann.
Insgesamt lässt sich sagen, dass akuter Stress die Immunantwort verbessert, während chronischer Stress sie jedoch – wahrscheinlich durch die fortdauernde Cortisolausschüttung – verschlechtert. Deutlich wird dies z. B. daran, dass Operationswunden bei chronisch gestressten Menschen langsamer heilen und HIV-Infizierte, die belastenden Lebensumständen wie z. B. dem Verlust des Partners ausgesetzt sind, eine stärkere Immunschwäche und ein schnelleres Fortschreiten der Krankheit zeigen. (Entsprechend kann psychosoziale Unterstützung und Beratung, z. B. in Form von begleitender Gruppentherapie oder in einer angeleiteten Selbsthilfegruppe, die Lebensqualität von chronisch Kranken steigern.)
Im Gegensatz zu den erwähnten Effekten konnte man jedoch keinen Zusammenhang zwischen bestimmten Persönlichkeitseigenschaften, gewissen Lebenserfahrungen oder dem Ausmaß an Depressivität und der Anfälligkeit für eine Krebserkrankung nachweisen. Bis heute gibt es keine klare Evidenz dafür, dass chronischer Stress direkt Krebs auslösen kann. Patienten können aber umgekehrt durch solche Vorstellungen sehr belastet werden, wenn sie oder Angehörige nach Sinn und möglichen Ursachen für ihre Krankheit suchen und sich selbst die Schuld geben. Man spricht in diesem Zusammenhang ebenso wie bei Traumatisierungen, z. B. durch eine Vergewaltigung oder bei einer sexuell übertragenen HIV-Infektion, von Viktimisierung, wenn das Opfer für das, was es erlitten hat, teils selbst verantwortlich gemacht wird (*engl.* blaming the victim).

Stressbewältigung

Stress, der sich nicht durch Änderung der Situation oder der eigenen Coping-Strategien reduzieren lässt, kann durch eine Reihe von Maßnahmen zum Stressmanagement angegangen werden. Hierzu gehören die Veränderung von kognitiven Bewertungsmechanismen (sog. **Stressimpfungstraining** nach Maichenbaum) und **Entspannungsverfahren** (s. hierzu auch die Kap. „Psychotherapie" II und III, S. 27 ff.), Ausdauersport und soziale Unterstützung. So konnten zahlreiche Studien zeigen, dass ein leichtes **sportliches Ausdauertraining** nicht nur Depressionen und Ängste reduziert, sondern auch die Anfälligkeit für einen Herzinfarkt. Regelmäßiger Sport scheint das Todesrisiko insgesamt beträchtlich zu senken.
Unter **psychosozialer Unterstützung** versteht man das Gefühl, von Familienangehörigen und Freunden bei der Bewältigung von Problemen unterstützt zu werden. Die wahrgenommene Unterstützung weicht dabei durchaus von der tatsächlich erfahrenen ab, weil hier auch die Bewertung der betreffenden Person eine Rolle spielt. Soziale Integration und Unterstützung, die beide auch von genetisch verankerten Persönlichkeitseigenschaften abhängen, wirken gesundheitsförderlich und schützen vor Krankheiten. Bei bereits bestehenden Krankheiten beeinflussen sie den Verlauf günstig. Eine mögliche Erklärung dafür liefert das **Stress-Puffer-Modell,** das besagt, dass negative Auswirkungen von Stress durch soziale Unterstützung abgemildert werden. Das **Haupteffektmodell** geht demgegenüber davon aus, dass sich soziale Unterstützung generell günstig auswirkt, unabhängig davon, ob sich jemand im Stress befindet oder nicht.

Exkurs: Sexueller Kindesmissbrauch

Kindesmisshandlung und besonders sexueller Missbrauch wirken traumatisierend und können gravierende
Langzeitfolgen haben. Mit Hilfe von Selbsteinschät-
zungsbögen wurde für Frauen eine Prävalenz von
8 – 32% ermittelt, bei Männern von 1 – 16%, weitgehend
unabhängig von der sozialen Schicht. Sexueller Missbrauch gilt als mögliche Entstehungsbedingung für eine
Vielzahl psychischer und körperlicher Störungen, die
sich z. T. erst im Erwachsenenalter herausstellen. Hierzu
gehören Persönlichkeits- und Essstörungen, körperliche
Beschwerden ohne medizinische Ursache, chronischer
Schmerz, Depression, Suizidversuche usw. Die psychologische Begutachtung von Tätern und Opfern verlangt
eine hohe Qualifikation, um Fehlbeschuldigungen auszu-
schließen.

Problematisch ist genau genommen schon der Begriff
sexueller „Missbrauch", der sich mittlerweile eingebür-
gert hat, denn schließlich gibt es auch keinen sexuellen
„Gebrauch". Angemessener wäre es wohl, von sexueller
Kindesmisshandlung oder von sexueller Gewalt gegen
ein Kind zu sprechen.

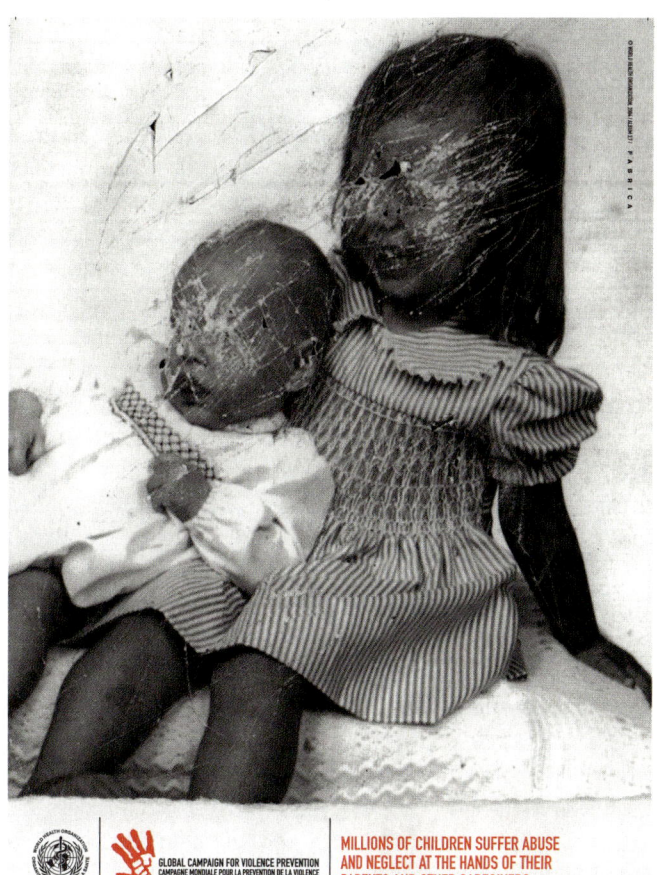

Abb. 1: WHO-Kampagne: Global Campaign for Violence Prevention. [17]

Glossar einiger wichtiger Begriffe

▶ **Ätiologie:** Lehre von den Krankheitsursachen. Beispiel:
Die Ätiologie des Herzinfarkts ist die Atherosklerose.
▶ **Pathogenese:** Lehre von der Krankheitsentstehung. Damit
ist die Entwicklung gemeint, die eine Krankheit bei ihrer Entstehung Schritt für Schritt nimmt. Beispiel: Die Pathogenese
des Herzinfarkts führt von der Arteriosklerose über eine Pla-
queruptur zum thrombotischen Verschluss.
▶ **Risikofaktoren:** Meist statistisch ermittelte Faktoren, die
das (durchschnittliche) Risiko für eine bestimmte Krankheit
oder ein bestimmtes Ereignis erhöhen. In der Regel meint
man damit Faktoren, die mit einer Krankheit oder ihrer Entstehung **korrelieren,** d. h., sie können ein Krankheitsrisiko
durchaus voraussagen, müssen aber deswegen keine **kausalen** Faktoren der Krankheitsentstehung sein. Man nennt
solche Risikofaktoren auch prognostische Indikatoren oder
Marker im Unterschied zu einem tatsächlich kausalen Risikofaktor (der sich, genau genommen, nur in einem Experiment belegen lässt – s. Kapitelblock „Methoden", S. 46 ff.).
Das Wirken von Risikofaktoren gilt außerdem immer für den
Durchschnitt, d. h., bei einem einzelnen Menschen lassen
sich damit keine exakten Vorhersagen machen, sondern lediglich Wahrscheinlichkeitsvoraussagen. Beispielsweise stellt
Rauchen einen Risikofaktor für zahlreiche Krankheiten dar,
vor allem für Krebs und Herz-Kreislauf-Erkrankungen.
▶ **Protektive Faktoren:** Schutzfaktoren, die Krankheiten
entgegenwirken oder bei einer Krankheit eine Verschlimme-
rung verhindern. Protektive Faktoren können z. B. bestimmte
Gene sein (bzw. das Fehlen von „Risiko"-Genen), wirtschaftliche Umstände (z. B. Wohlstand) sowie psychische Ressourcen (z. B. durch liebevolle Erziehung) und ausreichende soziale Unterstützung (durch Familie, Freunde etc.).
▶ **Resilienz** (*engl.* Elastizität, Widerstandskraft): Manche
Menschen verkraften Belastungen und Schicksalsschläge besser als andere. Sie werden besser mit Trennungen, schwerer
Krankheit, Armut, Entbehrungen usw. fertig als andere. Trotz
ungünstiger Bedingungen entwickeln sie keine psychische
Störung. Wodurch der Schutzfaktor Resilienz entsteht, ist allerdings noch weitgehend unklar.
▶ **Chronifizierung:** Eine akute Erkrankung endet nicht mit
Heilung, sondern geht in eine chronische (lang anhaltende)
über. Zur Chronifizierung können psychische Faktoren
beitragen, aber auch umgekehrt gilt:
Die Chronifizierung einer Krankheit bringt u. U. eine erhebliche seelische Belastung mit sich. Beispiel: Bei den chronischen Hauterkrankungen Schuppenflechte (Psoriasis) und
Neurodermitis kann Stress einen erneuten Krankheitsschub
auslösen. Gleichzeitig sind diese Erkrankungen für die
Betroffenen häufig eine erhebliche Belastung,
besonders wenn sie an sichtbaren Körperstellen
auftreten.

Kognition

Definition
Der Begriff Kognition bezeichnet zusammenfassend Vorgänge gedanklicher Informationsverarbeitung wie Wahrnehmen, Bewerten, Interpretieren, Erinnern, Sprechen usw.

Das meiste, was heutzutage über die komplexen Vorgänge im menschlichen Gehirn bekannt ist, weiß man aus psychologischen Experimenten, funktioneller Bildgebung und der Beobachtung nach Schädigung bestimmter Bereiche, beispielsweise durch Verletzungen, Blutungen, Tumoren oder Ischämien.

Kognitive Funktionsstörungen

Durch Schädigungen wie Hirnverletzungen oder zerebrale Ischämie (Schlaganfall) kann es zu kognitiven Funktionsstörungen kommen, die sich symptomatisch äußern als:

‣ **Aphasie:** Sprachstörungen (s. u.)
‣ **Agnosie:** Störung der Erkennung bekannter Objekte
‣ **Alexie:** Lesestörung
‣ **Agraphie:** Schreibstörung
‣ **Apraxie:** Handlungsstörung

Wahrnehmung und Aufmerksamkeit

Mit **Wahrnehmung** bezeichnet man die **Aufnahme, Verarbeitung** und **Interpretation** von Informationen. Wie wenig dieser Prozess schlichte Abbildung der Außenwelt und wie sehr

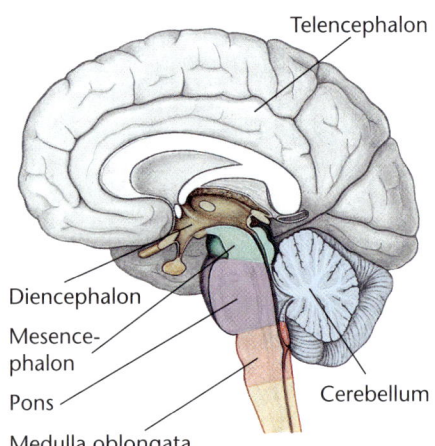

Diencephalon
Mesencephalon
Pons
Medulla oblongata
Telencephalon
Cerebellum

Abb. 1: Organisation des menschlichen Gehirns. [21]

er eine aktive Berechnung ist, wird auch daran ersichtlich, dass wir viel größere neuronale Kapazitäten für die Informationsverarbeitung als für die -aufnahme haben: Die Zahl der neuronalen Verknüpfungen im Gehirn ist nämlich 100 000fach größer als die für sensorischen Input. Als Ergebnis der Evolution enthalten die von unserem Gehirn geschaffenen Repräsentationen vor allem das, was für unser Überleben wichtig ist. Wir halten diese aus aktuellem Input und früheren Erfahrungen konstruierten Repräsentationen aber für reale Eigenschaften der äußeren Wirklichkeit, weil sie so zuverlässig auf ähnliche Weise immer wieder entstehen. In der Wahrnehmungspsychologie umschreibt der Begriff **Aufmerksamkeit** die Filterung und Auswahl bestimmter Reize aus dem Pool aller einwirkenden äußeren Reize. Die Kapazitäten der menschlichen Sinnesorgane sind zu begrenzt, als dass alle Stimuli aufgenommen und verarbeitet werden könnten. Die Auswahl läuft größtenteils unbewusst ab. Die **selektive Aufmerksamkeit** ist hierbei gezielt auf bestimmte Reize gerichtet, während **Vigilanz** den Zustand der Daueraufmerksamkeit bezeichnet.

Sprache

Sprachentwicklung

Eine notwendige Voraussetzung für den Spracherwerb ist das angeborene Erkennen von Sprachlauten (Phonemen). Die Sprachentwicklung beginnt zunächst mit der Produktion einzelner Laute. Um bestimmte Objekte mit Wörtern zu bewerten, wendet das Kind dann das Prinzip der **Konzeptbildung** an: Bestimmte Eigenschaften eines Objekts werden einem Konzept zugeordnet, d. h., es wird jedes Objekt nicht als einzelnes erfasst, sondern einer Kategorie zugeordnet. Beispielsweise erkennt ein Kind das Konzept eines Hundes, den es „Wauwau" nennt, bei jedem beliebigen Hund, auch wenn es unterschiedliche Objekte sind. Nicht nur für Gegenstände gilt das Prinzip der Konzeptbildung, sondern auch für Zustände oder Tätigkeiten.

Im zweiten Lebensjahr beginnt das Sprechen zunächst in Ein-Wort-, dann in Zwei-Wort-Sätzen. Bis zum Schuleintritt bildet das Kind vollständige Sätze und lernt grammatikalische Konstruktionen, was in der Grundschulzeit weiter gefördert und verfeinert wird. Definitiv abgeschlossen ist der Spracherwerb im Grunde nie, da auch im Erwachsenenalter ständig neuer Wortschatz erlernt werden kann.

Aphasie

Die Störung des Sprechens wird Aphasie genannt. Häufig tritt sie im Rahmen zerebraler Durchblutungsstörungen, z. B. beim Schlaganfall, auf. Je nach betroffenem Hirnareal lassen sich verschiedene Arten unterscheiden:

‣ **Wernicke-Aphasie:** Durch Läsionen im Wernicke-Sprachzentrum im oberen Temporallappen kommt es zu Störungen des **Sprachverständnisses.** Symptomatisch kommt es zu einer unkontrollierten Sprache mit flüssigem Sprachablauf, jedoch unverständlichen Sätzen mit vielen Paraphrasien (Vertauschung von Wörtern, Silben oder Lauten), Neologismen (Wortneubildungen) und gestörtem Satzbau.
‣ **Broca-Aphasie:** Durch Läsionen im Broca-Sprachzentrum im Frontallappen wird die **Sprachproduktion** gestört, was zu Sprechen in kurzen, einfach strukturierten Sätzen und Störungen der Aussprache (Dysarthrie) führt.
‣ **Amnestische Aphasie:** Wortfindungsstörung (Schwierigkeiten beim Benennen von Gegenständen u. Ä.)
‣ **Globale Aphasie:** kombinierte Sprachstörung

Gedächtnis

Definition
Das Gedächtnis hat die Fähigkeit, Gelerntes zu sortieren, zu speichern und wieder abzurufen.

Gedächtnisformen

Wie jeder Student aus leidiger Erfahrung weiß, behalten wir nicht alle Informationen gleich lange. Anhand der Verbleibzeit einer Information, also der Dauer der Speicherung, unterteilt man das Gedächtnis in:

	Sensorisches Gedächtnis	Kurzzeitgedächtnis (KZG), Arbeitsspeicher	Langzeitgedächtnis (LZG)
Speicher-dauer	visuelle Reize (ikonisches G.) <1 s akustische Reize (echoisches G.) 2 s	ohne Wiederholung ca. 20 s länger durch Wiederholung	dauerhaft (kein Verlust der Inhalte durch Vergessen, aber Zugang kann fehlen)
Funktion	kurzzeitige Speicherung von Sinneseindrücken	lädt Informationen, auf die Aufmerksamkeit gerichtet wurde, aus sensorischem Gedächtnis Speicherkapazität: 7 ± 2 Informationseinheiten	dauerhafte Abspeicherung Hippocampus als Zwischenspeicher Assoziationskortex endgültiger Speicherort

■ Tab. 1: Mehr-Speicher-Gedächtnis.

Je nach **Inhalt** der im Langzeitgedächtnis gespeicherten Informationen unterscheidet man:

▶ **Deklaratives Gedächtnis** (auch rationales, **explizites/ bewusstes Gedächtnis**), untergliedert in:
– **Episodisches Gedächtnis:** Lebensereignisse (z. B. Erinnerung an den letzten Urlaub)
– **Semantisches Gedächtnis:** Faktenwissen (z. B. aus Geschichte oder Beruf), Wortbedeutungen
▶ **Prozedurales Gedächtnis** (auch Verhaltensgedächtnis, **implizites/unbewusstes Gedächtnis**), untergliedert in:
– **Habit-Gedächtnis:** Fertigkeiten (z. B. Radfahren, Klavierspielen, Schwimmen)
– **Priming-Gedächtnis:** Lerneffekte (z. B. Angst vor bestimmten Situationen)

Gedächtniserwerb

Aufgenommene Informationen werden aus dem sensorischen Gedächtnis in das Arbeitsgedächtnis „geladen". Durch Informationsverknüpfung und Wiederholung erfolgt die Konsolidierung der Gedächtnisinhalte – der Übergang vom Kurz- ins Langzeitgedächtnis.

Gedächtnisstörungen

Störungen des Gedächtnisses können das Abrufen bereits gespeicherter Informationen betreffen (retrograde Amnesie) oder die Aufnahme neuer Inhalte (anterograde Amnesie). Die Demenz ist eine besonders im hohen Lebensalter vorkommende Störung kognitiver Funktionen.

Intelligenz

Das hypothetische Konstrukt Intelligenz kann man definieren als Fähigkeit, Probleme zu lösen. Um Intelligenz messbar zu machen, wurde der Begriff des Intelligenzquotienten (IQ) eingeführt. Der Name geht auf einen Test zur Einstufung der Intelligenz von Kindern zurück: Für jede Altersgruppe gab es typische Aufgaben, mit denen das Intelligenzalter bestimmt wurde. Der IQ wurde als Quotient aus Intelligenzalter und tatsächlichem Lebensalter ermittelt. Heute setzt man zur IQ-Bestimmung die Anzahl der in einem Intelligenztest richtig gelösten Aufgaben in Relation zum Durchschnittswert der jeweiligen Altersgruppe.
Der HAWIE (Hamburg-Wechsler-Intelligenztest für Erwachsene) ist der in Deutschland gebräuchlichste Intelligenztest. Er besteht aus einem verbalen und einem nonverbalen Teil.

Intelligenzmodelle

Charles Spearman entwickelte Anfang des 20. Jahrhunderts das **Zwei-Faktoren-Modell** der Intelligenz: Aus dem Faktor der allgemeinen Intelligenz einer Person (g-Faktor) und einer spezifischen Faktor für das zu lösende Problem (s-Faktor) bestimmt sich die Intelligenz. Dabei bleibt der g-Faktor konstant, während der s-Faktor variieren kann (z. B. sprachliche Probleme, mathematische Probleme).
Ein weiteres Modell ist das **Primärfaktorenmodell** (nach Louis Thurstone), das Intelligenz als Zusammenspiel einer begrenzten Zahl unabhängiger Faktoren definiert.

Intelligenzformen

▶ Fluide Intelligenz: Fähigkeit zum Problemlösen, abhängig von angeborenen Voraussetzungen; nimmt mit dem Alter eher ab
▶ Kristalline Intelligenz: Fähigkeit zum Problemlösen, abhängig von erworbenem Wissen; nimmt mit dem Alter zu bzw. bleibt konstant

(s. a. Exkurs: Lerntipps, S. 47).

Emotion

Mit Emotionen bezeichnet man ein komplexes Gemisch aus Gefühlen, Empfindungen und dabei auftretenden kognitiven und physiologischen Prozessen. Der evolutionäre Sinn von Emotionen ist es, uns **Orientierung** zu geben, indem sie uns die **Bedeutung** einer Situation vermitteln. Emotionen lassen sich in diesem Sinn als bewertendes Erleben verstehen, das unser Verhalten vorbereitet, begleitet und wiederum aus ihm hervorgeht. Oft grenzt man Emotionen von **Affekten** und **Stimmungen** ab. Unter Affekt versteht man gewöhnlich einen kurzen, heftigen Gefühlszustand als unmittelbare Reaktion auf einen äußeren Anlass (z. B. ein plötzliches Glücksgefühl). Stimmungen sind dagegen länger anhaltend, aber weniger intensiv (z. B. „gute Laune haben"). In der Anamnese bezeichnet man mit **Affektivität** zusammenfassend Affekte, Gefühle und Stimmungen eines Menschen.

Komponenten der Emotion

▶ **Neurobiologisch-physiologische Komponente:** Jedes Gefühl beruht primär auf der Aktivierung des limbischen Systems. Hinzu kommen aber auch periphere physiologische Prozesse und Informationen aus dem Körperinneren.

▶ **Gefühlskomponente:** Menschen können über Introspektion ihre Gefühle wahrnehmen und berichten, wie sich etwas anfühlt.

▶ **Ausdruckskomponente:** Gefühle teilen sich nonverbal über Körpersprache wie Mimik, Gestik, Körperhaltung und Stimmlage nach außen hin mit.

▶ **Kognitive Komponente:** Gedankliche Einschätzung und Beurteilung der Situation z. B. als angenehm/unangenehm, beeinflussbar/unbeeinflussbar usw.

▶ **Motivationale Komponente:** Gefühle motivieren zu Handlungen. So führt beispielsweise Angst zu Flucht oder dazu, bestimmte Situationen zu meiden. Anders als Instinkte führen Gefühle aber nicht zwangsläufig zu einer bestimmten Handlung, sondern können – bei Kindern mit zunehmendem Alter – kortikal kontrolliert werden.

(Bei mangelnder Kontrolle spricht man auch von „Affektinkontinenz".)

Neurobiologische Grundlagen

Der Hypothalamus und das limbische System mit Hippocampus und Amygdala lenken das emotionale Geschehen. Die Stimulierung bestimmter Regionen des **Hypothalamus** führt zu angenehmen oder unangenehmen Gefühlen. Für die emotionale Konditionierung ist der **Hippocampus** von Bedeutung. Sind bestimmte Gefühle, wie z. B. Ängste, klassisch konditioniert, werden sie im Gedächtnis aufbewahrt und in entsprechenden Situationen abgerufen. Der Vorteil der **Amygdala** liegt in ihrer Schnelligkeit: Noch bevor Nervenimpulse den Kortex erreichen und damit be-

wusst werden, werden hier bereits emotionale Reaktionen veranlasst. Emotionen wie Freude oder Trauer besitzen neuronale Netzwerke, deren Aktivität sich mit bildgebenden Verfahren darstellen lässt. Dabei sind subkortikale Strukturen stärker aktiviert als kortikale.

Emotionstheorien

Es gibt verschiedene Theorien dazu, wie die einzelnen Komponenten beim Entstehen einer Emotion zusammenwirken. Unser **Alltagsverstand** sagt uns, dass wir eine Situation wahrnehmen, darauf mit einem Gefühl reagieren und dieses Gefühl dann eine physiologische Reaktion auslöst. Beispiel: Ich finde den Brief eines geliebten Menschen im Postkasten, freue mich, und in der Folge schlägt mein Herz schneller.
Der Psychologe William James und der Physiologe Carl Lange sahen es jedoch genau umgekehrt. Die nach ihnen benannte **James-Lange-Theorie** (1890) behauptet, dass wir nach der Wahrnehmung einer Situation (Brief im Postkasten) zuerst physiologisch reagieren (Herzklopfen) und unsere Gefühle (Freude) durch das Bewusstwerden dieser körperlichen Reaktion entstehen. Die Physiologen Walter B. Cannon und Philip Bard meinten dagegen, dass die Wahrnehmung einer Situation gleichzeitig physiologische Reaktion und emotionales Erleben erzeuge (**Cannon-Bard-Theorie**, 1915). Eine weitere Frage, die in der Emotionsforschung verfolgt wurde, war, inwieweit das, was wir fühlen, mit dem zusammenhängt, was wir denken. Nach der **Lazarus-Schachter-Theorie** entsteht eine Emotion durch die kognitive Bewertung einer unspezifischen physiologischen Erregung. Demnach entstehen viele wichtige Gefühle durch Interpretationen und Bewertungen (vgl. Stressmodell S. 56/57). Neuere Forschungen haben demgegenüber gezeigt, dass emotionale Reaktionen blitzschnell, automatisch und unbewusst, also auch ohne kognitive Bewertung, ablaufen können. Ein Konzept, das die genannten Theorien zusammenführt und aktuelle neurobiologische Erkenntnisse berücksichtigt, ist das **integrative Modell.** Demnach läuft

die Verarbeitung einer Wahrnehmung primär auf zwei Ebenen ab. Zuerst kommt es zu einer unbewussten Verarbeitung im limbischen System: Die Situation wird in ihrer Bedeutung geprüft und entsprechend eine erste emotionale Reaktion ausgelöst. Zeitlich etwas versetzt findet eine kognitive Analyse im Kortex statt, die u. a. dazu dient, unangemessene Reaktionen zu verhindern. Kortex und limbisches System tauschen dann Informationen aus, wobei jedoch die neuronalen Verbindungen vom limbischen System zum Kortex stärker sind als umgekehrt. Das limbische System veranlasst schließlich über den Hypothalamus auch physiologische Reaktionen und beeinflusst über Striatum und Hirnstamm den Gefühlsausdruck. Das bewusste Erleben einer Emotion entsteht schließlich im Arbeitsgedächtnis, in dem alle Informationen integriert werden, das aber selbst auch wieder die physiologische und die Ausdrucksebene beeinflusst. Das integrative Modell hebt also nicht einen einzelnen ursächlichen Faktor heraus, sondern reflektiert vielmehr das komplexe Zusammenspiel der verschiedenen Elemente.

Einteilung von Emotionen

Freude, Trauer, Angst, Ekel, Überraschung, Wut und **Verachtung** gelten als **primäre Emotionen** (Basisemotionen, ▌Abb. 1), die zur angeborenen Grundausstattung des Menschen gehören: Wenige Wochen bis Monate nach der Geburt werden sie kulturübergreifend spontan sichtbar – auch bei Kindern, die blind oder taub geboren wurden. Auf der ganzen Welt wird zudem beispielsweise ein lachendes Gesicht auf einem Foto als Ausdruck von Freude begriffen. Jede primäre Emotion ist nämlich mit einer spezifischen Mimik verbunden, und so zeigen sich Wut oder Überraschung in allen Kulturen durch den gleichen Gesichtsausdruck. Auch sind für die Mimik des Gefühlsausdrucks andere Hirnzentren verantwortlich als für einen willkürlichen Gesichtsausdruck. Man geht davon aus, dass sich die sog. **sekundären Emotionen** wie Scham, Neid, Schuldgefühle oder Dankbarkeit in komplexer Weise aus den Basisemotionen zusammensetzen.

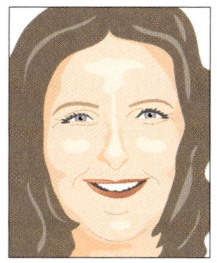 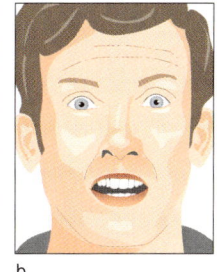 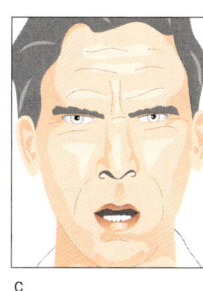 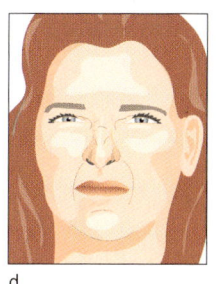

a   b   c   d

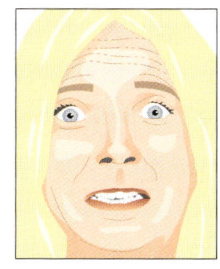 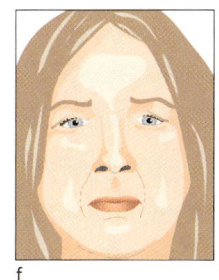 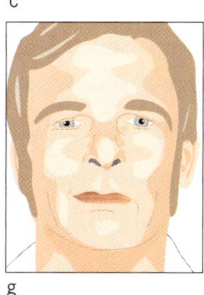

e   f   g

▌ Abb. 1: Welche der Basisemotionen werden hier gezeigt? [26]

Antwort: a) Fröhlichkeit, b) Überraschung, c) Wut, d) Ekel, e) Furcht, f) Traurigkeit, g) Verachtung

Exkurs:
Trauer vs. Depression

Je nach Schweregrad mögen Trauer und Depression auf den ersten Blick gewisse Ähnlichkeiten aufweisen – sie sind aber letztlich grundverschieden. **Trauer** ist als **primäre Emotion** eine **normale Reaktion auf schmerzhafte Erlebnisse.** Wenn wir einen Verlust erleben oder erkennen, dass sich bestimmte Wünsche nicht erfüllen werden, können wir uns über den Prozess der Trauer lösen und schließlich eine neue Orientierung finden. In diesem Sinn ist Trauer zwar schmerzhaft, aber auch notwendig, letzten Endes heilsam und vorübergehend. Die akute Phase kann dabei auch von körperlichen Beschwerden und vegetativen Störungen wie etwa Kraftlosigkeit und Erschöpfung begleitet sein (s. a. S. 42/43). Das Sprechen über den eigenen Schmerz und emotionale Unterstützung, z. B. durch einen einfühlsamen Zuhörer, können den Betroffenen helfen, die Trauer langsam aufzulösen.

Eine **Depression** ist demgegenüber eine krankhafte Veränderung des Gemütszustands, die professioneller Hilfe bedarf. Häufig ist es gerade so, dass sich der Depressive all seiner Gefühle – auch der Trauer – beraubt fühlt und in einem Zustand **innerer Leere** und **Antriebslosigkeit** ausharrt. Seine Gedanken kreisen dabei oft um die eigene Wertlosigkeit und Aussichtslosigkeit seiner Lage. Viele Depressive fühlen sich unruhig und erschöpft zugleich. Zusätzlich können sie an körperlichen Begleiterscheinungen leiden, wie chronischer Müdigkeit, Schlafstörungen, Rückenschmerzen oder Appetitlosigkeit (s. a. S. 6/7). Im Unterschied zu Trauernden weisen Depressive Hilfe oft direkt zurück und können keine Besserung durch Gespräche mit Angehörigen oder Freunden finden. Neben professioneller Hilfe kann dann aber auch die emotionale Unterstützung durch Freunde und Angehörige für sie sehr hilfreich sein.

Definitionen

Unter **Motivation** versteht man eine Handlungsbereitschaft, ausgelöst durch innere Antriebe und Bedürfnisse (Hunger, Durst, Zuwendung, Nähe etc.) und/oder äußere Anreize (Geld, möglicher Sexualpartner etc.). Diese inneren oder äußeren Beweggründe, die ein Verhalten auslösen und ihm Energie und Richtung geben, nennt man **Motive** (z. B. Bedürfnis nach Ruhe, Bewegung, Sex). Sie können bewusst oder unbewusst sein. Jemanden zu **motivieren** bedeutet, (zu versuchen) ihn zu etwas Bestimmten zu bewegen (z. B. sich gesünder zu ernähren, die Medikation einzunehmen etc.)

Auch bei diesem Thema finden wir wieder verschiedene Herangehensweisen und Perspektiven, aus denen wir uns unser Gesamtbild basteln müssen. Im Folgenden schauen wir uns einige dieser Ansätze aus der Motivationsforschung näher an.

Ethologische (verhaltensbiologische) Motivationstheorie

Tiere erreichen die Anpassung an ihre Umwelt und ihr soziales Gefüge über Informationen, die zum Teil dem Erbgut entstammen und zum Teil über die Sinnesorgane in den Organismus gelangen. Bei ihnen gibt es, noch klarer getrennt als beim Menschen, **angeborene** und durch Erfahrung **gelernte Verhaltensweisen.**

Wegen ihrer geringen Variationsbreite ist es in der Tierwelt einfacher als beim Menschen, **Reflexe** und **Automatismen** als vererbt zu erkennen. Beispielsweise ist die Brutpflegereaktion von Truthennen angeboren; sie wird nur durch das Piepsen ihrer Küken ausgelöst. Kann die Truthenne die Laute ihres Kükens nicht mehr hören, greift sie es an und hackt es zu Tode. Umgekehrt nimmt sie aber einen künstlichen Marder, in den ein piepsender Lautsprecher eingebaut ist (und der in der Natur ihr größter Feind wäre), mit in ihr Nest und lässt ihn wie ihr eigenes Junges unterschlüpfen.

Wesentlich schwieriger wird es dagegen bei komplexen spontanen Verhaltensweisen. Die Zoologen **Konrad Lorenz** und **Nikolaas Tinbergen** haben bereits in den 1930er Jahren herausgearbeitet, dass es ein **reines „Instinktverhalten" nicht gibt.** Außerdem könne man bei Wirbeltieren sowie erst recht beim Menschen „Instinkthandlungen" in angeborene und erworbene Komponenten zerlegen. Lorenz: „Merkmale werden nicht ererbt, sondern sind Variationsbreiten der möglichen Merkmalsausbildung" [11].

Psychobiologische Motivationstheorie

Eine Theorie, die auf aufwändige Postulierungen innerer Triebe verzichtet, ist die sehr übersichtliche und bis heute bewährte Einteilung der Motive in primäre und sekundäre:

◗ **Primäre Motive** sind biologische Bedürfnisse, die dem Überleben des Individuums (z. B. Hunger, Durst, Schmerzvermeidung, Exploration, soziale Bindung) oder der Art (Sexualität) dienen.

◗ **Sekundäre Motive** sind dagegen erlernt und haben eine geringere biologische Basis (z. B. Leistungsmotiv, Streben nach Anerkennung oder Macht).

Allerdings ist der **Unterschied** zwischen den beiden Motivklassen eher **graduell,** denn auch die sekundären Motive besitzen eine mehr oder weniger ausgeprägte genetische Grundlage. Umgekehrt werden primäre Motive durch Lernen überformt. So gibt es z. B. für das Ausleben des Hungerbedürfnisses je nach Kultur oder Familie verschiedene Essgewohnheiten. Das Gleiche gilt für das Bedürfnis nach sozialer Bindung und Sexualität.

Belohnungs- und Suchsystem im Gehirn

Neurowissenschaftler sehen als **neurobiologisches Korrelat** für Motiviertheit eine Art universelles **Belohnungssystem** im mesolimbischen Dopaminsystem. Dort regen natürliche und künstliche Belohnungen dopaminerge Neurone an. Dabei spielt es scheinbar keine Rolle, ob der Anreiz Lob für eine bestimmte Leistung, ein gutes Essen oder ein Sexualpartner ist oder ob es Drogen wie Kokain, Heroin oder Amphetamine sind. Immer kommt es zur Aktivierung derselben Nervenzellverbände. In Experimenten konnte man Tiere über elektrische Stimulation des Dopaminsystems zum Fressen, Trinken oder Kopulieren bewegen. Die Reizung erzeugt bei Menschen und Tieren aber nicht direkt Lustempfindung, sondern das **Bedürfnis, die Ereignisse zu wiederholen,** die zum Anstieg des Systems geführt haben.

In enger Verbindung mit den Selbststimulierungssystemen steht das so genannte **Suchsystem,** das in mesolimbischen und mesokortikalen Netzwerken organisiert ist. Es motiviert zielgerichtetes, von Wünschen geleitetes Verhalten (z. B. Explorationsverhalten, Neugier usw.). Bei der Erwartung eines Ziels entsteht hier die Vorfreude. Ist das Ziel dann erreicht, z. B. die Nahrungsaufnahme, sexuelle Befriedigung oder Bestätigung durch andere, entsteht dort ein Gefühl der Erregung. Wieder ist hier einer der der wichtigsten Transmitter Dopamin. Eine Überstimulation in diesem Bereich kann zu Wahnvorstellungen führen, wie wir sie von der Schizophrenie kennen.

Bei der **Schizophrenie,** einer schweren psychischen Erkrankung, die u. a. mit Denkstörungen, Wahnvorstellungen (z. B. Verfolgungswahn) und Halluzinationen einhergeht, liegt tatsächlich eine Überaktivität dopaminerger Systeme vor. Entsprechend therapiert man die Patienten mit Dopamin-Antagonisten (Neuroleptika). Die Blockierung von Dopamin-Rezeptoren führt dann zu einem Rückgang der Symptomatik.

Motivhierarchie

Auf die oben genannte Unterscheidung von primären und sekundären Motiven geht die Motivhierarchie des US-amerikanischen Psychologen **Abraham Maslow** (1908 – 1970) zurück. Er gehörte der so genannten humanistischen Psychologie an, deren Vertreter unter anderem davon ausgehen, dass jeder Mensch die Tendenz in sich trägt, sein eigenes Potenzial zu entfalten (s. a. Abschn. „Gesprächspsychotherapie nach Rogers", S. 30/31). Nach seiner **Bedürfnispyramide** (❙ Abb. 1) müssen zuerst **grundlegende Bedürfnisse** wie die biologischen (Nahrung, Schlaf etc.) und solche nach physischer und emotionaler Sicherheit weitgehend befriedigt sein, bevor **höhere Motive,** wie das der Selbstverwirklichung, im Menschen aktiv werden.

Die hierarchische Ordnung von Motiven erscheint einerseits einleuchtend, andererseits aber auch idealistisch vereinfachend, denn negative Motive, wie Machtstreben und Aggression, kommen gar nicht vor. Außerdem kann z. B. eine Magersüchtige ein primäres Motiv, wie das der Nahrungsaufnahme, zugunsten höherer Motive (in diesem Fall Autonomie) aufschieben. Ebenso fehlen kollektiv orientierte Motive wie

❙ Abb. 1: Bedürfnispyramide nach Maslow. [7]

der Einsatz für ein gerechtes Staatsgebilde oder der Kampf für politische Freiheit. Insgesamt lässt sich sagen, dass das Modell einen **Individualismus** zu Grunde legt, der keineswegs für alle Gesellschaften auf der Welt gültig ist. (In kollektivistischen Gesellschaften, wie wir sie z. B. in China und Indien finden, gilt das Wir mehr als das Ich.) Wie jede Theorie ist auch die von Maslow zeit- und wertegebunden. Er entwickelte sie in den USA der 1960er Jahre, zur Zeit der Flower-Power-Bewegung.

Beispiel: Anschlussmotiv

Da das **Anschlussmotiv** des Menschen so grundlegend und allgegenwärtig ist, wollen wir kurz darauf eingehen: Uns an andere zu binden, uns anderen anzuschließen liegt in unserer Natur. In der Evolution brachte dieses Verhalten beim Jagen und gegen Feinde einen Überlebensvorteil, und so sind wir auch heute sehr oft damit beschäftigt, über bestehende oder erhoffte Beziehungen nachzudenken. Fragt man Menschen, was sie glücklich macht oder was ihrem Leben Sinn gibt, nennen sie meistens an erster Stelle ihre nahen und befriedigenden Beziehungen zu Familie, Freunden und Partnern. Da nach einigen Forschern unser Selbstbewusstsein ein Maß dafür ist, wie anerkannt und akzeptiert wir uns fühlen, dient ein großer Teil unseres Sozialverhaltens dem Ziel, dazuzugehören und gesellschaftlich akzeptiert zu sein. Das bedeutet, dass wir tendenziell versuchen, Zurückweisung zu vermeiden, indem wir uns den jeweiligen Gruppennormen anpassen und uns bemühen, einen günstigen Eindruck zu vermitteln. Wird uns unser Anschlussbedürfnis verwehrt, reagieren wir entsprechend. Häufige Reaktionen auf Ausgrenzung sind depressive Verstimmung, dann der Versuch, wieder akzeptiert zu werden, und (bei Erfolglosigkeit) schließlich Rückzug. Wenn Menschen zurückgewiesen werden, ohne dass sie etwas dagegen tun können, werden sie oft auch aggressiv. In Einzelfällen kann dies fatale Folgen haben, wie bei dem Schüler Robert Steinhäuser, der 2002 in seiner ehemaligen Schule in Erfurt 17 Menschen und anschließend sich selbst erschoss.

Motivation II

Handlungstheoretischer Ansatz

Dieser Ansatz stellt nicht wie andere die Determiniertheit des Menschen durch bestimmte Triebe oder Bedürfnisse in den Vordergrund, sondern sieht den **Menschen** als in erster Linie **bewusst und rational handelndes Wesen.** Hier geht es vor allem darum, welche kognitiven und emotionalen Abläufe bei der Entstehung einer Handlung eine Rolle spielen.

Erwartung-mal-Wert-Theorie

Nach der **Erwartung-mal-Wert-Theorie** entsteht Motivation zu einer Handlung durch die Überlegung, ob sich erstens das Ergebnis lohnt **(Wert)** und zweitens die **Erwartung** ausreichend hoch ist, das gewünschte Ziel zu erreichen. Die Motivationsstärke ergibt sich nach dieser Theorie aus dem Produkt „Erwartung mal Wert" und ist am höchsten, wenn beide Faktoren mindestens mittelstark sind.

Leistungsmotivation und Attributionstheorie

Die Erwartung-mal-Wert-Theorien wurden vor allem zur Erklärung der **Leistungsmotivation** entwickelt. Eine Weiterentwicklung ist die **Attributionstheorie,** die beschreibt, auf welche Weise Menschen Handlungen und Ereignissen Ursachen zuweisen (also was sie als Ursache mehr oder weniger bewusst wahrnehmen). Dies wiederum hat nämlich einen Effekt auf die Motivation.

Schreibt z. B. ein Medizinstudent eine Prüfung im Fach Medizinische Psychologie und Soziologie, kann er den dabei erreichten Erfolg oder Misserfolg prinzipiell auf zwei verschiedene Dimensionen zurückführen: Einerseits lag der Erfolg entweder an seiner Bemühung oder aber an seinen Fähigkeiten. Andererseits kann er seinen Erfolg auf eine einfache Klausur oder auf Glück zurückführen. Die entsprechenden Ursachenzuweisungen kann er analog bei Misserfolg vornehmen (zu wenig gelernt vs. unfähig, schwere Klausur vs. Pech). Diese Möglichkeiten der Kausalattribution lassen sich nach seinen Vorstellungen zum Einflussbereich (selbstverursacht vs. nicht selbstverursacht) und zur Veränderbarkeit im Lauf der Zeit (stabil vs. veränderbar) einteilen (▌Tab. 1). Drittens kann er, anschließend an die zwei Dimensionen von oben, zusätzlich unterscheiden, wie groß der Lebensbereich für die entsprechende Ursachenzuweisung ist (ob also etwas immer gilt oder nur im entsprechenden Fall: global vs. spezifisch).

In der Realität sind Ursachenzuweisungen natürlich meist nicht klar voneinander getrennt. So führen wir z. B. den Erfolg in einer Prüfung auf unsere Fähigkeiten **und** unsere Bemühungen zurück. Außerdem können wir das Gefühl haben, dass die Klausur fair war **und** wir zusätzlich das nötige Quäntchen Glück hatten. Dennoch sind Ursachenzuweisungen oft auch eindeutig, und man kann bei Menschen verschiedene **Attributionsstile** unterscheiden, zu denen sie nei-

Zeitliche Veränderbarkeit	Einflussbereich	
	internal (selbstverursacht)	external (nicht selbstverursacht)
stabil	Ich bin begabt.	Die Klausur war einfach.
veränderbar	Ich habe mich angestrengt.	Ich hatte Glück.

▌ Tab. 1: Ursachenzuweisung am Beispiel eines Studenten, der die Klausur im Fach Medizinische Psychologie und Soziologie mit Bravour bestanden hat: Vierfelderschema der Attribution.

gen. Bei Depressiven beispielsweise findet man oft eine so genannte depressive Triade: „Ich bin schlecht, die Welt ist schlecht, die Zukunft ist schlecht." Entsprechend machen sie für Misserfolge eher sich selbst verantwortlich (internal), für Erfolge dagegen äußere Umstände (external). In der **kognitiven Verhaltenstherapie** versucht man solche ungünstigen Denkmuster und Attributionsstile, die man für die Aufrechterhaltung einer Depression mit verantwortlich macht, kognitiv umzustrukturieren (s. Kap. „Psychotherapie II", S. 27–29).

Erfolgssucher vs. Misserfolgsvermeider

Bei der **Leistungsmotivation** lassen sich zwei Motivtendenzen unterscheiden: die **Hoffnung auf Erfolg („Erfolgssucher")** und die **Furcht vor Misserfolg („Misserfolgvermeider").** Man hat herausgefunden, dass Menschen, deren Motiv der Erfolgssuche überwiegt, in höherem Maße durch Aufgaben mittleren Schwierigkeitsgrades motiviert werden. Personen dagegen, bei denen das Motiv für Misserfolgsvermeidung dominiert, sind von Aufgaben mit sehr niedrigem oder sehr hohem Schwierigkeitsgrad angezogen. Der Grund hierfür ist, dass sie die Wahrscheinlichkeit eines Misserfolges bei Aufgaben mit sehr niedrigem Schwierigkeitsgrad als gering einschätzen, bei Aufgaben hingegen mit sehr hohem Schwierigkeitsgrad müssen sie einen eventuellen Misserfolg nicht der eigenen Unfähigkeit zuschreiben, sondern können ihn auf die Schwierigkeit der Aufgabe schieben.

Davon zu unterscheiden sind noch einmal „**Erfolgsmotivierte"** vs. „**Misserfolgsmotivierte".** Misserfolgsmotivierte attribuieren external: Erfolg kommt für sie durch Glück, Misserfolg durch Pech. Sie haben den großen Nachteil, dass dadurch die **motivierende Wirkung von Belohnung** verloren geht, weil sie nicht die eigene Anstrengung für einen Erfolg und mangelnde Anstrengung für einen Misserfolg verantwortlich machen. Erfolgsmotivierte dagegen führen ihre Leistungen auf eigene Anstrengung zurück (internal). Sie haben das Gefühl, „Wenn ich so und so viel investiere, bekomme ich dafür jenes Ergebnis." Ihr Erfolg motiviert sie wirkungsvoll für weiteren Erfolg (wie in dem Sprichwort: „Nichts macht so erfolgreich wie Erfolg").

Voraussetzung: freier Wille

Als **Kritik am handlungstheoretischen Ansatz** kann man anführen, dass er einen **freien Willen voraussetzt.** Die neurobiologische Forschung hat aber mittlerweile gezeigt, dass wir unser herkömmliches Konzept des freien Willens überdenken müssen. Erst kurz nach der Einleitung einer Handlung durch das Gehirn entsteht nämlich der Gedanke, diese Handlung gewollt zu haben. Vermutlich ist sowohl für Handlung als auch Willensempfindung ein dritter Prozess verantwortlich, der aber unbewusst bleibt. Welches Konzept von Willensfreiheit sich hier unterbringen lässt, bleibt eine hochspannende Frage weiterer interdisziplinärer neurobiologischer und philosophischer Forschung.

Motivationskonflikte

Der deutsch-US-amerikanische Psychologe **Kurt Lewin** (1890–1970) ging davon aus, dass sich der Mensch immer in einem **System von Feldkräften** bewegt, die teils von ihm ausgehen und teils auf ihn einwirken. Auf der Grundlage zweier Verhaltenstendenzen, nämlich der Appetenz (Annäherung), die auf Lustgewinn aus ist, und der Aversion (Vermeidung), die Unlust vermeiden will, beschrieb Lewin drei Arten von Konflikten.

1. Appetenz-Appetenz-Konflikt: Zwei miteinander unvereinbare Ziele ziehen mich an, ich habe die „Qual der Wahl".
2. Aversions-Aversions-Konflikt: Beide Möglichkeiten sind unangenehm, ich muss mich jedoch für eine entscheiden. (Für einen Arzt kann das z. B. der Fall sein, wenn er die Wahl zwischen mehreren therapeutischen Maßnahmen hat, die aber alle mit Risiken und Nebenwirkungen behaftet sind.)
3. Appetenz-Aversions-Konflikt: Bei dieser häufigsten Konfliktart fühlt sich jemand gleichzeitig angezogen und abgestoßen. (Für den Patienten ist das häufig der Fall: Er muss sich, um gesund zu werden oder seine Leiden zu mindern, unangenehmen Prozeduren oder einer Medikamenteneinnahme mit evtl. Nebenwirkungen unterziehen.)

Für alle diese Konflikte müssen wir eine Lösung finden, wenn wir nicht, wie Lewin es formulierte, „aus dem Felde gehen wollen", was schlicht und ergreifend heißt, vor den Konflikten davonzulaufen.

Psychoanalytische Motivationstheorie

Die psychoanalytische Motivationstheorie geht auf den Wiener Nervenarzt **Sigmund Freud** (1856–1939) zurück. Bis heute ist sie immer wieder modifiziert und erweitert worden. Zwecks Übersichtlichkeit und Einfachheit wollen wir uns hier jedoch weitgehend auf Freud beschränken, zumal viele seiner

Grundannahmen für analytisch arbeitende Therapeuten heute noch Gültigkeit haben (mehr zur Anwendung der Psychoanalyse und den neueren Entwicklungen s. Kap. „Psychotherapie I", S. 24–26).
Eine von Freuds Grundannahmen war, dass alle menschliche Aktivität **Energie** verbraucht. Das Seelenleben (Denken, Fühlen, Träumen usw.) kommt durch den Fluss dieser Energie zustande. Die Verwaltung dieses Energieflusses übernehmen dabei die **drei Instanzen der Persönlichkeit:**

▸ Das **Ich:** unsere bewussten Fähigkeiten, zu fühlen, zu denken, zu planen, wahrzunehmen, zu verarbeiten
▸ Das **Es:** Quelle der Wünsche, Antriebe, Begierden
▸ Das **Über-Ich:** verinnerlichte Normen der sozialen Umwelt, deren moralische Forderungen („Stimme des Gewissens") und außerdem eine ideale Vorstellung von sich selbst (Ich-Ideal)

Das Ich versucht nach diesem so genannten **Strukturmodell der Seele,** zwischen Es und Über-Ich zu vermitteln. Es ist für die Kontrolle der bewussten Ich-Anteile und deren Orientierung an der Realität („Realitätsprinzip") zuständig.
Nach diesem Modell befindet sich die Seele also von vornherein in einem **Spannungsfeld. Konflikte** zwischen den einzelnen **Kräften** sind vorprogrammiert. Deswegen spricht man auch von einem „psychodynamischen" Seelenmodell (*griech.* psyche: Seele; dynamis: Kraft). Das Es strebt dabei nach Lustgewinn und Lustbefriedigung („Lustprinzip"), die das Ich im günstigsten Fall durchgehen lässt. Es kommt dann zu einer für das Ich befriedigenden und lustvollen Spannungslösung.
Allerdings kommt es auch vor, dass das Ich durch Einflüsse aus dem Über-Ich (Gewissen, Sollvorstellungen) bestimmte Impulse aus dem Es abwehrt, weil sie „nicht erlaubt" sind. Die **zurückgewiesenen Triebimpulse** geben jedoch deswegen keine Ruhe und versuchen, sich weiter über das Ich zu realisieren. Hier liegt nun im psychoanalytischen Sinn eine bestimmte Art von **Konflikt** vor (*lat.* conflictus: Widerstreit, Zusammenprall): Triebe aus dem Es kommen der kontrollierenden Ich-Instanz fremd, bedrohlich oder beängstigend vor und werden deshalb von ihr zurückgedrängt, d. h. abgewehrt. Dieser Abwehrprozess geschieht **unbewusst** (d. h., ich merke es nicht, wenn er passiert), denn er soll das Ich vor Unlust schützen.
Aus dieser Theorie ergeben sich die (teilweise schon in die Umgangssprache übergegangen) **Abwehrmechanismen** (s. Kap. „Motivation III", S. 66/67). Sie dienen der **Unlustvermeidung** durch Abwehr „unerträglicher" Triebimpulse oder Gefühle und finden sich sowohl beim seelisch gesunden als auch beim kranken Menschen. Außerdem sind sie charakteristisch bei der Verarbeitung einer schweren Erkrankung und den dabei auftretenden belastenden Gefühlen.

Motivation III

Abwehrmechanismen

Das Konzept der Abwehr stammt aus der psychoanalytischen Theorie. Abwehrmechanismen dienen dazu, unangenehme oder unerträgliche Gefühle, Bedürfnisse, innere Konflikte oder Triebregungen unbewusst zu halten und dadurch nicht erleben zu müssen. Dabei bleibt auch die Abwehr selbst unbewusst, d. h., sie kann nur von außen beobachtet oder vermutet werden. Prinzipiell kann jedes Verhalten oder Empfinden zur Abwehr genutzt werden, von der Tagträumerei bis hin zur getriebenen Geschäftigkeit. Allerdings gibt es einige Formen, die regelmäßig wiederkehren und offenbar besonders wirkungsvoll sind.

Obwohl Abwehrmechanismen bei der Entstehung psychischer Symptome eine Rolle spielen können, sind sie an sich nichts Pathologisches. Jeder braucht sie zur Lebensbewältigung. Einen krankhaften Charakter bekommen sie erst durch Dauer und Intensität, stereotype Einseitigkeit oder situative Unangemessenheit (zudem gibt es reifere und unreifere Abwehrmechanismen). Als Ärzte werden wir bei der Krankheitsverarbeitung des Patienten auch mit dessen typischen Abwehrmechanismen sowie mit unseren eigenen konfrontiert. Die im Folgenden genannten Abwehrformen können auch kombiniert und in Übergängen auftreten. (Zur Abwehr vgl. a. Kap. „Krankenrolle und Bedürfnisse des Kranken I", Abschn. „Krankheitsbewältigung/Coping", S. 2/3.)

Verdrängung

Die Verdrängung ist der Prototyp eines Abwehrmechanismus. Jemand entfernt unerwünschte, z. B. angsterregende Impulse, Gefühle, Gedanken, Erinnerungen und Konflikte einfach aus dem Bewusstsein („Vergessen aus Angst"). Er macht sie dadurch unbewusst und muss sie nicht mehr erleben.

Verleugnung

Jemand schützt sich vor etwas Unerträglichem, indem er sich weigert, die Realität einer belastenden Wahrnehmung anzuerkennen, nach dem Motto: „Es kann nicht sein, was nicht sein darf" (Nicht-wahrhaben-Wollen). Diese Abwehrform findet man beispielsweise bei der Auseinandersetzung mit lebensbedrohlichen Erkrankungen (aber auch bei Kindern). So kann ein Patient beispielsweise nach Mitteilung einer lebensbedrohlichen Erkrankung darauf bestehen, dass die Befunde vertauscht wurden oder dass es sich um eine Fehldiagnose handelt. Die Verleugnung entlastet den Patienten dann vorübergehend. Problematisch kann dieser Mechanismus werden, wenn er einen Patienten bei Anzeichen für eine schwere Krankheit davon abhält, weitere diagnostische und therapeutische Schritte zu unternehmen.

Der Unterschied zwischen Verleugnung und Verdrängung besteht darin, dass bei der Verdrängung etwas abgewehrt wird, das von „innen" kommt, bei der Verleugnung etwas, das von „außen" kommt (und wiederum etwas Inneres in Gang setzt, das nicht ertragen werden kann). Entsprechend spielt die Verdrängung eine wichtige Rolle bei der Entstehung von Neurosen, die Verleugnung bei der Bewältigung schwerer körperlicher Erkrankungen.

Projektion

Eigene Wünsche, Ängste, Schwächen, Schuldgefühle oder Aggressivität werden – weil man sie sich nicht eingestehen kann – abgewehrt, indem sie in eine andere Person hineinverlagert (projiziert) und dort wahrgenommen werden. Man macht den anderen zum „Sündenbock": „Nicht ich bin aggressiv zu dir, sondern du bedrohst mich ständig mit deiner Aggression!"

Verschiebung

Hier werden z. B. Wut und Aggressionen, die man an der Person, die sie (mit) verursacht hat, nicht auslassen kann, auf andere Personen verschoben. Der Angestellte etwa, der vom Chef schlecht behandelt wurde, lässt abends seine Wut an Frau und Kindern aus, weil dies „bekömmlicher" ist (Prügelknabenmechanismus). Oder ein Kind, das von seinen Eltern misshandelt wird, fängt seinerseits an, Klassenkameraden oder Tiere zu quälen.

Die Mechanismen Verschiebung und Projektion unterscheiden sich darin, dass bei der Verschiebung („Prügelknabe") ein Objekt für ein anderes, bei der Projektion („Sündenbock") dagegen ein Objekt für den Betreffenden selbst steht.

Isolierung

Isolation beschreibt die Abtrennung des Gefühlsanteils von Gedankeninhalten und Erinnerungen. Manche lebensbedrohlich erkrankten Patienten sprechen z. B. über ihren eigenen Körper gleichgültig wie über ein fremdes Objekt. Die fehlende innere Anteilnahme kann auf den ersten Blick als Gefühlskälte oder Rohheit erscheinen, in Wirklichkeit verbirgt sich dahinter jedoch der verzweifelte Versuch, Gefühle abzuwehren, die der Betroffene in diesem Moment nicht aushalten kann.

Auch in Schilderungen von sexuellem Missbrauch (der für das Kind traumatisierend wirkt und schwerwiegende Langzeitfolgen haben kann) findet sich der Vorgang der Isolation: „Wenn ich dann im Bett lag und er kam wieder ins Zimmer, dann dachte ich nur ganz gelangweilt: Ach Gott, da ist er ja schon wieder (…), und dann las ich z. B. einfach mein Buch weiter, und er war mit mir beschäftigt, aber irgendwie war es eher … es passierte nicht, es fand einfach nicht statt. Mein ganzes Fühlen war weg…" [12]. Hier wird der Körper als fremd, nicht mehr zur Person gehörig erlebt. Die Körpergefühle und der seelische Schmerz werden abgetrennt, um die Schmerzen insgesamt zu reduzieren. Sie sind dadurch freilich nicht aus der Welt, sondern können sich später wieder melden, wenn Traumaopfer z. B. von Gefühlen wie Angst, Scham, Ekel, Verzweiflung und Schmerz regelrecht überflutet werden.

Spaltung

Von Spaltung spricht man, wenn es jemandem nicht gelingt, positive und negative Aspekte einer Person gleichzeitig wahrzunehmen (zu integrieren). Stattdessen werden sie in extremer Weise abwechselnd registriert. So kann es z. B. vorkommen, dass Patienten in ihrer Wahrnehmung das Stationsteam teils idealisieren (z. B. die Ärzte), teils völlig entwerten (z. B. das Pflegepersonal). Bekannt ist dieses Phänomen vor allem bei der Borderline-Persönlichkeitsstörung: Wird auf der psychiatrischen Station der Arzt noch mit den Worten „Herr R., Sie sind da – die Sonne geht auf!" begrüßt, heißt es nach einem kurzen Hinweis des Arztes, dass die Patientin sich bitte nicht zur Kunsttherapie verspäten soll, „Sie sind doch das Allerletzte, Sie haben mir überhaupt nichts zu sagen! ...". Menschen mit narzisstischer Persönlichkeitsstruktur (also einer Selbstwertstörung) können Spaltung in ihrer eigenen Person erleben, indem sie innerhalb kurzer Zeit zwischen Größenphantasien und massiven Minderwertigkeitsgefühlen hin- und herschwanken.

Identifikation

Die Identifikation stellt das Gegenstück zur Projektion dar. Über eine so genannte Introjektion werden Objekte (psychoanalytischer Ausdruck für Personen oder Gegenstände, auf die sich psychische Energien richten lassen) oder Anteile von Objekten verinnerlicht, um so an ihrer Macht oder ihrem Erfolg teilhaben zu können. Durch die Identifikation mit einem Führer, einer Ideologie oder auch einem erfolgreichen Sportverein können so z. B. Minderwertigkeitsgefühle abgewehrt werden.
Diese Form der Abwehr funktioniert auch bei angstauslösenden Objekten. Man spricht dann von der „Identifikation mit dem Aggressor": In der Phantasie wird man zum Angreifer und wehrt hierdurch Ängste ab, die man als Opfer eigentlich hätte. Ein sozialpsychologisch bekanntes und eindrucksvolles Beispiel hierfür ist der Antisemitismus unter Juden.

Rationalisierung

Rationalisierung ist eine Pseudoerklärung (d. h. eine falsche Erklärung). Jemand gibt rationale Erklärungen für ein Verhalten an, das eigentlich durch Gefühle motiviert ist, die er aber abwehrt. Ein Patient mit Angst vor Zahnbehandlung geht z. B. jahrelang nicht zum Zahnarzt und begründet dies sich und seiner Umwelt immer wieder damit, keine Zeit zu haben. Hier liegt die Vermutung nahe, dass er durch die rationale Erklärung versucht, seine Angst vor Schmerzen oder Kontrollverlust abzuwehren. Grund für die Abwehr könnte wiederum sein, dass diese Gefühle bei ihm zu so heftiger Unlust führen würden, dass sie abgewehrt werden müssen, oder aber dass er diese Gefühle bei sich nicht akzeptieren kann, weil sie z. B. nicht in sein Selbstbild passen. Ein weiteres klinisches Beispiel für Rationalisierung wäre ein Patient, der für eine Herzinfarktsymptomatik z. B. Verdauungsstörungen verantwortlich macht, die wesentlich weniger bedrohlich sind.

Reaktionsbildung

Statt eines unlusterregenden Gefühls wird dessen Gegenteil aktiviert. So können Hassgefühle z. B. in übertriebene Freundlichkeit umgewandelt werden. Ein Arzt kann auf diese Weise z. B. einen Patienten (oder seinen Chef), den er unsympathisch findet, besonders freundlich und zuvorkommend behandeln.

Ungeschehenmachen

Hier handelt es sich um den Versuch, rückwirkend eine vollzogene Handlung oder ein Ereignis ungeschehen zu machen, das belastende Gefühle nach sich gezogen hat. Beispiel wäre etwa ein Infarktpatient, der sich bald nach seinem Infarkt stark körperlich belastet, um auf diese Weise das Gefühl der Lebensbedrohung und eigenen Verwundbarkeit abzuwehren.

Sublimierung

Hierunter versteht man die Umwandlung von sozial weniger akzeptierten Triebzielen in sozial höherwertige (z. B. von sexueller Triebenergie in Energie für kreative, wissenschaftliche oder soziale Leistungen). Einige Autoren lehnen die Einstufung der Sublimierung als Abwehrmechanismus allerdings ab, da es sich hier um eine „gelungene" Umlenkung handelt, ohne dass die entsprechende Energie gebunden bleibt. Sublimierung ist demnach für unsere seelische Gesundheit und die Zivilisation von größter Bedeutung. Sie liegt z. B. dann vor, wenn jemand Spannung statt in eine aggressive Handlung in eine verbale Auseinandersetzung umwandelt. Auf diese Weise hat er eigene Interessen in sozial besser angepasster Weise umgesetzt. (Vgl. hierzu z. B. die Reaktionsbildung: Die Umwandlung von aggressiver Spannung in altruistisches Verhalten wäre auf Dauer weder dem Individuum noch der Gesellschaft besonders zuträglich.) Sicher gibt es für die oben genannten Leistungen aber auch andere Motive als Sublimierung.

Lernen I

Überblick und Nutzen der Lerntheorien

Die Gene von einem Lachs enthalten fast alle lebensnotwendigen Verhaltensvorgaben: Instinktiv weiß er, was er fressen muss und wie er sich vor Räubern schützt. Als Jungtier macht er sich auf den Weg ins Meer, um dort zu jagen. Nach vier bis sieben Jahren kehrt er mit Hilfe seines hochsensiblen Geruchssinns hunderte bis tausende Kilometer zielsicher zurück an seinen Geburtsort, um sich dort zu paaren. Danach stirbt er, und der Kreislauf beginnt von vorn.

Anders als viele Tiere haben wir Menschen keinen solchen genetischen Lebensplan (wenngleich der Einfluss der Gene auch auf unser Verhalten nicht unerheblich ist – s. Kap. „Persönlichkeit II", S. 76/77). Stattdessen können und müssen wir aber vieles lernen, und wir sind von dem Gelernten in vielerlei Hinsicht abhängig. **Lernen** ist die **Grundlage unserer umfassenden Anpassungsfähigkeit,** denn Gene verändern sich durch Mutation und Selektion nur sehr langsam. Diese Anpassungsfähigkeit ist vermutlich eine der herausragendsten Eigenschaft des Menschen. Durch sie haben wir es geschafft, in Grönland und auf Raumstationen zu leben, Computer und Autos zu bauen.

In der Psychologie versteht man unter Lernen jede **Verhaltensänderung,** die durch **Erfahrung** entstanden ist (und nicht durch Prägung, Reifung, Ermüdung etc.). Man unterscheidet zwei Grundformen: assoziatives und nichtassoziatives Lernen. Das **assoziative Lernen** basiert auf der **Verknüpfung von Reizen oder Ereignissen.** Darum wird es hauptsächlich in den folgenden Kapiteln gehen (klassische und operante Konditionierung, Beobachtungslernen).

Nutzen

Lernmechanismen zu kennen ist für Ärzte sehr wichtig, denn:

▶ Sie ermöglichen, **psychosoziale Faktoren** der **Krankheitsentstehung** und -aufrechterhaltung zu verstehen und zu beeinflussen.
▶ Sie helfen, die Patienten dabei zu **unterstützen, gesundheitsschädliche Verhaltensweisen zu ändern,** z. B. Rauchen, ungünstige Essgewohnheiten und Bewegungsmangel – die größten Risikofaktoren für Herz-Kreislauf- und Krebserkrankungen, die wiederum die Haupttodesursachen in den westlichen Industrienationen sind.
▶ Sie helfen, die Entwicklung von normalen Verhaltensweisen sowie von **Verhaltensstörungen,** wie z. B. Phobien oder Ängsten, zu **verstehen.**
▶ Sie sind die **Grundlage** der **Verhaltenstherapie,** mit der sich psychische Störungen behandeln lassen (s. Kap. „Psychotherapie II", S. 27–29).
▶ Schlussendlich kann man auch die **eigene Lerngeschichte** besser **verstehen** und dadurch evtl. eigene erwünschte und unerwünschte Verhaltensweisen günstig beeinflussen (z. B. bei der Prüfungsvorbereitung), d. h. sich selbst besser steuern.

Einfluss von Auslösereizen und Konsequenzen

Die Lerntheorien untersuchen Verhaltensweisen hauptsächlich bezüglich zweier Aspekte: zum einen hinsichtlich der Bedingungen oder Reize, die ein Verhalten **auslösen,** zum anderen in Bezug auf die **Konsequenzen,** die einem Verhalten folgen und dessen künftige Auftretenswahrscheinlichkeit beeinflussen. Bei beiden Formen der **Konditionierung** (d. h. dem **Erlernen von Reiz-Reaktions-Mustern;** von *lat.* conditio: Bedingung) und beim Beobachtungslernen wirkt also die **Umwelt** entscheidend bei der Verhaltenssteuerung mit.

1. Klassische Konditionierung (Signallernen)

Der russische Physiologe **Iwan Pawlow** (1849–1936) bemerkte bei Experimenten zur Speichelsekretion bei Hunden beiläufig, dass bei seinen Versuchstieren Speichelfluss bereits dann auftrat, als sie die Tierpfleger sahen, die ihnen das Fressen brachten, oder als sie nur deren Schritte hörten. Angeborenerweise löst nur der Geschmack, Geruch oder Anblick von Futter (**unkonditionierter Reiz,** *engl.* unconditioned stimulus, **UCS**) Speichelfluss aus (angeborene/ **unkonditionierte Reaktion, UCR).** Nun waren gewissermaßen die Vorboten für diese natürlichen Reize zu einem Signal geworden, das die natürliche Reaktion auslöste. Pawlow führte daraufhin Experimente durch, in denen regelmäßig kurz vor der Fütterung eine Glocke läutete. Nach einigen Durchgängen löste bereits der Glockenton allein Speichelfluss aus. Der Glockenton war von einem neutralen Reiz, der normalerweise nur eine Orientierungsreaktion auslöst, über eine Kopplung an den unkonditionierten Reiz (UCS) zu einem **konditionierten Reiz (CS)** geworden, der eine **konditionierte Reaktion (CR),** nämlich den Speichelfluss, auslöste (selbst wenn danach gar kein Futter gegeben wurde).

Zusammenfassung

1. UCS (Futter) → UCR (automatische, angeborene Speichelsekretion)
2. Neutraler Reiz (Glockenton) → Orientierungsreaktion (z. B. Ohrenaufstellen)
3. CS (Glockenton) allein nach mehrfacher Verknüpfung mit UCS (Futter) → CR (Speichelsekretion)

Grundlage der klassischen Konditionierung (auch: respondente Konditionierung, *lat.* respondere: antworten) ist ein **angeborener Reflex.** Bietet man den neutralen Reiz nicht kurz vor, sondern gleichzeitig oder nach dem UCS, ist die Kopplung und damit die Lernleistung weniger effektiv. Insgesamt hält die Reaktion auch ohne anschließende Futtergabe noch eine Zeit lang an, sie nimmt dann aber immer mehr ab und verschwindet schließlich ganz. Dieses „Verlernen" (die „Entknüpfung" von CS und CR) nennt man **Löschung** oder **Extinktion.** Gelöschte Reaktionen können später aber vorübergehend wieder auftreten **(spontane Erholung).** Es ist außerdem möglich, an einen schon konditionierten Reiz einen weiteren neutralen Reiz anzuknüpfen, der dann ebenfalls zum konditionierten Reiz wird (**Konditionierung höherer Ordnung**). Von **Reizgeneralisierung** spricht man, wenn Reize, die dem CS ähnlich sind (z. B. Glocke mit ähnlichem Ton), dieselbe konditionierte Reaktion auslösen (ohne dass sie vorher selbst gekoppelt wurden). Je ähnlicher die Reize, desto leichter lösen sie die CR aus und umgekehrt. Diese Reizgeneralisierung ist ökonomisch, da sie dem Menschen zahllose einzelne Lernprozesse erspart (bei Phobien ist sie hingegen extrem unpraktisch, s. u.). Zu starke Reizgeneralisierung führt wiederum zu Fehlanpassungen. **Reizdiskrimination** nennt man die Fähigkeit, zwischen den entsprechenden Reizen zu unterscheiden.

Die **klassische Konditionierung** läuft **automatisch** und **unbewusst** ab.

Klinische Relevanz

Die **Lernmöglichkeiten,** z. B. der Aufbau neuer, günstiger Verhaltensweisen, sind beim klassischen Konditionieren sehr **begrenzt**, da es jedes Mal auf eine natürliche, angeborene Reaktionsfähigkeit zurückgeht (neu ist immer bloß, dass die Reaktion dann durch konditionierte Reize ausgelöst wird). Trotzdem spielt dieser Mechanismus auch in der Medizin eine große Rolle. Es folgen einige Beispiele.

Phobie

Die **Entstehung einer Phobie** demonstrierte der Begründer des Behaviorismus, John B. Watson, 1920 in einem berühmten (und aus heutiger Sicht ethisch fragwürdigen) Experiment: Als der 11 Monate alte **„kleine Albert"**, der gerne mit einer weißen Ratte spielte, seine Hand nach dem Tier ausstreckte, schlugen die Versuchsleiter hinter seinem Rücken auf eine Eisenstange und erzeugten dadurch heftigen Lärm. Da Lärm für Kinder ein unkonditionierter Angstreiz ist, zuckte Albert zurück, fing zu weinen an und krabbelte weg. Nach lediglich fünf Durchgängen reichte schon der Anblick der Ratte ohne Lärm, um bei Albert Angst auszulösen: Er hatte eine Rattenphobie entwickelt.

Bald hatte er zusätzlich Angst vor Kaninchen, Pelzen und Wollknäueln – es war eine **Reizgeneralisierung** eingetreten. Dieser Mechanismus kann in der Medizin zum Problem werden, wenn Patienten unangenehme Erfahrungen (z. B. Schmerzen) bei einem Arzt gemacht haben und sich die von dort stammende Angst allgemein auf eine medizinische Umgebung ausbreitet. Auf diese Weise können Patienten (besonders Kinder!) z. B. eine „Weißkittel-Phobie" entwickeln. In solchen Fällen kann es sinnvoll sein, den Kittel abzulegen.

Um die Phobie zu löschen, würde ein moderner Verhaltenstherapeut den kleinen Albert – vernachlässigen wir hier einmal sein geringes Alter – vermutlich mit der Ratte konfrontieren, damit er die Erfahrung macht: „Es passiert ja gar nichts Schlimmes, wenn ich in die Nähe der Ratte komme." Das könnte der Therapeut entweder schrittweise durchführen („systematische Desensibilisierung", 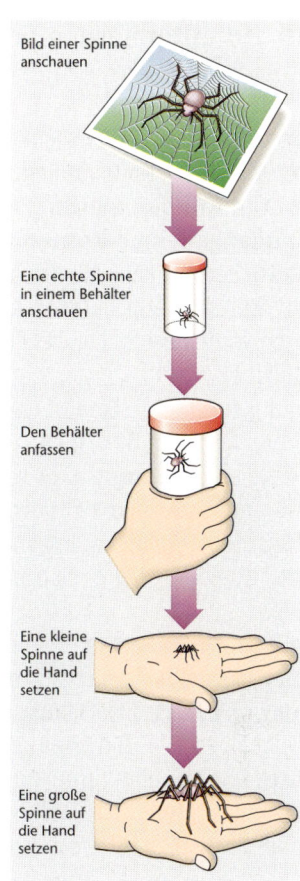Abb. 1) oder auf einen Schlag (*engl.* flooding, s. Kap. „Psychotherapie II", S. 27 – 29). Die meisten Phobiker haben allerdings keine traumatischen Erfahrungen mit ihrem Angstobjekt gemacht. Man vermutet heute, dass zur Wahl des Gegenstands vielmehr eine biologische Lernbereitschaft gegenüber bestimmten Objekten beiträgt, von denen in der Evolutionsgeschichte potenziell Gefahr ausging (*engl.* preparedness). So gibt es z. B. viele Spinnenphobiker, aber keine Autophobiker. Manche Forscher gehen zudem davon aus, dass einmal konditionierte Angst nicht völlig gelöscht, sondern bloß gehemmt werden kann.

Entstehung neurotischer Symptome (lerntheoretisches Modell)

Tierexperimente halfen auch in anderer Hinsicht, menschliches Verhalten besser zu verstehen. Gab man Versuchstieren in Experimenten mit aversiven Reizen (z. B. schwachen Stromstößen) die Möglichkeit zu flüchten, entwickelten sie eine konditionierte Vermeidungsreaktion (d. h. Flucht ohne aversiven Reiz). In der medizinischen Praxis kann man beobachten, dass viele **neurotische**

Bild einer Spinne anschauen

Eine echte Spinne in einem Behälter anschauen

Den Behälter anfassen

Eine kleine Spinne auf die Hand setzen

Eine große Spinne auf die Hand setzen

■ Abb. 1: Systematische Desensibilisierung bei Spinnenphobie. [20]

Symptome bei Patienten dazu dienen, Angst zu reduzieren oder zu vermeiden. Bei der Erforschung von Stressoren und der Entstehung psychosomatischer Krankheiten muss also an klassische Konditionierungsvorgänge immer mit gedacht werden.

Chemotherapie

Ein weiteres klinisches Beispiel ist die konditionierte **Übelkeit bei Chemotherapie.** Eine bekannte Nebenwirkung vieler Zytostatika, die man in der Krebsbehandlung einsetzt, ist starke Übelkeit. Normalerweise erfolgt die Behandlung in mehreren Zyklen, zwischen denen die Patienten nach Hause gehen. Manchmal entwickeln die Patienten im Lauf der Zeit schon durch den Geruch der Station, den Anblick des Krankenhauses oder allein die Vorstellung, morgen wieder dorthin zu müssen, diese Übelkeit. Sie lässt sich durch Entspannungsverfahren lindern.

In den letzten Jahren konnte sogar nachgewiesen werden, dass die Reagibilität des **Immunsystems** bis zu einem gewissen Grad konditionierbar ist.

Lernen II

2. Operante Konditionierung (instrumentelle Konditionierung, Lernen am Erfolg)

Wie bereits erwähnt, sind die Möglichkeiten der Verhaltensformung durch klassische Konditionierung begrenzt. Anders bei der **operanten Konditionierung.** Hier ändern **angenehme oder unangenehme Konsequenzen** auf ein Verhalten die Wahrscheinlichkeit, mit der dieses Verhalten zukünftig auftritt. Bei einer angenehmen Konsequenz wird dieses Verhalten wahrscheinlicher, bei einer unangenehmen unwahrscheinlicher.

Die Bezeichnungen für diese Lernart ergeben sich daraus, dass das gelernte Verhalten dazu dient, einen Effekt, eine Wirkung zu erzielen **(„operant")**. Es wirkt als **Instrument,** um einen bestimmten Zustand zu erreichen oder zu vermeiden. Der **Erfolg** motiviert dazu, dieses Verhalten zu wiederholen, bzw. der Misserfolg (eine unangenehme Konsequenz), es zu vermeiden.

Ausgangspunkt bei dieser Lernart ist immer irgendein geäußertes Verhalten, sei es spontan entstanden, durch vorherige Konditionierung o. Ä. Seine Erforschung geht auf den behavioristischen Psychologen **B. F. Skinner** (1900 – 1991) zurück, der die operante Konditionierung an Tauben und Ratten nachwies (z. B. zeigten die Tiere zufälliges Picken an eine Scheibe oder Hebeldrücken öfter, wenn sie danach mit einer Futterpille belohnt wurden – ihm zu Ehren heißt ein Lernkäfig für Ratten heute noch Skinner-Box).

Die vier Formen der operanten Konditionierung

Positiver oder **negativer Verstärker** heißen in dieser Theorie alle Ereignisse, die dazu führen, dass jemand sein Verhalten ändert. Mit Einsatz und Entzug von positiven und negativen Verstärkern gibt es insgesamt vier Möglichkeiten, Verhalten zu beeinflussen. Daraus ergeben sich zwei Formen der **Verstärkung** (positive und negative Verstärkung) und zwei Formen der **Bestrafung** („echte" Bestrafung und Bestrafung über Entzug von positiven Verstärkern). Die ▌Tabelle 1 unten gibt noch einmal einen Überblick.

1. **Positive Verstärkung:** Auf eine Verhaltensweise folgen positive Konsequenzen **(positive Verstärker).** Belohnt man ein Kind z. B. für das tägliche Zähneputzen mit einem Punkt („Token") und nach 15 Punkten mit einem kleinen Geschenk, darf man erwarten, dass das Kind wegen der positiven Verstärkung in Zukunft öfter „freiwillig" die Zähne putzt. (Hier haben wir übrigens schon einen richtigen Verstärkerplan; s. u.).
2. Von **negativer Verstärkung** spricht man, wenn ein Verhalten zunimmt, weil es unangenehme Umstände beseitigt (oft auch etwas unklar formuliert: „unangenehme Konsequenzen beseitigt"). Der Erfolg besteht hier in der Unlustvermeidung oder -verringerung. Wenn sich z. B. ein Kind beim Zahnarzt so heftig wehrt, dass dieser die Behandlung entnervt abbricht, ist das für das Kind ein echter Erfolg (Belohnung). Dadurch erhöht sich die Wahrscheinlichkeit (deshalb: Verstär-

kung), dass sich das Kind das nächste Mal beim Zahnarzt genauso verhält (in der Erwartung, den unangenehmen Zustand so wieder abzustellen). Auch die Vermeidung einer angedrohten Strafe ist eine negative Verstärkung.
3. Bei der **Bestrafung** folgt dem Verhalten eine unangenehme Konsequenz. Dadurch erniedrigt sich die Auftretenswahrscheinlichkeit für dieses Verhalten. Bestrafung kann körperlich (Züchtigung) oder seelisch (Tadel, Schimpfen, Abwertung etc.) sein.
4. **Bestrafung** ist auch durch den **Entzug** von gewohnten **positiven Verstärkern** möglich. Hierunter fallen die Erziehungsmethoden Fernsehverbot, Taschengeldkürzung usw.

Die positiven Verstärker („Belohnungen") teilt man ferner auf in:

▶ **primäre Verstärker:** Sie befriedigen primäre Bedürfnisse wie Nahrung, Schmerzvermeidung, soziale Bindung, Zuwendung, Sexualität usw.
▶ **sekundäre (erlernte) Verstärker:** Die verstärkende Wirkung entsteht hier über die Kopplung an primäre Verstärker per klassischer Konditionierung. Beispiele: **soziale Verstärker** wie Lob, Anerkennung oder Macht; **materielle Verstärker** wie Geld, Geschenke etc. Darüber hinaus wirken Dinge, die uns Spaß machen, selbstverstärkend, sei es, dass wir Fußball spielen, ein gutes Buch lesen oder auf ein Konzert gehen.

Die Phänomene **Reizgeneralisation** und **Reizdiskrimination,** die wir schon von der klassischen Konditionierung kennen, gibt es auch bei der operanten Konditionierung.

Wirksamkeit von Verstärkern, Verstärkungspläne

Die Wirksamkeit von Verstärkern hängt u. a. von der **Intensität** (der Menge) der Verstärker, vom **zeitlichen Abstand (Kontingenz)** zwischen Verhalten und Konsequenz und der **Regelmäßigkeit** der Verstärkungen ab. Darüber hinaus beeinflussen der Sättigungsgrad des Betreffenden und Umweltbedingungen, wie und ob ein Verstärker wirkt. Generell gilt, dass eine sofortige Verstärkung oder Bestrafung wirksamer ist als eine zeitlich verzögerte.

Verstärker	Einsatz	Entzug
positiver Verstärker	Positive Verstärkung (durch angenehme Konsequenzen) → **Verhalten wird häufiger** ☺	Bestrafung (durch Verstärkerentzug) → **Verhalten wird seltener** ☹
negativer Verstärker	Bestrafung (durch unangenehme Konsequenzen) → **Verhalten wird seltener** ☹	Negative Verstärkung (durch Wegfall eines unangenehmen Reizes) → **Verhalten wird häufiger** ☺

▌ Tab. 1: Möglichkeiten, künftiges Verhalten zu beeinflussen.

Mit dem Einsatz von **Verstärkerplänen** lässt sich Verhalten systematisch formen. Am **schnellsten** gelingt dies mit regelmäßiger, **kontinuierlicher** Verstärkung. Ein besonders **stabiles** und **löschungsresistentes** Verhalten erzielt man hingegen durch **intermittierende**, d. h. unregelmäßige Verstärkung. (Lottospieler z. B. werden auf diese Weise in ihrem Spielverhalten verstärkt.) Sowohl schnell als auch dauerhaft lernt man demnach durch zuerst kontinuierliche und anschließend intermittierende Verstärkung. (Dies wird z. B. intensiv in der kommerziellen Werbung genutzt.)

Beispiele für Verhaltensbeeinflussung

Bei Kindern mit Aufmerksamkeitsdefizitstörung **(ADHS)** nutzt man im Rahmen der Verhaltenstherapie das sog. **Timeout** (Auszeit), um unerwünschtes Verhalten durch Entzug aller Verstärker abzubauen. Sorgt ein hyperaktiver Junge beispielsweise wiederholt für Durcheinander in der Klasse, schickt ihn der Lehrer für kurze Zeit in einen anderen Raum. Diese Maßnahme muss natürlich vorher vereinbart sein und darf nicht mit einer Abwertung einhergehen.
Eine weitere, nicht nur in der Erziehung angewandte Methode, ist das **Premack-Prinzip** (nach dem US-amerikanischen Psychologen David Premack), auch „Grandma's Law" genannt („Erst isst du deinen Teller auf, dann darfst du spielen!"): Man kann eine weniger beliebte Beschäftigung, z. B. Hausaufgaben machen, mit einer beliebten Tätigkeit, z. B. anschließend spielen gehen, koppeln und sie dadurch verstärken.
(Die sinnvolle Anwendung von Verstärkung und Bestrafung im Rahmen der Erziehung ist im Kap. „Kindheit II", S. 38/39 beschrieben.)

Spezielle klinische Relevanz

▶ In Gesprächsverläufen mit Patienten kann es zu einer so genannten **verbalen** oder **semantischen Konditionierung** kommen, wenn der Arzt verbal und nonverbal bestimmte Äußerungen und Verhalten des Patienten verstärkt oder bestraft (z. B. durch Aufmerksamkeit, Kopfnicken, „ja", „hm" oder gezeigtes Desinteresse an bestimmten Punkten). Entscheidend ist hier besonders das Gefühl, das der Arzt dem Patienten während seiner Schilderungen vermittelt (d. h., man kann sich auch äußerlich offen zeigen und dennoch Desinteresse oder Ablehnung ausdrücken). Auf diesem Weg kann es dazu kommen, dass der Arzt unbewusst z. B. somatisch bezogene Äußerungen des Patienten fördert und dieser schließlich Informationen über seine Gefühlswelt (z. B. Befürchtungen, Ängste) oder sein psychosoziales Um-

feld völlig für sich behält (obwohl hier vielleicht Faktoren der Krankheitsentstehung und -aufrechterhaltung verborgen sind).
▶ Eine große Rolle spielt die negative Verstärkung bei der **Aufrechterhaltung von Phobien,** denn die Vermeidung angstauslösender Situationen oder Objekte reduziert Angst, was wie eine Belohnung das Vermeidungsverhalten verstärkt. Therapeutisch wäre jedoch eine Löschung der Angstreaktion notwendig (s. Kap. „Lernen I", S. 68/69, und Kap. „Psychotherapie II", S. 27–29).
▶ Das Konzept der **erlernten Hilflosigkeit** geht auf **Martin E. P. Seligman** zurück. Er konnte mit einem Experiment zeigen, wie Gefühle von Hilflosigkeit, Hoffnungslosigkeit und Verzweiflung sowie ein passiv-resignativer Verhaltensstil gelernt sein können. In dem Versuch wurden zwei Gruppen von Hunden in einem Käfig aversiven Stromreizen ausgesetzt, aber nur einer Gruppe die Möglichkeit gegeben zu entkommen. Im zweiten Teil des Experiments gab es schließlich für alle die Möglichkeit zu fliehen, doch die Gruppe, die vorher hilflos gemacht wurde, machte auch dann keinen Gebrauch davon. Experimente in abgewandelter Form mit Menschen brachten die gleichen Ergebnisse. Solche Befunde zeigen, dass jeder Mensch lernt, inwieweit er seine Umwelt kontrollieren und Einfluss auf seine Befindlichkeit nehmen kann. Auch wenn Eigeninitiative etwas verbessern könnte, zeigen sich vor diesem Hintergrund viele Menschen im Umgang mit ihrer (chronischen) Krankheit eher passiv.

Für den eigenen Gebrauch

Das **Aufschieben** der **Prüfungsvorbereitung** kann durch die kurz eintretende Entspannung auf diese Weise verstärkt und dadurch aufrechterhalten werden – bis der Druck so groß wird, dass er schließlich überwiegt und man wieder drei Tage vor der Prüfung anfängt zu lernen. Besser wäre hier natürlich, die positive Verstärkung zu nutzen, indem man sich konsequent für rechtzeitiges Anfangen und Einhalten des Lernplans belohnt. Eine zeitnahe Belohnung wird automatisch die Motivation dafür erhöhen, dieses vernünftige Verhalten in Zukunft zu wiederholen. Als etwas entferntere Belohnung, und daher vielleicht weniger wirksam, kann sich auch der größere Prüfungserfolg auswirken. Hier hilft es, sich den Zusammenhang zwischen der verbesserten Lernstrategie und dem Erfolg ausführlich bewusst zu machen. Umgekehrt kann das „Durchkommen" mit einer schlechten Strategie dazu führen, dieses Verhalten beizubehalten („hat ja früher auch geklappt"). Unter Umständen handelt man sich auf diesem Weg aber eine Menge unnötigen Stress ein, d. h. genau genommen einen Verlust an Lebensqualität.

3. Modelllernen (Imitations-lernen, Beobachtungslernen, soziales Lernen)

Die bisher besprochenen Konditionie-rungsprozesse reichen nicht aus, um einen großen Teil unserer Verhaltens-weisen, Eigenschaften und Fähigkeiten vollständig zu erklären. Ein Kleinkind lernt im Sozialisationsprozess nicht nur motorische Fertigkeiten, sondern auch komplexe Umgangsformen und Hand-lungsstrategien. Es übernimmt **zwi-schenmenschliches** und **emotionales** Verhalten erst von seinen Eltern, später von Freunden, Partnern, Vorgesetzten usw. Zum Glück braucht nicht jeder Mensch alle **Erfahrungen** über Verhal-tens- und Verstärkungskontingenzen selbst zu machen, er kann sie auch **per Beobachtung sammeln** und zur Steuerung seines eigenen Verhaltens **nutzen.** Man spricht dann vom Beob-achtungslernen, Modelllernen, Imita-tionslernen oder sozialen Lernen.

Seine Erforschung geht auf **Albert Ban-dura** zurück. Er konnte 1963 in einem Experiment zeigen, dass Kinder, die vorher in einem Film gesehen hatten, wie ein Erwachsener aggressiv mit einer Spielzeugpuppe umging (schlagen, treten, zu Boden werfen usw.), später selbst dieses Verhalten an der Puppe nachahmten, als sie allein mit ihr im Raum waren (▌Abb. 1).

Das Beobachtungslernen beginnt schon im Säuglingsalter, wenn das Modell in einer natürlichen Situation zu beobach-ten ist, und bereits ab einem Alter von 14 Monaten imitieren Kinder Personen im Fernsehen.

Nach Bandura findet **Beobachtungs-lernen** statt, wenn

▶ Beobacht wird, dass das Modell für sein Verhalten verstärkt wird (wenn es also mit seinem Verhalten Erfolg hatte). Man spricht dann von **stellvertre-tender Verstärkung.** (Beispiel: Der Professor lobt eine nette Kommilitonin dafür, dass sie so hervorragend über Herzrhythmusstörungen Bescheid weiß.)

▶ Das **Modell positiv** bewertet wird (z. B., wenn es beliebt erscheint, respek-tiert wird oder über Macht verfügt).

▶ Der Beobachter **Ähnlichkeiten** zwi-schen sich und dem Modell wahrnimmt (wenn z. B. Menschen in der Werbung ähnlich alt und ähnlich gekleidet sind wie die Zielgruppe).

▶ Der Beobachter dafür belohnt wird, dass er dem Modell **Aufmerksamkeit** schenkt (z. B., wenn das die Eltern beobachtende Kind durch deren liebe-vollen Blickkontakt belohnt wird).

Durch das Beobachtungslernen kann ganz neues Verhalten gelernt sowie altes ausgebaut oder aber auch gelöscht wer-den. Dabei reicht u. U. schon die Erwar-tung, dass das Modell belohnt wird, um eine Verhaltensweise zu übernehmen. Auch hier gibt es aber wieder eine **angeborene Bereitschaft** (*engl.* pre-paredness) dafür, welches Verhalten gelernt werden kann. Die Furcht von Rhesusaffen vor Schlangen scheint nicht direkt angeboren, denn im Labor aufge-wachsene Affen haben sie nicht. Zeigt man ihnen jedoch nur einen Videofilm, in dem ein Affe Angst vor einer Schlan-ge hat, haben sie in Zukunft auch Angst vor Schlangen. Das Gleiche lässt sich aber nicht mit von Natur aus für Affen harmlosen Tieren durchführen, z. B. mit Hasen. Der gelernten Angst scheint also

ein Verhaltensprogramm zu Grunde zu liegen, das sich in der Evolution ent-wickelt hat und in diesem Fall aktiviert wurde.

Beispiele

▶ Wie z. B. **Emotionen** „abgeschaut" werden, kann man in Gruppen häufig beobachten, wenn sich dort gute oder schlechte Stimmungen ausbreiten. Des Weiteren konnte man zeigen, dass Kin-der häufig die Ängste und Vermeidungs-reaktionen ihrer Eltern übernehmen.

▶ **Kognitive Elemente** wie Normen, Einstellungen und Vorurteile überneh-men wir durch Modelllernen von den Eltern, später dann von der Gruppe, zu der wir gehören (Peergroup, Berufs-gruppe usw.).

▶ Selbst **auf physiologischer Ebene** gibt es so etwas wie eine „Orientierung am Modell". Beispielsweise konnte man beim Stillen eine hohe Korrelation zwischen der Herzfrequenz der Mutter und ihrem Säugling feststellen. Wurde die Mutter unruhig, übertrug sich der schnellere Herzschlag sofort auf das Kind.

Klinische Relevanz

Beim **Umgang mit Suchtmitteln** wie **Zigaretten** oder **Alkohol** spielt das Modelllernen eine große Rolle. Viele Ju-gendliche beginnen z. B. in ihrer Peer-group mit dem Rauchen, weil es Gleich-altrige vormachen. Präventionspro-gramme beispielsweise mit Sportidolen setzen an dieser Stelle an und versu-chen, gesundes Verhalten zu fördern. Es gilt also, dass man Verhaltensweisen, die man bei Patienten (sowie bei den eigenen Kindern) nicht sehen will, auf keinen Fall selbst zeigen oder bei ande-ren verstärken sollte (betrifft z. B. schlechte Ernährung, mangelnde kör-perliche Bewegung, Umgang mit Alko-hol, Rauchen usw.). Ein Arzt, der vor seinen Patienten raucht, wird größte Schwierigkeiten haben, sie dazu zu motivieren, mit dem Rauchen aufzu-hören.

In der **Verhaltenstherapie** nutzt man das Modelllernen gezielt, z. B. im Rol-lenspiel. Zuerst führt der Therapeut vor,

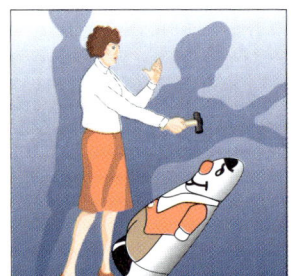 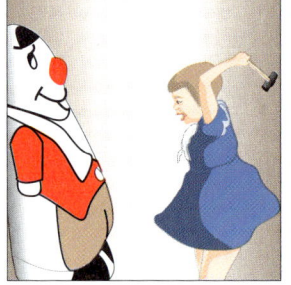 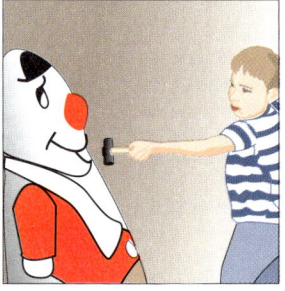

a b c

▌ Abb. 1 a bis c: Lernen aggressiver Handlungen durch Beobachtung: a) Aggressive Handlung an einer Puppe durch ein erwachsenes Modell; b) Nachahmen des aggressiven Verhaltens durch ein Mädchen; c) Nachahmung durch ein Jungen (nach Bandura, 1963). [26]

wie man sich in einer sozialen Situation sicher und kompetent verhält, wie man z. B. Wünsche gegenüber einem Vorgesetzten äußert oder im Café jemanden anspricht, den man gerne kennen lernen möchte. Anschließend üben die Teilnehmer dieses Verhalten in der Therapie, später dann in der „Realität". Auch beim Verlernen von Phobien über Desensibilisierung (s. Kap. „Psychotherapie II", S. 27–29) fungiert der **Therapeut** zusätzlich als **Modell,** wenn er beim gemeinsamen Aufsuchen der angstauslösenden Situation (Fahrstuhl, U-Bahn, Spinnen, Spritzen etc.) keine Angst zeigt. Darüber hinaus ist wohl jeder Therapeut, **unabhängig vom Therapieverfahren,** ein „Role Model" für seine Patienten. So kann der Patient etwa das annehmende Verhalten des Therapeuten ihm gegenüber übernehmen und dadurch lernen, sich selbst besser anzunehmen, falls er damit Schwierigkeiten hat.

Bei der **Sozialisation zum Arzt** ist es gut, wenn man sich gezielt Personen sucht, die bestimmte Dinge gut können, um von ihren Fertigkeiten zu lernen (oft macht man das auch automatisch). Einiges übernimmt man dabei bewusst, anderes unbewusst. Beispiele sind die Anamnese, körperliche Untersuchung, der Umgang mit emotional belastenden Situationen oder mit schwierigen Patienten sowie der Umgang mit dem Pflegepersonal. Auf diesem Weg kann es auch dazu kommen, dass man unbewusst z. B. Einstellungen zur Klinik, zum Medizinbetrieb allgemein, zu Psychotherapieverfahren oder alternativen Heilmethoden von Modellen übernimmt.

4. Lernen durch Eigensteuerung

Lernen durch Eigensteuerung/ durch Einsicht

In den bisher beschriebenen Lernformen spielt die **Umwelt** für die Verhaltenssteuerung die ausschlaggebende Rolle. Es ist jedoch nicht so, dass wir ausschließlich von unserer Umwelt dirigiert werden (wir uns gewissermaßen alle gegenseitig dirigieren). Wenn wir

uns, wie erwähnt, z. B. die Lernmechanismen selbst zunutze machen (etwa für die Prüfungsvorbereitung oder beim Beobachtungslernen von anderen Ärzten), spricht man vom Lernen durch Eigensteuerung. Wir setzen uns dabei Ziele und können uns selbstverstärkend belohnen, wenn wir das Ziel erreicht haben. Die Belohnung kann dabei auch einfach nur die erreichte Zufriedenheit sein.

Bandura beschrieb drei Stufen der **Entwicklung** von der **Fremd-** zur **Selbstkontrolle:**

1. Zu Beginn übernimmt man viele Verhaltensweisen durch **Beobachtungslernen.**
2. Dieses Verhalten unterliegt dann der **Verstärkung** oder **Bestrafung** durch die Mitmenschen. Dabei lernen wir auch die Bedingungen, unter denen bestimmte Verhaltensweisen erwünscht oder unerwünscht sind.
3. Diese Bedingungen **internalisieren** wir schließlich als **Erwartungen.** Dabei gerät das Verhalten unter Selbstkontrolle, Selbstbekräftigung und Selbstkritik.

Beim Beobachtungslernen, und ebenso bei den Konditionierungsvorgängen, spielen beim Menschen **kognitive Prozesse** wie Erwartungen, Ziele und Bewertungen eine große Rolle. Lernprozesse führen nicht einfach nur zu einer Verhaltensänderung, sondern auch zu veränderten Denkstrukturen. Die kognitive Verhaltenstherapie (s. Kap. „Psychotherapie II", S. 27–29) setzt an dieser Stelle an, denn sie geht u. a. davon aus, dass z. B. so genannte dysfunktionale kognitive Schemata eine Depression aufrechterhalten. Ein Ziel ist es deshalb, diese Schemata umzustrukturieren. Auch in Patientenschulungen greift man auf das Lernen durch Eigensteuerung zurück.

Theorie der kognitiven Dissonanz

Wenn zwischen **Einstellung** und **Handeln** eine große **Diskrepanz** besteht, dann ändern Menschen oft eher ihre Einstellung als das Verhalten, um die dadurch entstandene so genannte **kogni-**

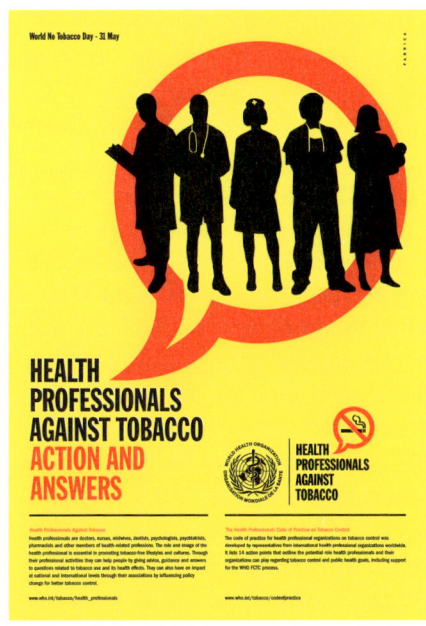

Abb. 2: WHO-Kampagne „Health Professionals Against Tobacco". [17]

tive Dissonanz zu reduzieren. Diese Theorie geht auf **Leon Festinger** zurück, der 1957 herausfand, dass Menschen Kognitionen ihrem Verhalten anpassen. Auf diese Weise werden dann passende Gründe und Rechtfertigungen z. B. für gesundheitsschädliches Verhalten geliefert. Raucher, die wissen, dass sie sich schaden, sagen dann z. B. oft: „Es gibt Leute, die haben ihr ganzes Leben lang geraucht, und sind trotzdem 90 Jahre alt geworden!", oder: „Rauchen ist zwar nicht gut, aber ich rauche ja nicht so viel, und außerdem höre ich irgendwann sowieso auf." Dieser Mechanismus lässt sich selbst dann beobachten, wenn Raucher bereits an Lungenkrebs erkrankt sind. Sie äußern dann z. B.: „Ja, ich habe geraucht, aber es gibt auch Nichtraucher, die Lungenkrebs haben", usw. Will man als Arzt einen Patienten zum Aufhören mit dem Rauchen bewegen, ist es wichtig, diesen Mechanismus zu kennen und auf die entsprechenden Kognitionen einzugehen, um eine Motivationsgrundlage zu schaffen.

Persönlichkeit I

„Das Besondere unterliegt ewig dem Allgemeinen; das Allgemeine hat ewig sich dem Besonderen zu fügen."

Johann Wolfgang von Goethe

Definitionen

Die Persönlichkeitspsychologie beschäftigt sich empirisch mit der **individuellen Besonderheit** des Erlebens und Verhaltens des Menschen. Im Mittelpunkt steht die Frage, wie stark und weshalb sich Menschen in ihrem typischen **Erleben und Verhalten** unterscheiden (aus diesem Grund heißt sie auch differenzielle Psychologie). „Menschen sind einzigartig" bedeutet, dass sie gleichzeitig einige Eigenschaften mit allen teilen, einige nur mit bestimmten anderen und wieder andere mit überhaupt niemandem. Diese komplizierte Realität abzubilden ist Ziel der einzelnen Ansätze in der Persönlichkeitspsychologie.

Bei den gesuchten **Persönlichkeitseigenschaften** haben wir es (wieder einmal) mit **Konstrukten** zu tun, d. h., sie sind nicht direkt beobachtbar, sondern müssen aus dem Verhalten und den Angaben über das Erleben geschlossen werden.

Psychoanalytische Persönlichkeitsmodelle

Psychoanalytische Modelle gehen davon aus, dass jeder Mensch mit bestimmten (An-)Trieben und Grundbedürfnissen auf die Welt kommt, die sich im Laufe der Entwicklung und der Auseinandersetzung mit der Umwelt unterschiedlich ausformen. Die Persönlichkeit wird dann in den **Phasen der psychosexuellen Entwicklung** geprägt (s. Kap. „Jugend und Erwachsenenalter", S. 40/41), wobei die ersten Lebensjahre besonders wichtig sind. Dabei entwickelt sich der Mensch vor allem in der Auseinandersetzung mit seinen Bezugspersonen. Die zu dieser Zeit gelernten grundlegenden Beziehungsmuster kehren dann in späteren Beziehungen – z. B. auch in der Arzt-Patient-Beziehung – wieder. (Die Erkennung und Bearbeitung solcher Muster ist eines der Hauptziele der

Psychoanalyse, s. Kap. „Psychotherapie I", S. 24–26.)

Das erwähnte psychoanalytische Phasenmodell ist Grundlage für eine entsprechende **Charaktertypologie:** Wenn die Bewältigung der phasenspezifischen Konflikte nicht gelingt, weil die Bezugspersonen die entsprechenden Triebwünsche (Bedürfnisse) zu sehr oder zu wenig einengen, kommt es zu einer Fixierung auf die entsprechende Phase, und es bilden sich **hervorstechende Charakterzüge** aus:

▶ **schizoider Charakter:** einzelgängerisch, unsicher im Kontakt mit anderen, wenig Einfühlungsvermögen (ungelöster Konflikt der frühen oralen Phase: Urvertrauen gegen Urmisstrauen)
▶ **oraler (depressiver) Charakter:** Verlangen nach Speisen und Menschen, Suche nach Harmonie und symbiotischen Beziehungen, Suchttendenzen, sehr empathisch
▶ **analer (zwanghafter) Charakter:** sehr ordnungsliebend, genau, eigensinnig, sparsam, trotzig
▶ **phallischer (hysterischer) Charakter:** rivalisierend und dominierend, impulsiv, phantasievoll, unbekümmert, überemotional

Der tiefenpsychologische Ansatz unterscheidet dabei nicht prinzipiell zwischen gesunden und krankhaften Erscheinungen. Neurotisches findet sich demnach sehr wohl auch beim „Normalen/Gesunden", es ist aber dann nicht derart ausgeprägt, dass es Krankheitswert besitzt. Die Zuordnung zu den

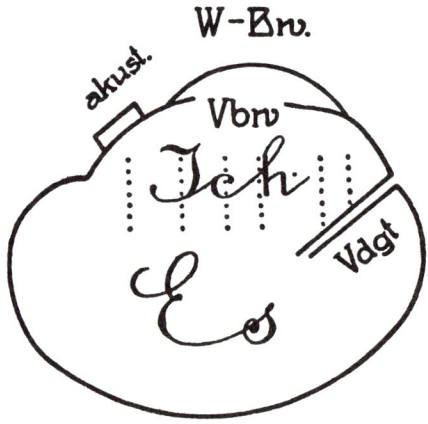

Abb. 1: Zeichnung von Sigmund Freud, veröffentlicht 1923 in „Das Ich und das Es". [23]

entsprechenden Typen bedeutet also nicht einfach, dass die Persönlichkeit gestört ist.

Das psychoanalytische **Strukturmodell** mit den drei bekannten Instanzen **Ich, Es** und **Über-Ich** beschreibt ebenfalls die Persönlichkeit, allerdings keine unterschiedlichen Typen, sondern funktionale Bestandteile einer jeden Seele. Es dient zur Beschreibung von Funktion und Spannungen innerhalb einer Person und ist im Kapitel „Motivation II" beschrieben (s. S. 64/65).

Statistische (dimensionale) Modelle

Der **Trait-Ansatz** (*engl.* trait: Eigenschaft; Charakter-, Wesenszug) spiegelt den aktuellen Stand der Persönlichkeitsforschung wider. Ihm geht es nicht um verborgene Aspekte der Persönlichkeit oder gar um Erklärung von Verhalten, sondern um die **Beschreibung** von Prädispositionen, die unserem Verhalten zu Grunde liegen. **Trait-Merkmale** sollen einen stabilen und zeitüberdauernden Wesenszug eines Menschen bezeichnen (z. B. Angstbereitschaft, Wärme, emotionale Stabilität etc.). Davon zu unterscheiden sind **State-Merkmale** (*engl.* state: Zustand), die lediglich die aktuelle Stimmung eines Menschen benennen (z. B. Ängstlichkeit in einer bestimmten Situation, eine zeitlich instabile Eigenschaft). Als **Persönlichkeitseigenschaft** gilt ein Merkmal also nur, wenn es **situationsüberdauernd** und **zeitlich stabil** nachweisbar ist. Man kann es auch so ausdrücken: Eine Persönlichkeitseigenschaft bewirkt, dass ein Mensch auf eine bestimmte Situation in einer bestimmten Weise reagiert – und dass sich diese Reaktion mit einer gewissen Wahrscheinlichkeit vorhersagen lässt. Beispielsweise wird sich eine Person mit einer hohen Ausprägung der Persönlichkeitseigenschaft „Extraversion" in einer Gruppe anders verhalten (und fühlen) als jemand mit einer niedrigen Ausprägung derselben Eigenschaft. Die Beständigkeit wird dabei freilich mehr von Situation zu Situation schwanken als über einen langen Zeitraum hinweg, denn außer der Persönlichkeit beeinflussen selbstverständlich auch

Eigenheiten der jeweiligen Situation das Verhalten (s. Kap. „Persönlichkeit II", S. 76/77: interaktionistischer Ansatz). Obwohl die direkte Beobachtung des Verhaltens einer Person am aussagekräftigsten ist, werden Persönlichkeitsdimensionen meistens über **Fragebögen** ermittelt, in denen sich die Probanden selbst einschätzen (z. B. Freiburger Persönlichkeitsinventar, FPI). Die Konstruktion eines solchen Fragebogens geschieht durch die so genannte **Faktorenanalyse.** Dabei geht es darum, die erfragten Merkmale auf voneinander unabhängige Dimensionen zu reduzieren: Diejenigen Fragen, die eine hohe Korrelation untereinander aufweisen, also von den Testpersonen auf ähnliche Weise beantwortet wurden (z. B. verschiedene Fragen zur Persönlichkeitseigenschaft „Offenheit für neue Erfahrungen"), werden zu einer Gruppe (einem Faktor) zusammengefasst. Die Ausprägung einer Eigenschaft ermittelt man dann über die Addition der entsprechend beantworteten Einzelfragen auf einer Skala.

Das Fünf-Faktoren-Modell („The Big Five")

Das zurzeit anerkannteste Persönlichkeitsmodell ist das Fünf-Faktoren-Modell. Es beschreibt die Persönlichkeit anhand von fünf Merkmalsdimensionen, die sich auch kulturübergreifend bestätigen ließen:

▶ Neurotizismus
▶ Extraversion
▶ Offenheit für Erfahrung
▶ Verträglichkeit
▶ Gewissenhaftigkeit

Im Einzelnen beinhalten die Dimensionen folgende Eigenschaften:

▶ **Neurotizismus:** Menschen mit hohen Werten sind nervös, ängstlich, unsicher, unzufrieden, emotional instabil, impulsiv, besorgt usw. Niedrige Werte sprechen für Stabilität, Zufriedenheit usw.
▶ **Extraversion:** gesellig, aktiv, gesprächig, herzlich, optimistisch, heiter, durchsetzungsfähig, offen vs. ruhig, schüchtern, zurückgezogen usw.
▶ **Offenheit für Erfahrung:** vielseitig interessiert, wissbegierig, kreativ, phantasievoll vs. wenig Interesse, Einfachheit im Denken etc.
▶ **Verträglichkeit:** altruistisch, mitfühlend, verständnisvoll, wohlwollend, vertrauensvoll usw. vs. unfreundlich, hartherzig usw.
▶ **Gewissenhaftigkeit:** ordnungsliebend, zuverlässig, anstrengungsbereit, pünktlich, ehrgeizig usw. vs. unordentlich, unzuverlässig, sorglos etc.

Diese fünf Traits sind bei Erwachsenen relativ stabil. Neurotizismus, Extraversion und Offenheit für Erfahrung nehmen im Verlauf des Erwachsenenalters leicht ab, Gewissenhaftigkeit und Verträglichkeit nehmen dagegen zu. **Alle Faktoren** unterliegen einem **substanziellen genetischen Einfluss** (im Mittel **45%**), einem deutlichen Einfluss der **individuellen,** nicht geteilten Umwelt (im Mittel **39%**) und einem vernachlässigbar **kleinen Einfluss** der **geteilten Umwelt** (Erläuterung s. Kap. „Persönlichkeit II", Abschn. „Anlage-Umwelt-Debatte", S. 76/77).

Exkurs: Persönlichkeitsstörungen

Von einer **Persönlichkeitsstörung** (früher: „Charakterneurose") spricht man bei andauernden Mustern von unflexiblem und fehlangepasstem Erleben und Verhalten, die deutlich von der jeweiligen Norm abweichen und den Betroffenen in sozialen, beruflichen oder anderen wichtigen Funktionsbereichen beeinträchtigen. Ein weiteres wichtiges Kriterium ist, dass sie bereits in der Kindheit oder Jugend beginnt und bis ins Erwachsenenalter anhält. Aus diesem Grund diagnostiziert man eine Persönlichkeitsstörung in der Regel erst beim Erwachsenen, selbst wenn sich vorher schon starke Hinweise finden. Für die Diagnose muss außer der allgemeinen Beeinträchtigung noch eine bestimmte Zahl spezifischer Kriterien vorhanden sein. Weil es sich bei der Klassifikation um eine Vereinfachung (nämlich eine Typologie) handelt, werden häufig mehrere Persönlichkeitsstörungen gleichzeitig diagnostiziert. Das **DSM-IV** (Diagnostisches und Statistisches Manual Psychischer Störungen, 4. Version) unterscheidet **deskriptiv** zehn verschiedene Persönlichkeitsstörungen, die wiederum in drei Clustern zusammengefasst sind.

Fallbeispiel

Emotional instabile Persönlichkeitsstörung vom Borderline-Typ
Über die chirurgische Poliklinik wird um 22 Uhr eine 23-jährige Patientin zur Abklärung von Suizidalität in der psychiatrischen Notaufnahme vorgestellt. In die Chirurgie kam die Patientin von sich aus, nachdem sie sich eine tiefere Schnittwunde am linken Unterarm zugefügt hatte. Zusätzlich musste eine Platzwunde am Kopf versorgt werden, die sie sich durch Schlagen mit dem Kopf gegen die Wand beigebracht hatte. Im Bereich beider Unterarme hat sie zahlreiche Schnittnarben von früheren Selbstverletzungen. In der Chirurgie hatte die wenig kooperative Patientin von Suizidgedanken gesprochen, weswegen sie nun dem Psychiater vorgestellt wird. Sie wirkt angespannt, aber auch kontrolliert und kooperativ. Sie berichtet, seit mehreren Tagen an einer zunehmenden inneren Spannung zu leiden, da ihre Psychotherapeutin seit fast zwei Wochen im Urlaub sei. Zusätzlich habe sie eine heftige Auseinandersetzung mit ihrer Freundin gehabt. Die Spannung sei schließlich so groß geworden, dass sie sich selbst verletzen musste. Dabei habe sie keinen Schmerz gespürt, vielmehr fühle sie sich seitdem erleichtert, und die Suizidgedanken seien zurückgegangen. Die Patientin wünscht, sofort nach Hause entlassen zu werden, um in der folgenden Woche ihre ambulante Therapie fortsetzen zu können.

Persönlichkeit II

Humanistischer Ansatz (Konzept des Selbst)

Die humanistische Psychologie (entstanden in den 1960er Jahren) versuchte, anstelle von Trieben und gelernten Motiven das **Wachstumspotenzial** des Menschen in den Mittelpunkt zu rücken. Von zentraler Bedeutung ist hierbei das **Selbstkonzept,** ein Persönlichkeitsmerkmal (d. h. zeitlich mittelfristig stabil). Es enthält alle Vorstellungen, Wahrnehmungen und Werte, die ein Mensch von sich selbst hat, und beeinflusst auf diesem Weg unser Wohlbefinden, unsere Wahrnehmung und unser Handeln. So wird z. B. ein Student, der sich als leistungsstark und sehr geeignet fürs Medizinstudium betrachtet, den ganzen Lehrbetrieb anders wahrnehmen und auch mit einem anderen Gefühl zu Prüfungen antreten als ein Kommilitone, der mit starken Selbstzweifeln und Unzulänglichkeitsgefühlen kämpft.

Bei vielen Menschen gibt es neben dem **realen Selbst,** so wie sie sich wahrnehmen, ein **ideales Selbst** (vgl. Psychoanalyse: Ich-Ideal), das ihren Wünschen entspricht, wie sie sein möchten, und wie sie sich auch manchmal nach außen darstellen. Eine große **Diskrepanz zwischen** diesen beiden **Selbstbildern** führt in der Regel dazu, dass der Betreffende unglücklich und unzufrieden ist. Carl Rogers definierte Personen dementsprechend als gesund, wenn ihr Selbstkonzept mit ihrem Denken, ihren Erfahrungen und ihrem Verhalten weitgehend übereinstimmt, d. h. kongruent ist. Ihr Selbstbild ist außerdem nicht starr, sondern kann sich mit neuen Erfahrungen verändern.

In der so genannten **klientenzentrierten Therapie** (s. Kap. „Psychotherapie III", S. 30/31) erfassten humanistische Psychologen manchmal das Selbst über Fragebögen, in denen die Klienten zum einen beschrieben, wie sie sich selbst wahrnehmen, zum anderen, wie sie idealerweise gerne wären. Einige Psychologen wendeten dagegen ein, dass eine standardisierte Erhebung der Persönlichkeit die wirkliche Person „entstelle" und zu einer Trennung zwischen Klient und Therapeut führe.

Sie zogen es vor, die einzigartigen Erfahrungen eines Menschen über ein offenes Gespräch zu verstehen. Interessant ist in diesem Zusammenhang auch, dass unsere **Selbst- und Fremdwahrnehmung** oft nicht übereinstimmen. Neurowissenschaftler haben herausgefunden, dass die meisten mentalen Prozesse, inklusive der Handlungssteuerung, unbewusst stattfinden. Deshalb erfinden wir Menschen oft im Nachhinein Gründe, um uns selbst unser Handeln zu erklären. Das daraus entstandene **bewusste Selbstbild** unterscheidet sich entsprechend von dem Bild, das andere von uns entwerfen, indem sie unser Verhalten und unseren Gefühlsausdruck beobachten. Sie können so auch unbewusste Aspekte wahrnehmen. Durch die Wahrnehmung von anderen und durch ihre Reaktionen auf uns können wir also viel über uns selbst erfahren (allerdings muss man u. U. deren eigene Voreingenommenheit, die ebenfalls zu einer Wahrnehmungsverzerrung führt, abziehen).

Interaktionistischer Ansatz

Dieser auch **„sozial-kognitiv"** genannte Ansatz versucht, Lernprinzipien, Kognition und soziale Einflüsse auf das Verhalten zu integrieren. Angeregt wurde diese moderne Perspektive von Albert Bandura, der auch das „Lernen am Modell" entdeckte (s. Kap. „Lernen III", S. 72/73). Die sozial-kognitiven Theoretiker glauben, dass viele unserer Verhaltensweisen durch Konditionierung oder Beobachtung gelernt sind. Darüber hinaus aber haben kognitive Schemata, Erinnerungen und Erwartungen einen Einfluss auf unsere Verhaltensmuster.

Das komplizierte Interagieren von Verhalten, internen persönlichen Faktoren und Umwelteinflüssen nannte Bandura **reziproken Determinismus,** weil alle einzelnen Determinanten aufeinander einwirken. Drei Beispiele für diese Interaktion:

▶ Menschen suchen sich unterschiedliche Umwelten aus, z. B. die Schule, einen Partner oder ein bestimmtes Fernsehprogramm. Diese von uns gewählten Umwelten formen uns dann (und wir formen sie wieder zurück, z. B. den Partner).

▶ Wie wir Ereignisse interpretieren und auf sie reagieren, beeinflusst unsere Persönlichkeit. Ängstliche Menschen z. B. nehmen die Welt als einen gefährlichen Ort wahr und richten sich auch in ihrem Verhalten danach (diese Interpretation führt zu Ängstlichkeit und entsprechendem Verhalten).

▶ Unsere Persönlichkeit erzeugt Situationen, auf die wir dann reagieren. Beispielsweise beeinflusst die Art, wie wir jemand anderen sehen und wie wir mit ihm umgehen, wiederum dessen Reaktionen auf uns. Haben wir z. B. ein wohlwollendes und freundliches Naturell, fällt es uns leichter, enge und hilfreiche Freundschaften zu schließen, als wenn wir misstrauisch und unfreundlich auf andere zugehen.

Zusammenfassend kann man sagen, dass wir sowohl Architekten als auch Produkt unserer Umwelt sind. Wie Persönlichkeitseigenschaften unsere Umwelt beeinflussen können, wurde in einem Versuch gezeigt. Es zeigte sich, dass nach experimentellem Vertauschen von Müttern und Kindern aggressive Jungen bei Müttern nichtaggressiver Kinder rigides und feindseliges Verhalten provozierten. Umgekehrt riefen Mütter aggressiver Jungen aber kein aggressives Verhalten bei den verträglichen Kindern hervor. Wir sind nicht nur Opfer unserer Eltern, sondern sie auch Opfer von uns. Entgegen der Alltagspsychologie scheint die Persönlichkeit nicht beliebig durch Erziehungsverhalten beeinflussbar. (Erziehung ist natürlich trotzdem von großer Bedeutung – s. Kap. „Kindheit II", S. 38/39.)

Der interaktionistische Ansatz ist nicht nur theoretisch interessant, er hat auch große praktische Relevanz: Bis in die 1960er Jahre gab es z. B. zur Erklärung von Kindesmisshandlung lediglich verschiedene Tätertypologien. Die Täter wurden als triebhafte, hemmungs- und gewissenlose Charaktertypen beschrieben, die man schlicht und einfach von den Opfern trennen müsse (mit allen

Konsequenzen für beide Seiten). Heute weiß man jedoch, dass man zusätzlich sowohl die Besonderheiten in den Beziehungen, in denen es zu Misshandlungen kommt, als auch situative Auslöser (Rahmenbedingungen, unter denen es besonders leicht zu Misshandlungen kommt) berücksichtigen muss, um gefährdeten Kindern und Familien langfristig zu helfen.

Anlage-Umwelt-Debatte

Wie viel unserer Persönlichkeit vererbt ist und wie viel auf äußere Einflüsse zurückgeht, wurde anhand zahlreicher **Zwillings-** und **Adoptionsstudien** untersucht. Dabei geht es darum, inwieweit die Unterschiede zwischen Menschen auf ihre unterschiedlichen Gene zurückgeführt werden können. Wenn z. B. die Erblichkeit des Persönlichkeitsmerkmals „Verträglichkeit" etwa 45% beträgt, heißt das nicht, dass dieses Merkmal bei jedem einzelnen Menschen zu 45% genetisch festgelegt ist (genauso wenig, wie sich die Körperlänge eines bestimmten Menschen anteilig in Erbfaktoren und andere Einflüsse aufschlüsseln lässt). Es heißt lediglich, dass wir 45% der beobachteten Unterschiedlichkeit zwischen Individuen in diesem Merkmal auf genetische Einflüsse zurückführen können. Wir können also nie sagen, zu welchem Prozentsatz die Persönlichkeit eines bestimmen Menschen vererbt ist.
Verhaltensgenetiker machen **Gene** vor allem für die **Ähnlichkeit** zwischen Zwillingen und Geschwistern verantwortlich. **Umwelteinflüsse** sind dagegen für die **Unterschiedlichkeit** der Kinder bedeutsam, woraus folgt, dass dies auf keinen Fall Umwelteinflüsse

sein können, die auf alle Familienmitglieder in gleicher Weise einwirken (die sog. **geteilte Umwelt,** z. B. Erziehungsstil und Familienklima, hat in dieser Form nur sehr geringen Einfluss). Von großer Bedeutung ist hingegen die so genannte **nichtgeteilte, individuelle Umwelt,** z. B. Unterschiede im elterlichen Erziehungsverhalten, individuelle Erlebnisse, Geschwisterposition, Freunde und Lehrer.
Neben den Genen sind gerade diese Faktoren für unsere Persönlichkeitsentwicklung entscheidend (im Mittel 39%). Die Art und Weise, wie dem Anschein nach rein geteilte Umweltfaktoren (z. B. Familienklima) individuell erlebt und verarbeitet werden, spielt für unsere Entwicklung also eine sehr große Rolle.

Verhaltensstile

Menschen entwickeln unterschiedliche Möglichkeiten der Wahrnehmung und Bewältigung von Ereignissen. Unter Verhaltensstilen versteht man **Tendenzen des Verhaltens,** die sowohl zeitlich als auch situativ eine gewisse Stabilität aufweisen. Im Folgenden werden einige Typen erläutert, die auch medizinisch relevant sind.

Sensation/Repression

Menschen unterscheiden sich darin, wie sie auf unangenehme oder bedrohliche Ereignisse und Informationen reagieren. Wenn sie sich ihnen zuwenden, spricht man vom **Sensitizer,** wenn sie sich abwenden, vom **Repressor.** In der Medizin ist dieser Verhaltensstil insofern relevant, als er z. B. Einfluss auf Symptomwahrnehmung, Krankheitsverar-

beitung und das Informationsbedürfnis hat. Ein Arzt tut also gut daran, zu beobachten, mit welcher Art von Patient er es zu tun hat, bevor er ihn mit Informationen versorgt.

Sensation-Seeking

Hierunter versteht man die **Neigung, sich in stimulierende Situationen** zu begeben. Man geht davon aus, dass die Betreffenden durch solche Aktivitäten, bei denen andere unsicher und ängstlich wären, versuchen, einen zu geringen Noradrenalinspiegel im Gehirn auszugleichen (und darüber ihr Wohlbefinden zu steigern). Beispiele dafür sind Extremsport (Bungeejumping, Free-Ride-Skifahren etc.) oder Motorradfahren. Auch Drogenkonsum wird unter anderem in einem solchen Zusammenhang gesehen.

Kontrollüberzeugung

Menschen unterscheiden sich in ihrer Kontrollüberzeugung, d. h. ihrer Wahrnehmung, wie viel Kontrolle sie über ihr Schicksal haben. Die einen glauben, dass Zufall oder äußere Kräfte das eigene Leben bestimmen; sie haben eine **externale Kontrollüberzeugung.** Die anderen nehmen an, ihr Geschick weitgehend selbst in der Hand zu haben. Sie haben eine **internale Kontrollüberzeugung.** Viele Studien konnten nachweisen, dass Menschen mit internaler Kontrollüberzeugung im Vergleich selbständiger handeln und gesünder und weniger depressiv sind. Sie werden leichter mit verschiedenen Formen von Stress fertig und sind eher in der Lage, Belohnungen aufzuschieben.

Sozialpsychologie

Die Sozialpsychologie beschäftigt sich mit den sozialen Bedingungen und Auswirkungen menschlichen Verhaltens und mit dem Verhalten des Einzelnen in Gruppen und seinen Reaktionen auf soziale Einflüsse. Evolutionär betrachtet hat die Struktur der Gruppe das menschliche Überleben und seine Entwicklung entscheidend mitbestimmt. Relevant ist dabei nicht nur die Auswirkung sozialer Interaktion auf Handlungen, sondern auch auf Gedanken und Gefühle, Einstellungen und Überzeugungen.

Innerhalb der Medizin können sozialpsychologische Modelle zur Betrachtung von Einflüssen auf Gesundheit und Krankheit herangezogen werden. Eigenschaften des Individuums und soziale Rollen, Normen und Einstellungen beeinflussen die Anfälligkeit für bestimmte Krankheiten, deren Ausprägungsgrad sowie den Krankheitsverlauf. Der Verlust einer sozialen Rolle, etwa durch Arbeitslosigkeit, ist ein gesundheitlicher Risikofaktor, da neben finanzieller Sicherheit auch soziale Anerkennung, ein strukturierter Tagesablauf und eine sinnvolle Beschäftigung verloren gehen. Auf der anderen Seite begünstigen soziale Integration und soziale Unterstützung den Genesungsprozess oder senken in manchen Fällen das Risiko, krank zu werden. So sind beispielsweise Immunabwehr und Wundheilung verbessert, und bei gut unterstützten Patienten mit koronarer Herzkrankheit sinkt das Mortalitätsrisiko.

Soziales Denken und Wahrnehmen

Attribution

Nach der **Attributionstheorie** erklären wir das Verhalten unserer Mitmenschen in der Regel durch Zurückführung auf innere Veranlagung (dispositionale, **interne Attribution**) oder auf äußere Umstände (situationale, **externe Attribution**). Da das Verhalten auch von Persönlichkeitseigenschaften abhängt (wie wir in den letzten beiden Kapiteln gesehen haben), trifft die interne Attribution manchmal zu. Allerdings überschätzen wir in unserer Beobachtung häufig diesen Einfluss und unterschätzen dabei gleichzeitig die Bedeutung der Situation. Man bezeichnet diese Unterschätzung solcher situativen Einflüsse auf das Verhalten als **fundamentalen Attributionsfehler.**

Beispielsweise beobachten wir, dass eine Studienkollegin am ersten Seminartag nicht an der Diskussion teilnimmt, und begründen das mit ihrer schüchternen Persönlichkeit. Später treffen wir sie dann auf einer Party, bei der sie sich äußerst offen und kontaktfreudig zeigt. Besonders, wenn wir Personen nur in einer bestimmten Situation beobachtet haben bzw. immer wieder beobachten, unterliegen wir dem fundamentalen Attributionsfehler. Bei Fremden lenken wir unsere Aufmerksamkeit mehr auf die Person als auf den situativen Kontext. Bei Menschen, die wir besser, weil aus verschiedenen Situationen, kennen, schreiben wir ihr Verhalten seltener bloß ihrer Veranlagung zu.

Zur Erklärung unseres eigenen Verhaltens ziehen wir dagegen eher die Situation als unsere Charaktereigenschaften heran.

Attribution ist bedeutsam, weil sie **reale Konsequenzen** für Verhalten und Einstellung hat: So führen beispielsweise politisch Konservative Probleme wie Armut und Arbeitslosigkeit eher auf persönliche Veranlagung zurück („Wer keine Arbeit hat, ist faul", „Man erhält, was man verdient"). Im Unterschied dazu machen politisch Liberale und Sozialwissenschaftler stärker gegenwärtige und vergangene Umstände der Betroffenen verantwortlich („Wer mit demselben familiären Hintergrund, derselben mangelnden Schulbildung usw. würde anders dastehen?").

Personenwahrnehmung

Die dispositionale Attribution birgt zusätzliche Schwierigkeiten: Einstellungen, Gefühle etc. müssen aus äußeren und direkt wahrnehmbaren Anzeichen erschlossen werden – anders als bei der Wahrnehmung physikalischer Objekte, deren Beschaffenheit (wie Größe oder Farbe) wir direkt beobachten können. Zwar wollen wir Einstellungen und Gefühle anderer Menschen uns gegenüber möglichst genau kennen, um uns angemessen verhalten zu können; unglücklicherweise gibt es hierfür aber keinen direkten Zugang. Entsprechend ist die soziale Wahrnehmung stärker Fehlern unterworfen. Hinzu kommt, dass unser eigener innerer Zustand (beeinflusst z. B. durch die jeweilige Situation, erlernte Einstellungen und Gefühle) wie auch unsere erworbene, implizit vorhandene Persönlichkeitstheorie unsere Wahrnehmung von anderen färbt.

Einstellung und Handlung

Einstellungen sind Ansichten und Gefühle, durch die wir Personen, Dingen und Ereignissen mit einem bestimmten Verhalten begegnen. Bereits in der Kindheit beginnen wir, bestimmte Einstellungen zu erwerben, die sich dann durch neue Erfahrungen das ganze Leben lang ändern können (z. B. Einstellungen zu einer gesundheitsbewussten Lebensweise).

Anders als oft angenommen, beeinflussen jedoch Einstellungen unsere Handlungen nur unter bestimmten Umständen, nämlich wenn:

▶ Wenig äußere Einflüsse bestehen
▶ Die Einstellung ein ganz bestimmtes Verhalten betrifft
▶ Wir uns der Einstellung klar bewusst sind

Beispielsweise kann es jemand als durchaus richtig erachten, wegen seiner ständigen Magenschmerzen einen Arzt aufzusuchen. Angst vor dem Untersuchungsergebnis oder Zeitmangel können ihn dann jedoch davon abhalten. Menschen, die allgemein eine gesundheitsbewusste Lebensweise predigen, bewegen sich möglicherweise nicht regelmäßig, noch hören sie mit dem Rauchen auf. Hält jemand aber beispielsweise speziell Joggen oder Radfahren für gesund, ist es wahrscheinlicher, dass er auch tatsächlich joggt oder Rad fährt. Indem wir eigene Einstellungen sehr klar vor Augen haben, schützen wir unsere Handlungen zudem vor „Fremdbestimmung" wie der Gewohnheit oder den Erwartungen von anderen.

Für eine Einwirkung in die umgekehrte Richtung, also von unseren Handlungen auf unsere Einstellungen, lassen sich viele Beispiele finden: Man glaubt nach und nach an das, was man tut. Mittels der sog. Foot-in-the-door-Technik kann man Menschen von der Einwilligung in eine vergleichsweise unbedeutende Handlung zur Ausführung einer anschließenden Handlung mit weiter reichenden Konsequenzen bringen. In vielen Fällen werden anschließend die eigenen Einstellungen dem Verhalten angepasst (vgl. a. Abschn. „Theorie der kognitiven Dissonanz", Kap. „Lernen III", S. 72/73).

Sozialer Einfluss

Erkenntnisse der Sozialpsychologie führen uns den enormen sozialen Einfluss auf unsere Einstellungen und Handlungen vor Augen. Ein berühmtes sozialpsychologisches Experiment in diesem Zusammenhang führte **Stanley Milgram** in den 1960er Jahren durch, um **Gehorsamkeitsverhalten** zu testen. Dabei wurde Versuchspersonen gesagt, sie nähmen an einem Experiment zur Beeinflussung von Bestrafung auf das Lernen teil. Hierzu sollten sie eine zweite Versuchsperson (die in Wirklichkeit aber ein Mitarbeiter Milgrams war) unterrichten und anschließend eine Liste von Wortpaaren abfragen. Die Bestrafung waren Elektroschocks, deren Stärke mit jeder falschen Antwort zunahm. Zwar zögerten viele der „Lehrer" nach der 10. Stufe (einem Schock von 150 Volt) angesichts der Bitte des „Schülers", aus dem Versuch auszusteigen, doch der Ansporn durch den Versuchsleiter („Es ist sehr wichtig, dass der Versuch zu Ende geführt wird – Sie müssen fortfahren") ließ sie auch über 330 Volt und Angstschreie des „Schülers" hinaus weitermachen. 63% führten den Versuch bis zum Ende durch – d.h. über das Verstummen des „Schülers" hinaus (bis 450 Volt). Das Experiment demonstriert den Zwiespalt, einerseits den eigenen Standards treu bleiben und dem „Schüler" keine Schmerzen zufügen zu wollen und andererseits sich anderen anzuschließen und ein guter Versuchsteilnehmer zu sein. Als Ergebnis lässt sich sagen, dass Gehorsam meist über Menschenfreundlichkeit siegt.

Die Tendenz, die eigene Verantwortlichkeit abzulegen und sich der Autorität zu beugen, war dabei am höchsten, wenn:

▶ Der Versuchsleiter ganz in der Nähe war und/oder der Schüler depersonalisiert wurde, etwa, indem er sich in einem anderen Zimmer befand
▶ Sich niemand sonst gegen die Befehle richtete
▶ Eine namhafte Institution (die Yale-Universität) hinter dem Versuch stand

Milgram nutzte hier übrigens auch die oben genannte Foot-in-the-door-Technik: Er begann mit sehr kleinen Stromstärken und steigerte sie schließlich ins Maßlose. Wenn jemand Widerstand leistete, tat er das in der Regel sehr früh. Hatten Mitarbeit oder aber Widerstand erst einmal richtig begonnen, passten die Versuchsteilnehmer ihre Einstellungen an und rechtfertigten dadurch ihr Verhalten.

Trotz dieser Befunde gibt es aber auch so etwas wie die Macht des engagierten Einzelnen. Letztlich sind wir nicht vollständig durch soziale Kontrolle determiniert, sondern können dieser auch persönliche Kontrolle entgegensetzen (Menschen verhalten sich nicht wie Billardkugeln). Beispiele von Gandhi und anderen Persönlichkeiten, aber auch von Errungenschaften der Technik, denen zunächst mehrheitlich mit Misstrauen begegnet wurde (wie z.B. der Eisenbahn), zeigen, dass die Mehrheit durch eine Minderheit überzeugt werden kann. Dies ist vor allem dann der Fall, wenn eine Minderheit ihre Ansicht selbstbewusst und immer wieder zum Ausdruck bringt.

Zuschauerintervention

Sozialer Einfluss wird auch relevant, wenn es z.B. um unsere Bereitschaft geht, bei einem Notfall zu helfen. Voraussetzung für unsere Hilfe sind dabei drei Schritte: Erstens müssen wir das Geschehen überhaupt registrieren, zweitens es als einen Notfall bewerten, und drittens müssen wir uns schließlich verantwortlich fühlen, um zu helfen. Wenn wir uns in einer Gruppe befinden, kann es sein, dass wir uns schon in unserer Bewertung am Verhalten anderer orientieren („Die anderen gehen vorbei, es ist also nichts Schlimmes"). Etwas Entscheidenderes kommt allerdings in der Tatsache zum Ausdruck, dass mit jedem zusätzlichen Zeugen bei einem eindeutig als solches erkennbaren Gewaltverbrechen oder Notfall die Wahrscheinlichkeit des Einzelnen abnimmt, sich einzuschalten: Das Phänomen der **Verantwortungsdiffusion** führt dazu, dass die Verantwortung auf mehrere Personen verteilt ist und nicht mehr auf einem alleine ruht. Verantwortungsdiffusion, könnte man sagen, ist der größte Feind der Zivilcourage.

D Krankheit und Gesellschaft, Gesundheit erhalten und besondere medizinische Situationen

Sozialstrukturelle Determinanten

Soziale Rolle und soziale Gruppe

Soziale Rolle (sozialer Status)

Status

Der **soziale Status** beschreibt die Stellung einer Person innerhalb eines sozialen Systems. Sie ist durch eingenommene oder zugeschriebene **soziale Rollen** (z. B. Arztrolle, Elternrolle) bestimmt. Meist wird der Status an den Größen **Beruf, Bildung** und **Einkommen** gemessen. Mit **Statusinkonsistenz** bezeichnet man eine Diskrepanz dieser Größen, beispielsweise hohes Einkommen bei niedrigem Bildungsstand oder umgekehrt der berühmte Akademiker, der Taxi fährt.

Rollenkonflikte

An jede Person werden gesellschaftsabhängige **Rollenerwartungen** gestellt, die bestimmte Verhaltensweisen, Rechte und Pflichten beinhalten. Da jeder Mensch mehrere Rollen einnimmt, kann es zwischen ihnen zu **Interrollenkonflikten** kommen (z. B. Doppelbelastung berufstätiger Eltern). Aber auch innerhalb einer Rolle besteht ein gewisses Konfliktpotenzial. Bezogen auf den Arztberuf entstehen diese **Intrarollenkonflikte** durch unterschiedliche Erwartungen, die von Seiten der Patienten, Angehörigen, Kollegen oder Krankenkassen an den Arzt gestellt werden.

Soziale Gruppe

Eine **soziale Gruppe** ist ein Personenkreis, zu dem sich ein Individuum zugehörig fühlt und dessen Zugehörigkeit umgekehrt nicht von den anderen Mitgliedern dieser Gruppe dementiert wird. Über Interaktion stehen die Mitglieder über einen längeren Zeitraum in Beziehung zueinander. Innerhalb der Gruppe entsteht sowohl ein Zusammengehörigkeitsgefühl (Wir-Gefühl) als auch ein gewisses Konfliktpotenzial.
Ist eine Gruppe aufgrund sozialer Benachteiligung (z. B. Behinderung, sexuelle oder religiöse Orientierung, Ob-

dachlosigkeit) nicht vollständig in eine Gesellschaft integriert, bezeichnet man sie als **soziale Randgruppe.** Um der häufigen Diskriminierung gegen ihre Gruppe entgegenzuwirken, bilden sie Subkulturen mit eigenen Normen und Symbolen zur Abgrenzung gegen die Gesellschaft und Wahrung der eigenen Identität.
Mit **Peergroup** bezeichnet man eine soziale Gruppe aus Gleichaltrigen, die als Bezugsgruppe bestimmte Werte, Normen und Verhaltensweisen vorgibt. Besondere Bedeutung gewinnt sie in der Pubertät (s. die Kap. zu Kindheit, Jugend und Erwachsenenalter, S. 36 ff.).

Gesellschaft

Soziale Schichtung

Definition und Einteilung

Der Begriff der **sozialen Schicht** beruht aus soziologischer Sicht darauf, dass sich innerhalb einer Gesellschaft Hierarchien ausbilden. Merkmale des sozioökonomischen Status (s. o.) bestimmen die Unterteilung einer Gesellschaft in eine Schichtzugehörigkeit (früher in Stände oder Klassen). Anhand der Determinanten **Schulabschluss, Berufsausbildung, berufliche Stellung** und **Einkommen** lässt sich durch ein Punktbewertungssystem der **Schichtindex** (nach Helmert) ermitteln und so die Schichtzugehörigkeit bestimmen. Unsere Bevölkerung lässt sich nach dieser Theorie in fünf Schichten einteilen:

- Untere Schicht
- Untere, mittlere und obere Mittelschicht
- Obere Schicht

Mobilität

Zwischen den Schichten herrscht dabei auch eine gewisse vertikale Mobilität. Die **Intragenerationenmobilität** bezeichnet den Schichtwechsel im Lebenslauf eines Individuums. Unter **Intergenerationenmobilität** versteht man den sozialen Auf- oder Abstieg zwischen zwei Generationen, z. B. zwischen Vater und Sohn. Auch Erkran-

kungen wie beispielsweise eine Schizophrenie können einen Statusverlust mit sozialem Abstieg zur Folge haben.
In der Soziologie werden heutzutage auch andere Modelle der gesellschaftlichen Differenzierung diskutiert. Das Schichtmodell ist im medizinsoziologischen Bereich aber nach wie vor von großer Bedeutung.

Schichtabhängige Erkrankungshäufigkeit

Dass die Schichtzugehörigkeit einen Einfluss auf die Gesundheit und die Lebenserwartung hat, bestätigen epidemiologische Studien. Sie zeigen beispielsweise, dass Angehörige der unteren Sozialschichten häufiger von körperlichen und psychischen Krankheiten betroffen sind und dass es einen Einfluss von Bildung auf Gesundheit gibt. In den gebildeten Schichten gibt es weniger Raucher, weniger Übergewichtige und mehr sportlich Aktive.
Ausnahmen hiervon bilden allergische Erkrankungen und die Neurodermitis, die sich häufiger in höheren Schichten finden. Als mögliche Ursachen werden das ausgeprägte Hygienebewusstsein der Eltern und der Mangel an „Spielen im Dreck" und somit die mangelnde Exposition der Kinder gegenüber Krankheitserregern in der Reifungsphase des Immunsystems in Betracht gezogen.

Die moderne Gesellschaft

Charakteristika der modernen Gesellschaft

Ein unübersehbarer Prozess der Modernisierung war der Übergang von der Industrie- zur Informationsgesellschaft. In den meisten Berufen haben moderne Kommunikationsmedien Einzug erhalten (Computer, Internet, Handy). Aus medizinischer Sicht kommt es dadurch z. B. zu vermehrten Haltungs- und Augenschäden durch Computerarbeitsplätze. Andererseits kann der Zugang zu modernen Medien Folgen in der gesundheitlichen Aufklärung und Versorgung der Bevölkerung haben. So hat heute fast jeder Zugang zu medizinischen Informationen aus dem Internet. Gleichzeitig fehlt hier allerdings eine einheitliche Kontrolle über Richtigkeit und Aktualität der Information (basierend beispielsweise auf aktuellen Studien).

Kritiker der modernen Gesellschaft beklagen die zunehmende Ökonomisierung und das **zweckrationale Handeln,** welches im Gegensatz zum wertrationalen oder traditionellen Handeln immer mehr an Bedeutung gewinnt. Hierbei geht es um rationales Abwägen von Mitteln, um persönliche Ziele zu erreichen. Ethisch-moralische Werte werden zunehmend zugunsten ökonomischer Vorteile vernachlässigt.

Ein in der Soziologie als **Individualisierung** bezeichneter Prozess spiegelt sich in der Zunahme von Single-Haushalten wider. In Deutschland gab es im Jahr 2003 laut Statistischem Bundesamt ca. 13,7 Millionen allein lebende Frauen und Männer. Im Gegensatz zur früheren traditionellen Lebensweise innerhalb der (Groß-)Familie hält in der modernen Gesellschaft die Tendenz zum Alleinleben an.

Auch von Seiten der Arbeitgeber wird dieser Prozess gefördert. Die allseits erwartete „Flexibilität" der Arbeitnehmer erfordert ein hohes Maß an räumlicher und zeitlicher Ungebundenheit.

Auch die Erwerbsstruktur unterliegt einem Wandel. Unter **Tertiarisierung** (■Abb. 1) versteht man die zunehmende Verschiebung von primärem (Landwirtschaft) und sekundärem (Produktion) Erwerbssektor hin zum tertiären Sektor (Dienstleistung).

Lebenserwartung

Neben **genetischen** und **Umweltfaktoren** wirkt sich auch der **sozioökonomische Status** auf die Lebenserwartung aus. In niedrigeren sozialen Schichten ist nicht nur die Wahrscheinlichkeit höher, krank zu werden, sondern die Lebenserwartung insgesamt durch schwierige soziale und wirtschaftliche Verhältnisse beeinträchtigt (z. B. schlechtere oder zu wenig Lebensmittel, hygienische Bedingungen; ■Tab. 1).

DALY

Die **behinderungsfreien Lebensjahre** oder **DALY** (*engl.*: disability-adjusted life years) sind ein statistisches Maß für die Anzahl der Lebensjahre ohne gesundheitliche Einschränkungen. Die ■Tabelle 2 zeigt die häufigsten Gründe für eine Minderung der DALY.

QALY

Das Prinzip der **QALY** (*engl.*: quality-adjusted life years) bewertet die Lebenserwartung in Bezug zur Lebensqualität. Ein Jahr uneingeschränkter Lebensqualität entspricht hierbei einem QALY von 1. Ein QALY von 0 entspricht dem Lebensende. Im Gesundheitswesen nutzt man dieses Maß beispielsweise, um das Kosten-Nutzen-Verhältnis von unterschiedlichen Behandlungsmethoden zu bewerten.

Beispiel: Eine Tumorerkrankung hat eine Lebenserwartung von einem Jahr ohne Therapie mit einer Lebensqualität von QALY-Index 0,6. Mittels Chemotherapie steigt die durchschnittliche Lebenserwartung auf 1,5 Jahre, aufgrund der Nebenwirkungen sinkt der QALY-Index aber auf 0,3. Multipliziert man nun die Lebenserwartungen mit dem jeweiligen QALY, erhält man ohne Therapie das Ergebnis 0,6 QALY. Dem steht ein QALY-Index von 0,45 mit Therapie gegenüber. Zusammenfassend ist zu sagen, dass – auch ohne rechnerische Maßzahl – bei jeder Indikationsstellung für eine Therapie die Beeinträchtigung der Lebensqualität und nicht nur die rein statistische Lebensverlängerung zu beachten ist.

Land	Lebenserwartung		
	Gesamt	Frauen	Männer
Weltweit	64,77	66,47	63,16
Deutschland	78,80	81,96	75,81
Andorra (höchste)	83,51	86,61	80,61
Swaziland (niedrigste)	32,62	33,17	32,1

■ Tab. 1: Vergleich der durchschnittlichen Lebenserwartung (in Jahren). [15]

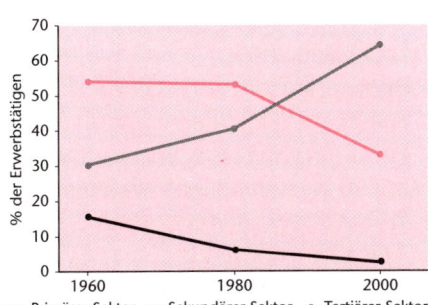

■ Abb. 1: Tertiarisierungsprozess in Deutschland. [14]

Entwicklungsländer	Industrieländer
▶ Untergewicht von Müttern und Kindern	▶ Tabak
▶ Ungeschützter Geschlechtsverkehr	▶ Arterielle Hypertonie
▶ Mangelernährung	▶ Alkohol
▶ Trinkwasserverschmutzumg	▶ Hypercholesterinämie
▶ Verbrennungsvorgänge in Wohnungen	▶ Übergewicht
▶ Arterielle Hypertonie	▶ Einseitige Ernährung
▶ Tabak	▶ Bewegungsmangel
▶ Hypercholesterinämie	▶ Drogen

■ Tab. 2: Häufigste Ursachen eines Verlustes an Lebensjahren ohne gesundheitliche Einschränkungen (DALY). (modifiziert nach [10])

Soziodemographische Determinanten des Lebens

Demographischer Wandel

In Europa führte der Übergang von der Agrargesellschaft über die frühindustrielle zur industriellen Gesellschaft zu einem Wandel in der Bevölkerungsstruktur. Dieser als **demographischer Wandel** (demographische Transformation, demographischer Übergang) bezeichnete Prozess wirkte sich stark auf die Bevölkerungsentwicklung aus. Durch Änderungen in Hygiene, Arbeitsbedingungen und medizinischer Versorgung kam es zu phasenhaften Veränderungen von Geburten- und Sterbeziffern. Es folgen einige Definitionen und Zahlen.

Begriffsdefinitionen

Soziologische Begriffe

▶ **Index:** errechnete Zahl im Verhältnis zu einer Bezugsgröße. Beispiel: Body-Mass-Index (Körpergewicht in kg/Körpergröße in m^2)
▶ **Quote:** Quotient aus Personen, die zu einem festgelegten Zeitpunkt ein bestimmtes Merkmal aufweisen, zur Gesamtzahl der Bezugspersonen. Beispiel: Arbeitslosenquote
▶ **Rate (Ziffer):** Quotient aus neu aufgetretenen Ereignissen (z. B. Geburt, Tod) im Verhältnis zur Gesamtzahl der Bevölkerung. Bezieht sich immer auf einen bestimmten Zeitraum (meist 1 Jahr) und eine bestimmte Personenzahl (meist 1000). Beispiel: Geburtenziffer, Sterbeziffer
– **Rohe Ziffern:** Anzahl der Ereignisse (Geburten, Todesfälle) in einem bestimmten Zeitraum, bezogen auf eine bestimmte Anzahl der Bevölkerung. Beispiel: rohe Geburtenziffer = Anzahl der Lebendgeburten, bezogen auf 1000 Einwohner
– **Spezifische Ziffern:** Bezug der Ziffer zu einer bestimmten Eigenschaft der Bezugsgruppe (z. B. Alter, Geschlecht). Beispiel: todesursachenspezifische Sterbeziffer

– **Standardisierte Ziffern:** Zum besseren Vergleich von Ziffern in unterschiedlichen Bezugsgruppen (z. B. unterschiedliche Altersstruktur) werden statistische Methoden zur Standardisierung angewandt. Beispiel: altersstandardisierte Sterbeziffer
▶ **Proportion:** Verhältnis zweier Maße zueinander. Beispiel: Geschlechtsproportion (m/w)

Mortalität

Die Mortalität (Syn. Sterberate, Sterbeziffer) entspricht der Anzahl der Todesfälle einer definierten Bevölkerung in einem bestimmten Zeitraum.

▶ **Rohe Sterbeziffer:** jährliche Todesfälle/1000 Individuen
▶ **Todesursachenspezifische Sterbeziffer:** Anzahl der in einem Jahr an einer bestimmten Todesursache Verstorbenen pro 10 000
▶ **Standardisierte Mortalitätsratio:** Anzahl der Todesfälle in der Bevölkerung (pro 100 000), wenn die Bevölkerungsverhältnisse denen der Standardbevölkerung (hier: neue europäische Standardbevölkerung) entsprächen
▶ **Säuglingssterberate:** Anzahl der im ersten Lebensjahr gestorbenen Säuglinge pro 1000 Lebendgeborene in einem Kalenderjahr
▶ Unterscheidung nach Lebensalter:
– **Vorzeitige Sterblichkeit:** Tod im Alter von 1–65 LJ
– **Alterssterblichkeit:** Tod im Alter von > 65 LJ

Fertilität

Syn. Fruchtbarkeit. Weibliche Fertilität besteht von der Menarche bis zur Menopause, männliche von der Pubertät bis ins Alter.

▶ **Totale Fertilitätsrate** (TFR): Anzahl der Kinder, die eine Frau im Laufe ihres Lebens zur Welt bringt. Eine TFR von 2,1 ist für eine gleichbleibende Bevölkerungszahl erforderlich. In Deutschland liegt sie derzeit bei 1,39, die Bevölkerung nimmt also ab.
▶ **Geschlechtsspezifische Geburtenziffer:** Zahl der Geburten eines Ge-

schlechts innerhalb eines Jahres/1000 Personen dieses Geschlechts
▶ **Geburtenüberschuss:** Geburtenziffer höher als Sterbeziffer
▶ **Nettoreproduktionsziffer** (Nettoreproduktionskoeffizient, NRK): Anzahl der Töchter, die von einer Frauengeneration auf die Welt gebracht werden muss, um die Bevölkerungszahl konstant zu halten. Dafür wäre eine NRK von 1 nötig. In Deutschland liegt sie derzeit bei ca. 0,6.

Bevölkerungsbewegung

▶ Natürliche: Differenz aus Geburten und Todesfällen innerhalb einer Population
▶ Räumliche: Wanderungsbewegungen im Sinne von Migration

Krankheitsassoziierte Begriffe

▶ **Letalität:** beschreibt die Anzahl der krankheitsspezifischen Todesfälle in einem bestimmten Zeitraum, bezogen auf die Gesamtzahl der von dieser Krankheit Betroffenen (z. B. 1,5 % für HIV-Infizierte in Deutschland im Jahr 2005)
▶ **Morbidität:** Erkrankungshäufigkeit, bezogen auf eine bestimmte Bevölkerungsgruppe, z. B. Männer oder Frauen
▶ **Inzidenz:** Anzahl der Neuerkrankungen an einer bestimmten Krankheit in einem bestimmten Zeitraum innerhalb einer definierten Bevölkerung (Beispiel: ca. 2600 HIV-Neuinfektionen in Deutschland im Jahr 2005)
▶ **Prävalenz:** Anzahl aller an einer bestimmten Krankheit Erkrankten innerhalb einer Bevölkerungsgruppe (Beispiel: ca. 49 000 HIV-Infizierte in Deutschland 2005)
– **Punktprävalenz:** Prävalenz zu einem bestimmten Zeitpunkt
– **Periodenprävalenz:** Prävalenz innerhalb eines bestimmten Zeitraums, z. B. Lebenszeitprävalenz

Bevölkerungsentwicklung

Der Bevölkerungsprozess beschreibt die Entwicklung einer Bevölkerung durch Geburten (Zunahme), Todesfälle (Abnahme) sowie Zu- und Abwanderung. Es folgen Angaben für das Jahr 2006 [15].

	Weltweit	Deutschland	China
Gesamtbevölkerung	6 525 170 000	ca. 82 422 000	1 313 970 000
Geburtenrate	20,05 / 1000	8,25 / 1000	13,25 / 1000
Sterberate	8,67 / 1000	10,62 / 1000	6,97 / 1000
TFR	2,59	1,39	1,73
Bevölkerungsentwicklung	Wachstumsrate +1,14 %	Wachstumsrate –0,02 %	Wachstumsrate +0,59 %

▌ Tab. 1: Bevölkerungsentwicklung.

Diese Zahlen stellen nur eine Momentaufnahme dar und sollen einen Eindruck über die Größenordnungen vermitteln. Eine bildliche Darstellung der Bevölkerungsentwicklung bietet ▌ Abbildung 1.

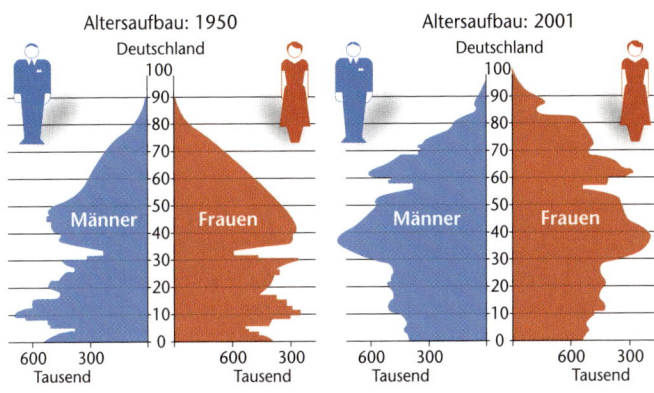

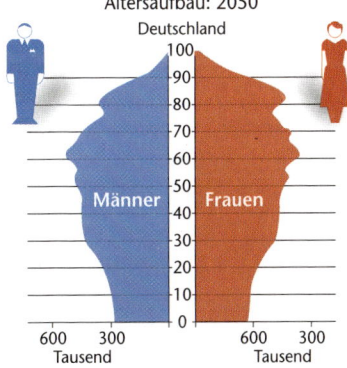

▌ Abb. 1: Drei Bevölkerungspyramiden. [16]

Todesursachenstatistik

Deutschlandweit

Todesursachen 2003 (ICD-10-Klassifikation)	Anzahl	Anteil in %
Insgesamt	853 946	100
Krankheiten des Kreislaufsystems (I00–I99)	396 622	46,4
Bösartige Neubildungen (C00–C97)	209 255	24,5
Krankheiten des Atmungssystems (J00–J99)	58 014	6,8
Krankheiten des Verdauungssystems (K00–K93)	42 263	4,9
Verletzungen, Vergiftungen und bestimmte andere Folgen äußerer Ursachen (S00–T98)	34 606	4,1

▌ Tab. 1: Todesursachen in Deutschland. [4]

Weltweit

Platz	Todesursache	Anzahl in Tausend	Anteil in %
1	Ischämische Herzerkrankung	7,208	12,6
2	Zerebrovaskuläre Erkrankungen	5,509	9,7
3	Infektionen des unteren Respirationstraktes	3,884	6,8
4	HIV/AIDS	2,777	4,9
5	COPD (chronisch-obstruktive Bronchitis)	2,748	4,8
6	Durchfallerkrankungen	1,798	3,2
7	Tuberkulose	1,566	2,7
8	Malaria	1,272	2,2
9	Malignome von Trachea/Bronchien/Lunge	1,243	2,2
10	Straßenverkehrsunfälle	1,192	2,1
11	Kinderkrankheiten	1,124	2,0
12	Andere unbeabsichtigte Verletzungen	923	1,6
13	Hypertensive Herzerkrankung	911	1,6
14	Suizid	873	1,5
15	Magenkarzinom	850	1,5
16	Leberzirrhose	786	1,4
17	Nephritis	677	1,2
18	Kolon-/Rektumkarzinom	622	1,1
19	Lebermalignom	618	1,1
20	Masern	611	1,1

▌ Tab. 2: Haupttodesursachen weltweit im Jahr 2003. [17]

Klinischer Bezug

Das demographische Altern der Bevölkerung in den westlichen Industrieländern hat aus ärztlicher Sicht Auswirkungen auf zu behandelnde Krankheiten und das Patientenkollektiv. Die **Geriatrie** beschäftigt sich speziell mit Erkrankungen des alten Menschen; dies betrifft insbesondere die Fachbereiche Innere Medizin und Psychiatrie (Gerontopsychiatrie). Beispiele für das Krankheitsspektrum des alten Menschen sind Arteriosklerose und Folgeerkrankungen, Osteoporose, Diabetes mellitus vom Typ II, Altersdemenz und -depression. Die Behandlung dieser chronischen Krankheiten und die Zunahme an pflegebedürftigen älteren Menschen rücken in Industriestaaten zunehmend in den Vordergrund. Während wir diese Herausforderung mit den uns möglichen Mitteln der Forschung und der Industrie zu bewältigen versuchen, müssen auch die Standards der Versorgung und ethischen Richtlinien stets neu diskutiert und angepasst werden.

Arzt und Patient im Gesundheitssystem

Determinanten des Arztbesuches

Aus Patientensicht

Wie kommt es dazu, dass jemand einen Arzt aufsucht? Ein typisches Szenario:

1. Jemand bemerkt eine körperliche oder psychische Veränderung, die er als Abweichung von seinem als „gesund" empfundenen Zustand bewertet. Nun legt er sich eine Erklärung zurecht (**Laienätiologie**).
2. Er sieht entweder keinen Behandlungsbedarf und wartet ab, bis der Zustand vergeht, oder er empfindet die Situation als so unangenehm oder gar bedrohlich, dass er sich entscheidet, professionelle Hilfe in Anspruch zu nehmen. Je nach Persönlichkeit – z. B. hypochondrischer oder indolenter Patient – besteht eine Diskrepanz zwischen der Inanspruchnahme professioneller Hilfe und der tatsächlichen Schwere der Erkrankung.
3. Je nach eigenen Erfahrungen, den Empfehlungen Dritter und persönlichen Präferenzen sucht er auf:
   – Apotheke
   – Praxis, die alternative Heilmethoden anbietet (Heilpraktiker, Akupunktur, Homöopathie u. a.)
   – Allgemeinarztpraxis
   – Notaufnahme eines Krankenhauses (bzw. Rufen des Rettungsdienstes)

Diese vereinfachte Darstellung soll verdeutlichen, dass viele Faktoren eine Rolle spielen, wenn es um die Frage nach ärztlicher Konsultation geht. Eine Hilfestellung in unserem Gesundheitssystem bietet die **Primärarztfunktion:** Ein zu diesem Zwecke zugelassener Arzt, zumeist der „Hausarzt" als Allgemeinmediziner oder primärärztlich zugelassener Internist, aber auch ein Kinder- oder Frauenarzt, ist die erste Anlaufstelle bei gesundheitlichen Problemen. Er entscheidet über eine ggf. notwendige weitere Behandlung im Krankenhaus (**Einweisung**) oder bei einem Facharzt (**Überweisung**).

Aus Ärztesicht

▶ **Angebot und Nachfrage:** Ein erhöhtes Angebot an niedergelassenen Fachärzten erhöht auch die Leistungen dieser Praxen; es lässt sich auch eine angebotsinduzierte Nachfrage beobachten. Darüber, was eine bedarfsgerechte Versorgung im Sinne eines ausgeglichenen Arzt-Patient-Verhältnisses ist, gibt es keine objektiven Daten. Da in den meisten Gegenden Deutschlands eher die Situation der Über- als der Unterversorgung herrscht, wird die Niederlassung von Ärzten durch die kassenärztlichen Vereinigungen (KV) reguliert.

▶ **Iatrogene Einflüsse und Entscheidungen:** Ärztliche Maßnahmen, u. a. die Verabreichung von Medikamenten, können zu gesundheitlichen Folgeproblemen führen. Diese sollten in die Indikation für eine Therapie stets mit einfließen. Auch in der Aufklärung des Patienten und damit in der ge-meinsamen Entscheidungsfindung ist die Aufklärung über Vor- und Nachteile der Behandlung essentiell. Die vermehrte Zunahme antibiotikaresistenter Erreger ist nur ein Beispiel für iatrogene Auswirkungen auf die Gesundheit.

Ebenso wie die Wahl der richtigen Therapie ist eine korrekte Diagnose Entscheidung des Arztes. Auch Ärzte sind nicht frei von Fehlern, und somit besteht auf beiden Seiten – der des Patienten und der des Arztes – eine gewisse Angst vor Fehldiagnosen. So können **falsch-positive** (Fehler erster Art) oder **falsch-negative** (Fehler zweiter Art) Diagnosen gestellt werden, d. h., Gesunde können für krank, Kranke für gesund erklärt werden. Beide Fälle führen zu einer Fehlversorgung der Patienten. Zu den möglichen Fehlerquellen gehören neben mangelnder Fachkenntnis auch mangelnde Kommunikation (s. a. Abschn. „Arzt-Patient-Beziehung" im Kap. „Arztrolle und Arztberuf II", S. 14/15).

Gesundheitssystem in Deutschland

Leitlinie

Basierend auf dem Grundgesetz soll in Deutschland jeder, unabhängig von Einkommen, Alter oder Geschlecht, die medizinische Versorgung erhalten, die er benötigt. Die finanziellen Mittel werden nach diesem Prinzip unter Beachtung ökonomischer Gesichtspunkte verteilt.

Strukturen

Das Gesundheitssystem in Deutschland gliedert sich in die Bereiche Prävention (s. Kap. „Prävention", S. 88 – 91), Primärversorgung durch niedergelassene Ärzte, Akutversorgung in den Krankenhäusern und Rehabilitation. Der Staat schafft durch Gesetze und Gesundheitspolitik die organisatorischen Rahmenbedingungen. Die Apotheken stellen die Arzneimittelversorgung sicher. Die medizinische Versorgung wird durch den gemeinsamen Bundesausschuss (GBA) gewährleistet, der aus Vertretern von Krankenkassen, Krankenhäusern, niedergelassenen Ärzten und Patientenvereinigungen besteht.

Krankenversicherung

In der Bundesrepublik Deutschland sind ca. 90% der Bevölkerung gesetzlich, ca. 8 % privat und ca. 2% anderweitig (Angehörige der Bundeswehr, Zivildienstleistende, Sozialhilfeempfänger) versichert.
Die gesetzlichen Krankenkassen sind Körperschaften des öffentlichen Rechts mit einer **Selbstverwaltung** aus ehrenamtlichen, gewählten Mitgliedern (Sozialwahlen, alle 6 Jahre). Die gesetzlichen Krankenkassen, die Kassenärzte und die Krankenhäuser verständigen sich darauf, welche Leistungen in welcher Höhe vergütet werden. Nach dem Sachleistungsprinzip müssen die Versicherten – anders als bei den privaten Versicherungen – den Arztbesuch nicht vorausbezahlen. Eine

Ausnahme bildet die im Jahr 2004 eingeführte Praxisgebühr von 10 Euro pro Quartal. Im Jahr 2005 gab es in Deutschland 267 Krankenkassen in der gesetzlichen Krankenversicherung.

Niedergelassene Ärzte

Alle Ärzte, die gesetzlich versicherte Patienten behandeln, müssen einer kassenärztlichen Vereinigung angehören. Die auf Bundesebene zusammengeschlossene kassenärztliche Bundesvereinigung (KBV) bzw. die kassenzahnärztliche Bundesvereinigung (KZBV) verhandeln mit den Kassen und schließen Kollektivverträge für die Vergütung aller behandelnden Vertragsärzte ab. Als Körperschaften des öffentlichen Rechts stehen die KBV und die KZBV unter staatlicher Aufsicht.

Die Interessen des Berufsstandes der Ärzte vertreten hingegen die Landesärztekammern und, im Zusammenschluss, die Bundesärztekammer. Jeder Arzt ist Pflichtmitglied in seiner jeweiligen Landesärztekammer.

Die standespolitischen Interessen der gewerkschaftlich organisierten Ärzte vertreten der Marburger Bund und der Hartmannbund, deren Mitgliedschaft freiwillig ist.

Stärken und Schwächen des deutschen Gesundheitssystems

Laut einer Rangliste der WHO im Weltgesundheitsbericht aus dem Jahr 2000 steht das deutsche Gesundheitssystem an 25. Stelle der 191 WHO-Mitgliedsländer. (Zum Vergleich: 1. Frankreich, 2. Italien, […] 9. Österreich, […] 18. Großbritannien, […] 20. Schweiz.) In die – nicht unumstrittene – Bewertung wurden Faktoren wie das Gesundheitsniveau der Bevölkerung, die Patientenzufriedenheit, die Zugänglichkeit der Versorgung für alle sowie eine faire Finanzierung einbezogen.

Die Vorteile des deutschen Systems liegen in der flächendeckenden Versorgung und damit guten Erreichbarkeit von Ärzten und Apotheken, der freien Arztwahl, der prompten Versorgung ohne lange Wartezeiten und den umfassenden Leistungskatalogen der Krankenkassen. Insgesamt sind in Deutschland ca. 4,1 Millionen Menschen im Gesundheitssystem beschäftigt, das sind über 10% aller Erwerbstätigen. Wie sich diese auf Krankenhäuser, Arztpraxen und Apotheken verteilen, veranschaulicht ▪Tabelle 1.

Gesetzliche Grundlage ist der im Sozialgesetzbuch festgelegte Anspruch auf Krankenbehandlung. Er umfasst die ärztliche, zahnärztliche und psychotherapeutische Behandlung sowie die Arzneimittel-, Heil- und Hilfsmittelversorgung. Dabei muss die Wirtschaftlichkeit beachtet werden, so dass möglichst keine unnötigen, unzweckmäßigen Leistungen erbracht werden. Was dann tatsächlich vergütet wird, legt der oben genannte gemeinsame Bundesausschuss fest.

Eine Schwäche des deutschen Systems ist die häufig mangelnde Kommunikation zwischen ambulantem und stationärem Bereich. Durch Schnittstellenproblematik, z. B. verspätete Arztbriefsendung, oder „Ärzte-Hopping" durch die Patienten gehen häufig versorgungsrelevante Informationen verloren bzw. werden unnötige Mehrfachuntersuchungen durchgeführt. Auch dadurch entstehen insgesamt sehr hohe Kosten für das Gesundheitssystem, was es zu einem der teuersten im internationalen Vergleich macht. Die Gesundheitsausgaben betrugen beispielsweise im Jahr 2002 insgesamt 224 Milliarden Euro. Dabei entfielen ca. 43% der Kosten auf die Altersgruppe über 65 Jahre, die zu diesem Zeitpunkt ungefähr 17% der Bevölkerung ausmachte.

Qualitätsmanagement

Aus Patientensicht sollte auch die Qualität der ärztlichen Versorgung nachvollziehbar sein. Qualitätsmanagement-Programme im niedergelassenen und stationären Bereich tragen hierzu bei. Als internationale Messkriterien der Qualität gelten die **Strukturqualität** (Qualität des Personals, Ausstattung der Ärzte, Finanzen, Organisation des Arbeitsumfeldes), die **Prozessqualität** (Leistungen von Ärzten, Inanspruchnahme durch die Patienten) und **Ergebnisqualität** (Erfolg medizinischer Arbeit). Vom **Institut für Qualität und Wirtschaftlichkeit im Gesundheitswesen** werden beispielsweise solche Programme zum Qualitätsmanagement entwickelt.

Durch die Anwendung der **evidenzbasierten Medizin** (EBM) soll eine wissenschaftlich fundierte hohe Qualität der jeweiligen medizinischen Maßnahmen erreicht werden. Man versteht darunter eine Patientenversorgung unter Berücksichtigung aktueller wissenschaftlicher Erkenntnisse in Vereinbarung mit persönlichen Erfahrungen des Arztes und Wünschen des Patienten.

Stationärer Sektor	Ambulanter Sektor	Apotheken
▸ Zahl der Kliniken: 2239, mit 553 000 Betten	▸ Zahl der niedergelassenen Haus- und Fachärzte: 116 000	▸ Zahl der Apotheken: ca. 21 500
▸ Ärztliches Personal: 132 100	▸ Nichtärztliches Personal: 203 000	▸ Beschäftigte in Apotheken: ca. 140 000
▸ Nichtärztliches Personal: 899 300	▸ Niedergelassene Zahnärzte: ca. 55 000	

▪ Tab. 1: Statistische Angaben aus dem Gesundheitssystem 2001. [4]

Primäre Prävention

Zielsetzung

Ziel der primären Prävention ist es, die **Erkrankungshäufigkeit** zu **verringern** und **Gesundheit** zu **erhalten.** Die Etablierung von Gesundheit als gesellschaftlich hoch angesehenes Gut und erstrebenswerter Zustand ist dabei eine wichtige Voraussetzung.
Nicht in allen Lebensphasen und Bevölkerungsgruppen ist dies gleichermaßen der Fall. Beispielsweise kann der bewusste Gebrauch schädlicher Substanzen unter Jugendlichen als Aufbegehren gegen die Gesellschaft und ihre Werte angesehen werden. Innerhalb der **Peergroup** ist „cool", wer beispielsweise regelmäßig Alkohol trinkt, raucht oder auch illegale Drogen einnimmt. Das Wissen um die gesundheitsschädigende Wirkung wird, falls vorhanden, dabei häufig verdrängt.
Auf der anderen Seite kann eine besonders gesundheitsbewusste Ernährung Ausdruck des Lebensstils innerhalb einer gesellschaftlichen Gruppe sein, wie etwa bei vielen Vegetariern.

Beispiele

Klassische Beispiele der primären Prävention sind **Impfungen** und **hygienische Maßnahmen** im Krankenhaus, z. B. die Isolierung von infektiösen Pati-enten oder konsequente Händedesinfektion. Ebenso zählt auch **Aufklärung** über gesundheitsschädigendes (z. B. Sexualberatung) oder gesundheitsförderndes (z. B. Ernährungsberatung) Verhalten dazu.

Begriffe
Protektion

Mit Hilfe der primären Prävention sollen Schutzfaktoren (protektive Faktoren) der Gesundheit (wie körperliche Fitness, Wissen um Erkrankungsvermeidung und Einhaltung gesunder Verhaltensmuster) gefördert werden.

Resilienz

Sie bezeichnet die Fähigkeit, trotz ungünstiger biographischer Voraussetzungen durch psychische und physische Fitness mit Erkrankungen und Krisen umzugehen. Auch die Resilienz soll mittels primärer Prävention gefördert werden.

Salutogenese

Als Modell von Aaron Antonovsky (US-amerikanischer Medizinsoziologe, 1923–1994) bezeichnet die **Salutogenese** die Entstehung von Gesundheit im Gegensatz zur pathogenetischen Perspektive, welche die Krankheitsentstehung umschreibt.

Modelle gesundheitsrelevanten Verhaltens

Warum und wann verhält sich eine Person gesundheitsbewusst? Im Fol-genden einige Erklärungsansätze in Modellform:

▶ **Health-belief-Modell:** Seine Basis ist das Wissen, dass ein bestimmtes Verhalten die Erkrankungswahrscheinlichkeit erhöht und eine Änderung zur Gesundheitserhaltung beitragen kann. Aus Überzeugung von der Wirksamkeit eines bestimmten Verhaltens, der Bedrohlichkeit einer Erkrankung, der individuellen Gefährdung durch eine Erkrankung und einer Aufwand-Nutzen-Abwägung entsteht die Motivation zu gesundheitsrelevantem Handeln.
▶ **Modell des geplanten Verhaltens:** Um Verhalten zu ändern, braucht es klare Ziele und den Willen, diese zu erreichen, auch gegen Widerstände aus dem Umfeld. Beispiel: Sport als Alternative zu Drogenkonsum.
▶ **Modell der Selbstwirksamkeit bzw. der Kompetenzerwartung:** Durch Überzeugung von der eigenen Kompetenz, ein Ziel erreichen zu können, wird z. B. das Rauchen aufgegeben. Nach dem Motto: „Ich kann, weil ich will."
▶ **Modell des sozialen Vergleichsprozesses:** Durch den Vergleich mit besser oder schlechter gestellten Personen (upward bzw. downward comparison) erfolgen eine Bewertung und Anpassung des eigenen Verhaltens.

Gesundheitserziehung und Gesundheitsförderung

Um sich „gesund" verhalten zu können, sollte man zunächst eine Vorstellung davon haben, was es heißt, gesund zu sein. Im Rahmen der **Gesundheitser-**

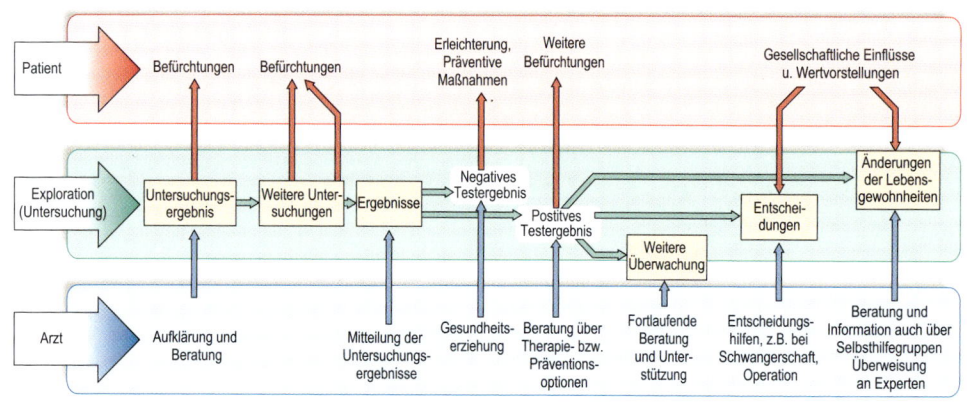

■ Abb. 1: Interaktionsschema einer umfassenden Gesundheitsvorsorge. [20]

ziehung wird darüber informiert und aufgeklärt.

Innerhalb der **Schulen** sollten über die bloße Vermittlung von Fakten und abschreckenden Beispielen hinaus auch gesundheitsrelevante Handlungsweisen erlernt werden. Zu den Methoden der schulischen Gesundheitserziehung gehören z. B. Spiel- und Sportveranstaltungen, die gemeinsame Zubereitung von Pausenmahlzeiten, das Anlegen eines Schulgartens und Informationen über Ernährung oder Drogenmissbrauch. Ebenfalls zur Primärprävention der Schule gehört es, Impfungen anzubieten.

Auch in **Betrieben** gibt es die Möglichkeit zur Gesundheitsförderung. Aufgabenbereiche sind hier z. B. der Umgang mit Stress, die Vereinbarkeit von Beruf und Familie oder spezifische Probleme älterer Arbeitnehmer. Dadurch sollen eine Verbesserung des Arbeitsklimas, die Verringerung von krankheitsbedingten Ausfällen und nicht zuletzt auch die Steigerung der Produktivität erreicht werden. Einige Arbeitgeber bieten in diesem Zusammenhang „Betriebssport" an, manche sogar die Möglichkeit zum Mittagsschlaf („power napping").

Der **Staat** hat die Möglichkeit zur Prävention durch gesetzliche Vorschriften, z. B. für Gurt- und Helmpflicht im Straßenverkehr, Einschränkung der Zigarettenwerbung oder das Verbot, Alkohol und Zigaretten an Minderjährige zu verkaufen (Jugendschutzgesetz). Die dem **Bundesministerium für Gesundheit** unterstellte **Bundeszentrale für gesundheitliche Aufklärung** (BZgA) übernimmt Aufgaben in der staatlichen Gesundheitserziehung. Die BZgA nutzt hierzu großformatige Plakatierungen, wie etwa bei der Kondomkampagne, das Fernsehen und das Internet (■ Abb. 2). Letzteres sollte man jedoch nicht zu unkritisch bewerten, denn obwohl es hier eine Vielzahl an allgemein zugänglichen gesundheitsrelevanten Informationen gibt, fehlt eine einheitliche Kontrolle der Informationen auf Richtigkeit.

Auf internationaler Ebene gehören gesundheitliche Aufklärung und Gesundheitsförderung zu den Aufgaben der **WHO** (World Health Organisation, gegründet 1948 als Gesundheitsorganisation der Vereinten Nationen). In der Ottawa-Charta von 1986 heißt es: „Gesundheitsförderung zielt auf einen Prozess, allen Menschen ein höheres Maß an Selbstbestimmung über ihre Gesundheit zu ermöglichen und sie damit zur Stärkung ihrer Gesundheit zu befähigen." Als grundlegende Voraussetzungen für Gesundheit sind hier Frieden, Wohnraum, Bildung, Nahrung, Einkommen, ein stabiles Ökosystem, die Erhaltung von Naturressourcen sowie soziale Gerechtigkeit und Gleichheit genannt. Durch Verbesserung der Lebensbedingungen soll die Gesundheit gestärkt werden.

Verhaltensänderung

Stadienmodell der Verhaltensänderung

Zur Umsetzung eines gesundheitsbewussten Lebensstils ist neben der Informationsweitergabe im Rahmen der gesundheitlichen Aufklärung auch die individuelle Verhaltensänderung gefragt. Aus sozialpsychologischer Sicht ist dies ein komplexer Prozess, der in mehreren Stadien abläuft [18]:

▶ **Absichtslosigkeit** (*engl.* precontemplation): Es besteht keine Absicht, ein potenziell gesundheitsschädigendes Verhalten (z. B. Rauchen) zu ändern.

Mögliche schädliche Folgen werden verdrängt. In diesem Stadium ist es wichtig, Interesse an der Gesundheit zu wecken und ein erhöhtes Problembewusstsein zu schaffen.

▶ **Absichtsbildung** (*engl.* contemplation): Eine Auseinandersetzung mit dem Problem erfolgt; die Überzeugung reift, dass eine Verhaltensänderung notwendig ist.

▶ **Vorbereitung** (*engl.* preparation): Die Absicht zur Verhaltensänderung wird konkretisiert, beispielsweise im Rahmen einer Selbstverpflichtung: „Am 1. Tag des nächsten Monats werde ich aufhören zu rauchen."

▶ **Handlung** (*engl.* action): Entscheidung, die eigene Absicht aktiv in die Tat umzusetzen. Es folgt die eigentliche Verhaltensänderung.

▶ **Aufrechterhaltung** (*engl.* maintenance): Das neue Verhalten wird beibehalten.

Theorie der kognitiven Dissonanz

Eine Erklärung dafür, gesundheitliches Risikoverhalten trotz besseren Wissens beizubehalten, liefert die **Theorie der kognitiven Dissonanz** nach **Festinger.** Passen gedankliche Einstellungen und Handeln nicht zueinander, ändert der Mensch eher seine Einstellung, um die Dissonanz aufzuheben. Auch hier lässt sich wieder das Beispiel des Rauchers anführen, der versucht, den Griff zur Zigarette mit der Erklärung zu rechtfertigen, sie führe zu einer Stressreduktion und tue ihm daher gut (s. Kap. „Lernen III", S. 72/73).

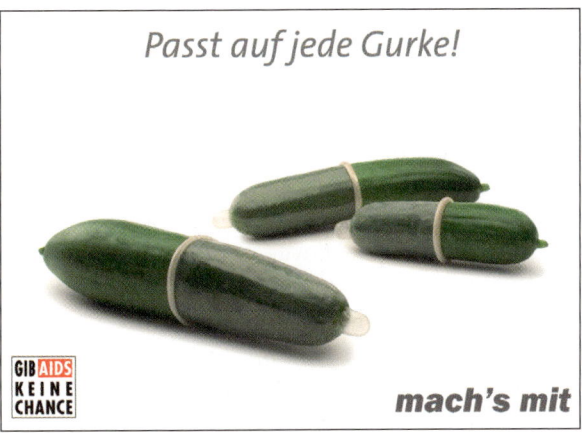

Passt auf jede Gurke!

GIB AIDS KEINE CHANCE

mach's mit

■ Abb. 2:
BZgA-Kampagne. [13]

Sekundäre Prävention, Rehabilitation, Pflege

Sekundäre Prävention

> **Definition**
> Unter dem Begriff der **sekundären Prävention** werden die Maßnahmen zur Früherkennung und der frühzeitigen Therapie von Erkrankungen zusammengefasst.

Beispiele für sekundäre Prävention sind Screening-Programme zur Erkennung von Darm- oder Brustkrebs in symptomlosen Frühstadien.

Um eine Erkrankung möglichst frühzeitig erkennen und behandeln zu können, ist es von entscheidender Bedeutung, **Risikofaktoren** zu kennen. Dazu gehören genetische und Umweltfaktoren, bestimmte Grunderkrankungen oder Verhaltensweisen, die in kausaler Beziehung zu einer Krankheit stehen. Diese Risikofaktoren können beeinflussbar sein, wie z. B. Rauchen als Risikofaktor für Lungenkrebs, oder nicht beeinflussbar, wie etwa das BRCA-1-Gen als genetischer Risikofaktor für Brustkrebs. Um eine mögliche kausale Beziehung zwischen Krankheit und Risikofaktoren einzuschätzen, greift man auf Statistiken und Studienergebnisse zurück.

In **prospektiven epidemiologischen Studien** wird zunächst die unabhängige Variable, z. B. ein Risikofaktor, erfasst und dann im zeitlichen Verlauf die abhängige Variable ermittelt, z. B. bestimmte Krankheiten. Umgekehrt funktionieren **retrospektive Studien.** Hier ermittelt man zunächst die abhängige Variable (Erkrankung zu einem bestimmten Zeitpunkt) und anschließend rückblickend die unabhängige Variable (Risikofaktoren).

> Der Begriff des **relativen Risikos** bezeichnet den Quotienten aus dem Erkrankungsrisiko der Exponierten (z. B. einem bestimmten Risikofaktor ausgesetzte Personen) und dem der Nicht-Exponierten für eine bestimmte Erkrankung.

▶ Ist das relative Risiko gleich 1, ist das Erkrankungsrisiko für beide Gruppen gleich groß, es besteht kein Zusammenhang.
▶ Ist das relative Risiko > 1, so besteht ein positiver (möglicherweise auch kausaler) Zusammenhang, da die Exponierten auch häufiger erkranken.
▶ Ist das relative Risiko < 1, besteht ein möglicher protektiver Effekt einer Exposition, da diese Gruppe seltener erkrankt.

Im Rahmen der **Prospective-Cardiovascular-Münster-Studie** (PROCAM-Studie) beispielsweise werden seit 1979 am Institut für Arterioskleroseforschung der Universität Münster Risikofaktoren für kardiovaskuläre Erkrankungen ermittelt. Für die koronare Herzerkrankung (KHK) und Herzinfarkt wurden als Risikofaktoren bestimmt: positive Familienanamnese bzgl. Herzinfarkt und Angina pectoris, Lebensalter, Rauchen, Diabetes mellitus, erhöhter systolischer Blutdruck, erhöhtes LDL- und erniedrigtes HDL-Cholesterin, Hypertriglyzeridämie.
Für die Sekundärprophylaxe mittels **Screening-Tests,** d. h.

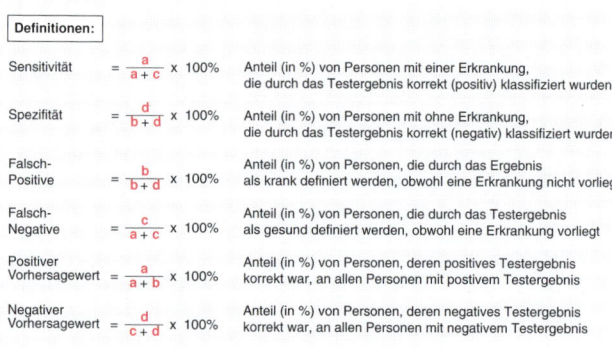

Definitionen:

Sensitivität	$= \dfrac{a}{a+c} \times 100\%$	Anteil (in %) von Personen mit einer Erkrankung, die durch das Testergebnis korrekt (positiv) klassifiziert wurden
Spezifität	$= \dfrac{d}{b+d} \times 100\%$	Anteil (in %) von Personen ohne Erkrankung, die durch das Testergebnis korrekt (negativ) klassifiziert wurden
Falsch-Positive	$= \dfrac{b}{b+d} \times 100\%$	Anteil (in %) von Personen, die durch das Ergebnis als krank definiert werden, obwohl eine Erkrankung nicht vorliegt
Falsch-Negative	$= \dfrac{c}{a+c} \times 100\%$	Anteil (in %) von Personen, die durch das Testergebnis als gesund definiert werden, obwohl eine Erkrankung vorliegt
Positiver Vorhersagewert	$= \dfrac{a}{a+b} \times 100\%$	Anteil (in %) von Personen, deren positives Testergebnis korrekt war, an allen Personen mit positivem Testergebnis
Negativer Vorhersagewert	$= \dfrac{d}{c+d} \times 100\%$	Anteil (in %) von Personen, deren negatives Testergebnis korrekt war, an allen Personen mit negativem Testergebnis

▮ Abb. 1: Vierfeldertafel und Zusammenhänge. [22]

Vorsorgeuntersuchungen eines möglichst großen Teils der Bevölkerung, müssen Testgütekriterien erfüllt sein (▮Abb. 1).

Tertiäre Prävention und Rehabilitation

> **Definition**
> **Tertiäre Prävention** umfasst Maßnahmen, die nach Eintritt einer Erkrankung eine Verschlechterung oder bleibende Funktionseinschränkungen verhindern sollen.
> Mit Mitteln der **Rehabilitation** sollen Krankheitsfolgen gemildert bzw. ein Leben mit Krankheit oder Behinderung ermöglicht werden.

Chronische Krankheit und Behinderung

Chronisch Kranke erleben neben körperlichen auch soziale und berufliche Beeinträchtigungen. Das Ziel von Rehabilitation ist es dann, eine soziale und möglichst auch berufliche Wiedereingliederung zu ermöglichen, wenn eine vollständige gesundheitliche Wiederherstellung nicht zu erwarten ist. Krankheitsfolgen und Beeinträchtigungen lassen sich in mehrere Dimensionen unterteilen:

▶ Körperliche Schädigung (*engl.* impairment): Einschränkung von physiologischen oder anatomischen Strukturen, z. B. Querschnittslähmung
▶ Funktionale Einschränkung (*engl.* disability): Einschränkungen in der Aktivität, z. B. Gehen nicht mehr möglich
▶ Soziale Beeinträchtigung (*engl.* handicap): Auswirkungen auf Beruf und soziales Umfeld, z. B. Berufsausübung nur noch unter behindertengerechten Bedingungen möglich

Bei **chronisch Kranken,** etwa Diabetikern, sind **frühzeitige präventive Maßnahmen,** z. B. im Rahmen von Ernährungsberatung und Schulung im Umgang mit Insulinspritzen und Blutzuckermessgeräten, **entscheidend** für den Krankheitsverlauf. Gelingt es, eine gute Compliance zu erreichen, können durch eine optimale Blutzuckereinstellung schwerwiegende Folgeerkrankungen vermieden oder abgemildert werden. Bezüglich der psychosozialen Beeinträchtigung und des Copings können Selbsthilfegruppen medizinische, soziale und psychologische Unterstützung bieten. Ein Dachverband für Selbsthilfegruppen in Deutschland ist die **Deutsche Arbeitsgemeinschaft Selbsthilfegruppen e. V.,** deren Ziel es ist, „Menschen anzuregen zur freiwilligen, gleichberechtigten und selbstbestimmten Mitarbeit in Selbsthilfegruppen. Hier kommen Menschen zusammen, deren Aktivitäten sich auf die gemeinsame Bewältigung von Krankheiten, psychischen oder sozialen Problemen richten, von denen sie – entweder selber oder als Angehörige – betroffen sind." (Internetadresse s. Anhang.)

Neben der rein körperlichen Beeinträchtigung nach Erkrankungen oder Unfällen können gravierende **soziale Folgen** entstehen: Verlust des Arbeitsplatzes oder des Lebenspartners durch Behinderung oder bleibende Funktionseinschränkung können zu sozialem Abstieg und Isolierung führen. So fürchten Frauen mit Brustkrebs wegen der sichtbaren Auswirkungen häufig die Amputation der Brust oder den Haarausfall infolge der Chemotherapie mehr als den Tumor selbst. Neben der **primären Abweichung** von den Gesunden durch die Erkrankung kommt es zu einer **sekundären Abweichung** durch gesellschaftliche Beeinträchtigung. Rehabilitationsmaßnahmen sollen auch dieser Stigmatisierung und der sozialen Isolation entgegenwirken. Wie wichtig der **soziale und familiäre Rückhalt** ist, haben Studien gezeigt. Beispielsweise haben Patienten nach Herzoperationen höhere Überlebenschancen bei gutem sozialem Rückhalt. Bei Schizophreniepatienten hat ein bestimmter Kommunikationsstil in der Familie großen Einfluss auf die Rückfallrate: In Familien mit „emotionaler Überinvolviertheit" (high expressed emotions, HEE), d. h. mit über-

behütendem, ängstlichem, einengendem oder kritischem bis feindseligem Verhalten (in der Regel durch die Eltern), war die Rückfallrate um das Vierfache erhöht.

Rehabilitationskonzepte

Im Sozialgesetzbuch ist der Anspruch auf Rehabilitationsleistung für Deutschland gesetzlich festgelegt.

Die **Bundesarbeitsgemeinschaft für Rehabilitation** schafft Rahmenbedingungen für die Koordination und Förderung der medizinischen, schulischen, beruflichen und sozialen Rehabilitation. Ihre Mitglieder sind die Träger der gesetzlichen Kranken-, Unfall- und Rentenversicherungen, Kriegsopferfürsorge und Sozialhilfe, die Bundesagentur für Arbeit, die Bundesländer, die Gewerkschaftsvereinigungen und die Arbeitgeberverbände.

Medizinische Rehabilitation

Medizinische Rehabilitation umfasst die Versorgung bestehender gesundheitlicher Beeinträchtigungen, wenn eine kurative Behandlung oder Versorgung mit Hilfsmitteln nicht ausreicht. Sie erfolgt meist stationär in Reha-Kliniken. Träger sind die gesetzl. Renten- oder Krankenversicherungen. Neben der stationären Behandlung, bei der Ärzte gemeinsam mit Physiotherapeuten, Ergotherapeuten und Psychologen Pläne erstellen und Rehabilitationsziele festlegen, kann eine teilstationäre oder ambulante Behandlung ebenso erfolgreich sein. Besonders im psychiatrischen Bereich hat sich das Konzept der **gemeindenahen Versorgung** mit dem Ziel der Eingliederung in Berufsalltag und soziales Umfeld bewährt. Hier werden psychisch Kranke außerhalb des relativ isolierten stationären Umfeldes beispielsweise innerhalb offener Wohngruppen betreut.

Pflege

Die Pflegeversicherung wurde 1995 neben Krankenversicherung, Berufsunfallversicherung, Rentenversicherung und Arbeitslosenversicherung als Teil des

Sozialversicherungssystems eingeführt. Sie wird von den Pflegekassen (als Teil der gesetzlichen Krankenkassen bzw. der privaten Pflegeversicherung) getragen. Pflegebedürftige Personen können dort einen Antrag auf Pflegeleistung stellen. Der medizinische Dienst der Kassen erstellt daraufhin ein Gutachten, in dem die Pflegebedürftigkeit beurteilt wird. Es erfolgt dann eine Einteilung in die Pflegestufen:

▶ **Pflegestufe I:** Patient, der täglich mindestens 90 min Hilfe bei Körperpflege, Ernährung und Mobilität benötigt, davon mindestens 45 min für die Grundversorgung
▶ **Pflegestufe II:** Patient, der täglich mindestens 180 min bzw. dreimal Hilfe bei Körperpflege, Ernährung und Mobilität sowie bei hauswirtschaftlicher Versorgung benötigt. Insgesamt beträgt der tägliche Versorgungsaufwand mindestens 3 h, davon 2 h in der Grundversorgung.
▶ **Pflegestufe III:** Patient, der mindestens 300 min bzw. auch nachts Pflege benötigt, insgesamt mindestens 5 h, davon 4 h bei der Grundversorgung
▶ **Härtefall:** Pflegebedürftiger der Stufe III, der täglich mindestens 7 h Pflege, davon 2 h auch nachts benötigt

Die Pflege kann entweder stationär in einem Pflegeheim oder ambulant durch Angehörige oder einen ambulanten Pflegedienst mit professionellen Pflegekräften erfolgen. Ein Problem bei der Pflege durch Angehörige ist die nicht selten beobachtete Überforderung der Pflegenden auf körperlicher und/oder psychischer Ebene (▮ Abb. 2).

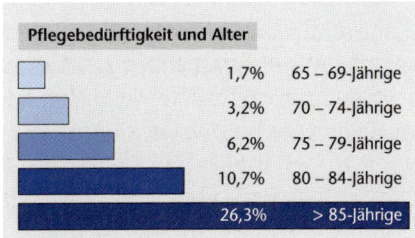

Pflegebedürftigkeit und Alter	
1,7%	65 – 69-Jährige
3,2%	70 – 74-Jährige
6,2%	75 – 79-Jährige
10,7%	80 – 84-Jährige
26,3%	> 85-Jährige

▮ Abb. 2: Zusammenhang von Alter und Pflegebedürftigkeit. [24]

Genetische Beratung

Information und Hilfestellung bei genetisch bedingten Erkrankungen

Nur ungefähr 2% aller menschlichen Erkrankungen sind durch Defekte in einzelnen Genen verursacht („monogene Erkrankungen") – die große Mehrzahl wird auf ein Zusammenspiel zwischen genetischer Anlage und Umweltfaktoren zurückgeführt. Dabei überwiegen beeinflussbare Umweltfaktoren (Ernährung, Lebensweise, Bildung, soziale Faktoren), insbesondere bei den im Alter zunehmenden Krebs-, Herz-Kreislauf- und Stoffwechselerkrankungen (z. B. Diabetes mellitus vom Typ II). Prinzipiell sollten alle von genetisch bedingten oder mitbedingten Erkrankungen betroffenen Menschen die Möglichkeit haben, sich über die genetischen Komponenten ihrer Krankheit zu informieren, damit sie diese Informationen in ihre Lebensplanung einbeziehen können. Diese Informationsvermittlung findet in der Regel im Rahmen einer genetischen Beratung statt, die von entsprechend qualifizierten Fachärzten für Humangenetik durchgeführt wird.

Ziele

Das Ziel der genetischen Beratung ist es, die Ratsuchenden in verständlicher und einfühlsamer Weise über die genetischen Aspekte von Krankheiten und Entwicklungsstörungen zu informieren sowie die damit verbundenen Sorgen, Ängste, Schuldgefühle und Befürchtungen wahrzunehmen und, soweit möglich, abzubauen. Die genetische Beratung soll die Ratsuchenden in die Lage versetzen, eigenverantwortliche Entscheidungen über Reproduktion, Lebensplanung und Lebensqualität zu fällen. Wie jeder Arzt muss der genetische Berater die Autonomie der Ratsuchenden respektieren, einschließlich ihres Rechts auf Wissen und ihres Rechts auf Nichtwissen.

Gesprächsführung

Genetische Beratung soll die eigenverantwortliche Entscheidungsfindung der Ratsuchenden erleichtern, ohne dabei direktiv oder invasiv zu sein. Die Vermeidung von Direktivität und Invasivität bedeutet jedoch nicht, dass der genetische Berater auf die Weitergabe seiner persönlichen Erfahrungen als Arzt und Berater verzichten muss. Vielmehr fließen diese Erfahrungen in das Beratungsgespräch ein; sie verleihen ihm Glaubwürdigkeit und Authentizität. Die Akzeptanz und die Verarbeitung eines schweren genetischen Schicksals hängen von den fachlichen und nicht zuletzt den menschlichen Qualitäten des Beraters ab.

Inhalte

Die Inhalte der genetischen Beratung gliedern sich wie folgt:

▶ **Präsentation** des tatsächlichen oder empfundenen genetischen Problems durch die Ratsuchenden: Nach einer anfänglichen rezeptiven Phase ermutigt der Berater die Ratsuchenden durch Zwischenfragen zur Verbalisierung ihrer Ängste und Sorgen. Er macht sich ein Bild darüber, welche Vorstellungen sie über Ursachen und Folgen ihres genetischen Problems haben und inwieweit sie in der Lage sind, komplexe biologische und medizinische Zusammenhänge zu erkennen und zu verstehen.

▶ **Diagnosestellung:**
– Diese beruht auf der Erhebung der Eigen- und Familienanamnese (Stammbaum über mindestens drei Generationen), der medizinischen Anamnese einschließlich der Sichtung von Arzt-, Klinik- und Laborbefunden sowie ggf. einer körperlichen Untersuchung.
– Darüber hinaus können zur Diagnosestellung weitere diagnostische Verfahren (Zytogenetik, Molekulargenetik, Stoffwechseldiagnostik, bildgebende Verfahren etc.) benötigt werden.
– Bei unklaren Diagnosen sind Besprechungen mit Experten sowie Datenbank- und Literaturrecherchen erforderlich.
– Alle diese Verfahren bedürfen der schriftlichen Einwilligung der Ratsuchenden.

▶ Die **Risikoberechnung** erfolgt nach den Regeln der formalen Genetik unter Zuhilfenahme entsprechender Computerprogramme und Statistikverfahren (z. B. Bayes'sches Theorem, Hardy-Weinberg-Regel).

▶ Die **Befundmitteilung** beinhaltet die Mitteilung der Diagnose und deren Implikationen hinsichtlich Prognose und Behandlungsmöglichkeiten, die Aufklärung über den Erbgang und die Erkrankungswahrscheinlichkeit, das Risiko der Weitergabe sowie eine Diskussion der verfügbaren Optionen zur Minimierung der Auswirkungen der Erkrankung oder des Erkrankungsrisikos auf die Ratsuchenden und ihre Familien.

▶ **Zusammenfassung** des Beratungsgesprächs sowie der erhobenen Befunde und deren genetischen Implikationen in schriftlicher Form für die Ratsuchenden und die betreuenden Ärzte: Der Beratungsbrief schließt Empfehlungen für weitere medizinische Maßnahmen, psychosoziale Hilfestellungen und Hinweise auf entsprechende Patientenorganisationen (Selbsthilfegruppen) ein und soll die Ratsuchenden zu Nachfragen ermutigen.

Medizinische und psychosoziale Implikationen von genetischer Diagnostik („Gentests")

Bei den über die körperliche Untersuchung hinausgehenden genetischen Diagnoseverfahren unterscheidet man zwischen **diagnostischen** und **prädiktiven Gentests.** Diagnostische Gentests dienen zur Bestätigung einer klinischen Verdachtsdiagnose bei bereits symptomatischen (d. h. bereits erkrankten) Personen, während prädiktive Gentests zur Feststellung eines Erkrankungsrisikos bei klinisch unauffälligen (d. h. noch gesunden) Personen durchgeführt werden.

Diagnostische Gentests

Ein klassisches Beispiel für einen diagnostischen Gentest ist die **Chromosomenanalyse** bei Kindern mit somatischen Auffälligkeiten (Dysmorphien und Fehlbildungen) sowie psychomotorischen Entwicklungsstörungen, um z. B. den klinischen Verdacht einer Trisomie 21 (Down-Syndrom) zu bestätigen. Ein anderes Beispiel ist eine molekulargenetische Untersuchung zum Nachweis von Mutationen im Zystische-Fibrose-Gen bei Verdacht auf Mukoviszidose (einer chronischen Erkrankung der Lunge und Bauchspeicheldrüse) oder des Dystrophin-Gens bei Verdacht auf eine Muskelerkrankung (Muskeldystrophie vom Typ Duchenne). Aus ethischer Sicht sind diagnostische Gentests relativ unproblematisch, da sie eine definitive Diagnosestellung bei bereits symptomatischen Personen ermöglichen und damit Grundlage für Prognose und Therapie sind.

Prädiktive Gentests

Sehr viel problematischer ist der Einsatz prädiktiver oder präsymptomatischer Gentests, da diese bei klinisch unauffälligen, also noch gesunden Personen durchgeführt werden, um deren zukünftige Erkrankungswahrscheinlichkeit vorherzusagen. Beispielsweise beträgt die Erkrankungswahrscheinlichkeit bei den für den frühen Ausbruch der Alzheimer-Erkrankung verantwortlichen Genen nahezu 100%, während sie bei den für familiären Brust-, Eierstock- oder Darmkrebs verantwortlichen Genen unter 80% liegt.
Aus ethischer Sicht gerechtfertigt ist die Durchführung von prädiktiven Gentests daher nur bei Krankheiten, für die es echte Präventions- bzw. Therapiemöglichkeiten gibt. Dies ist z. B. bei Brust- und Darmkrebserkrankungen der Fall, jedoch (bisher) nicht bei der Alzheimer-Erkrankung.

Problemfall pränatale Diagnostik

Eine besonders schwierige Situation ergibt sich für die pränatale genetische Diagnostik. Die vorgeburtliche Chromosomen- oder Genanalyse kann den Charakter sowohl eines diagnostischen als auch eines prädiktiven Gentests haben, je nachdem, ob beim ungeborenen Kind z. B. durch Ultraschall oder einen mütterlichen Bluttest Auffälligkeiten festgestellt wurden oder ob die Untersuchung (rein prädiktiv) wegen erhöhten mütterlichen Alters durchgeführt wird. Wegen der gravierenden Implikationen der genetischen Pränataldiagnostik, die von einer schwerwiegenden Beunruhigung der werdenden Mutter, z. B. auf Grund unklarer oder „weicher" Ultraschallbefunde, bis zum Abbruch der Schwangerschaft reichen können, sollte eine vorherige genetische Beratung erfolgen. In der gängigen Praxis scheitert dies jedoch mangels verfügbarer Berater und fehlender Kostenerstattung. Das momentan in Vorbereitung befindliche Gendiagnostikgesetz soll hier Abhilfe schaffen.
In kaum einer anderen Situation wie in der pränatalen Diagnostik sind Ratsuchende und Ärzte so unmittelbar mit der Frage nach dem „Krankheitswert" eines medizinischen Befundes konfrontiert: Welcher Befund ist schwerwiegend, welcher eher nicht? Der Ultraschallbefund einer einseitigen Hexadaktylie (sechs Finger) kann sowohl harmlos und nachgeburtlich einfach korrigierbar als auch die Manifestation eines komplexen Krankheitsbildes sein, welches mit weiteren Fehlbildungen und Entwicklungsstörungen einhergeht (z. B. Meckel-Gruber-Syndrom). Neben objektiven Kriterien wie dem Vorhandensein von Fehlbildungen mit Funktionseinschränkungen kommen in dem Begriff „Krankheitswert" vor allem auch subjektive Kriterien zum Tragen, welche auf familiäre und gesellschaftliche Prägungen zurückgehen.
In einer materialistisch orientierten Leistungsgesellschaft wie der unseren entschließen sich die meisten Frauen zum Schwangerschaftsabbruch, nachdem die pränatale Diagnostik eine Trisomie 21 ergeben hat. Das andere Extrem sind taubstumme Eltern, welche Mutationen im Connexin-32-Gen tragen und die mit Hilfe der vorgeburtlichen Diagnostik sicherstellen wollen, dass ihr Kind ebenfalls taubstumm sein wird. Dies zeigt, dass die Bewertung geistiger und körperlicher Fähigkeiten weitgehend subjektiv erfolgt.

Transplantationsmedizin

Definition
Unter Transplantation versteht man eine therapeutische Übertragung von Organen, Geweben oder Zellen auf ein anderes Individuum oder an eine andere Körperstelle.

Organspende

Für viele schwerkranke Patienten, deren eigene Organe nicht mehr funktionieren, bleibt ein Spenderorgan die letzte Hoffnung. In Deutschland wurden laut DSO (Deutsche Stiftung Organspende, s. u.) im Jahr 2005 3777 Organe Verstorbener und 600 Organe als Lebendspende transplantiert (▌Abb. 1).

Postmortale Organspende

Die Spender dieser Gruppe sind Verstorbene, die selbst zu Lebzeiten, z. B. mittels Organspenderausweis, oder deren Angehörige in ihrem Sinne der Organentnahme zugestimmt haben. Voraussetzung für die Entnahme von Organen ist der Eintritt des **Hirntodes.** Aus ethischer und religiöser Sicht sind sowohl die Organspende als auch die Festlegung des Todeszeitpunktes umstritten, und es besteht ein ständiger Diskussionsbedarf. Aus medizinischer Sicht wurden durch die Bundesärztekammer Kriterien des Hirntodes festgelegt. In ihren „Richtlinien zur Feststellung des Hirntodes" ist er definiert als „Zustand der irreversibel erloschenen Gesamtfunktion des Großhirns, des Kleinhirns und des Hirnstamms. Dabei wird durch kontrollierte Beatmung die Herz- und Kreislauffunktion noch künstlich aufrechterhalten."
Die Diagnose „Hirntod" muss von zwei unabhängigen, nicht weisungsgebundenen Ärzten gestellt und dokumentiert wer-

den, die mehrjährige Erfahrung in der Intensivbehandlung von Patienten mit schweren Hirnschädigungen haben müssen und nicht an der Transplantation von Organen des Spenders beteiligt sein dürfen. Es müssen folgende Kriterien erfüllt sein:

1. **Voraussetzungen:**
– Vorliegen einer akuten schweren primären oder sekundären Hirnschädigung
– Als Ursachen des Hirnfunktionsausfalls müssen ausgeschlossen sein: Intoxikation, dämpfende Wirkung von Medikamenten, neuromuskuläre Blockade, primäre Unterkühlung, Kreislaufschock, Koma bei endokriner, metabolischer oder entzündlicher Erkrankung
2. Feststellung der **klinischen Symptome** Bewusstlosigkeit (Koma), Hirnstamm-Areflexie und Atemstillstand (Apnoe)
3. Nachweis der **Irreversibilität** der klinischen Symptome

Organe, die für eine solche Spende in Frage kommen, sind Nieren, Leber, Herz, Lunge, Pankreas und Dünndarm. Ihre Transplantation unterliegt in Deutschland den Regelungen des **deutschen Transplantationsgesetzes (TPG).** Die Deutsche Stiftung Organtransplantation (DSO) kümmert sich um die Koordination. Außerdem vergibt sie Organspendeausweise.
Kommt eine Organspende in Frage, melden die Ärzte dies an die DSO, die eng mit den Krankenhäusern, den ca. 50 Transplantationszentren in Deutschland und der **Stiftung Eurotransplant** (ET, in Leiden, Niederlande) zusammenarbeitet. Hier werden die Patientendaten aus den ET-Mitgliedsländern Niederlande, Belgien, Luxemburg, Österreich, Slowenien und Deutschland geführt. Je nach Spenderbereitschaft in einem Land werden die zur Verfügung stehenden Organe verteilt (▌Abb. 2).
Anschließend folgen die notwendigen Untersuchungen: die Typisierung von Blutgruppe und Gewebemerkmalen sowie der Ausschluss von Infektionskrankheiten beim Spender (z. B. HIV).

Lebendspende

Der dritte Abschnitt des Transplantationsgesetzes regelt die Lebend-Organspende. Als Spender kommen demnach volljährige und einwilligungsfähige Personen in Frage, die vorschriftsmäßig aufgeklärt wurden und in den Eingriff eingewilligt haben. Sie müssen aus medizinischer Sicht geeignet sein, und es darf ihnen durch die Transplantation kein größeres gesundheitliches Risiko entstehen als das Operationsrisiko.
Zugelassene Spender sind Verwandte ersten oder zweiten Grades, Ehe- oder Lebenspartner sowie „Personen, die dem Spender in besonderer persönlicher Verbundenheit offenkundig nahestehen" (TPG).
Das Gutachten einer Kommission aus einem unabhängigen, nicht an der Transplantation beteiligten Arzt, einem Richter und einem Psychologen muss bescheinigen, dass die Einwilligung tatsächlich freiwillig ist und keine verbotene finanzielle

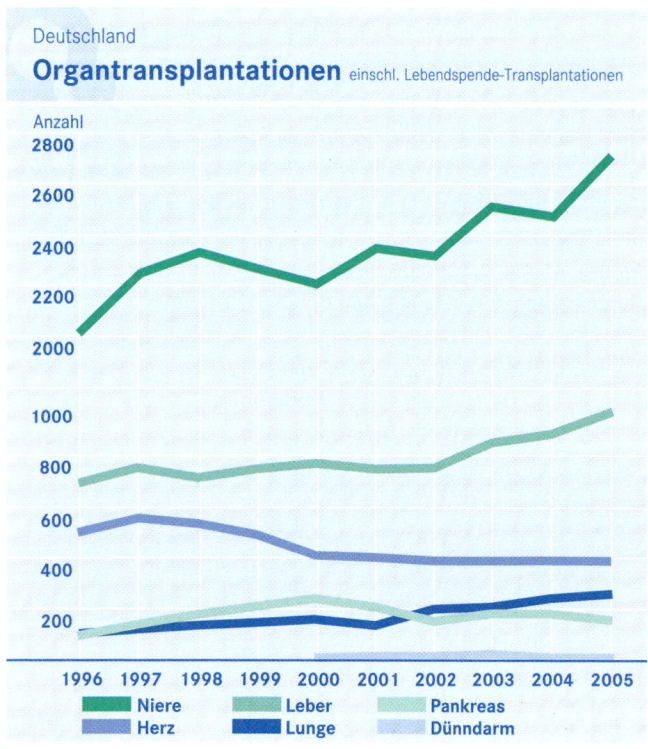

▌ Abb. 1: Organspende in Deutschland 1996 – 2005. [19]

Gegenleistung erfolgt. Spender und Empfänger müssen sich zudem bereits vor der Transplantation mit einem Nachsorgeprogramm einverstanden erklären.

Organempfänger

Patienten, die bestimmte, in Richtlinien der Bundesärztekammer für jedes Organ festgelegte und ständig überarbeitete Kriterien erfüllen, werden in die **Warteliste** für ein Organ aufgenommen. Die Transplantationszentren führen diese Listen.
Kontraindikationen sind zu hohe Risiken einer Transplantation und ihrer Nachbehandlung oder schlechte Erfolgsaussichten.

Spender-Empfänger-Problematik

Aus emotionaler Sicht kann es für einen Organempfänger problematisch sein, vom Tod eines anderen Menschen zu profitieren. Gewissenskonflikte treten insbesondere in der Wartezeit auf ein Spenderorgan auf – wartet der Empfänger doch gewissermaßen auf den Tod eines anderen Menschen. Nach der Transplantation überwiegen dann meist die Dankbarkeit gegenüber dem Spender und die Freude über den verbesserten Gesundheitszustand.

Psychosoziale Aspekte am Beispiel der Nierentransplantation

Indikation für die Aufnahme in die Warteliste für eine Spenderniere ist ein terminales Nierenversagen, das eine Dialysebehandlung erforderlich macht oder in Kürze erforderlich machen wird.
Kontraindikationen sind nichtkurativ therapierte Malignome, manifeste Infektionskrankheiten oder schwere kardiovaskuläre, Lungen-, Leber- oder andere Erkrankungen, die ein zu hohes Risiko für eine Transplantation bergen oder den längerfristigen Transplantationserfolg gefährden. Eine HIV-Infektion ist dagegen keine absolute Kontraindikation – hier muss im Einzelfall geprüft werden.
Die Zeit vor, während und nach einer Transplantation ist von psychischen und körperlichen Belastungs- und Anpassungssituationen geprägt. Wie bei anderen chronischen Erkrankungen wirkt sich ein guter sozialer Rückhalt positiv auf Verlauf, Erfolg und Nachsorge der Transplantation aus. Nach der Aufnahme in die Warteliste für ein Organ folgt die unbestimmte **Zeit des Wartens.** Diese Phase des zermürbenden Abwartens wird dann plötzlich beendet, wenn ein Organ zur Verfügung steht. Es folgt der Klinikaufenthalt, in der die medizinische Situation und der Transplantationserfolg im Vordergrund stehen.
Erfolgreiche Transplantationen führen durch die gewonnene Unabhängigkeit von der Dialyse zu einer Verbesserung der **Lebensqualität.** Gleichzeitig beginnt jedoch eine Phase der Abhängigkeit von Medikamenten und der Angst vor einer Transplantatabstoßung. Diese Angst bleibt ein ständiger

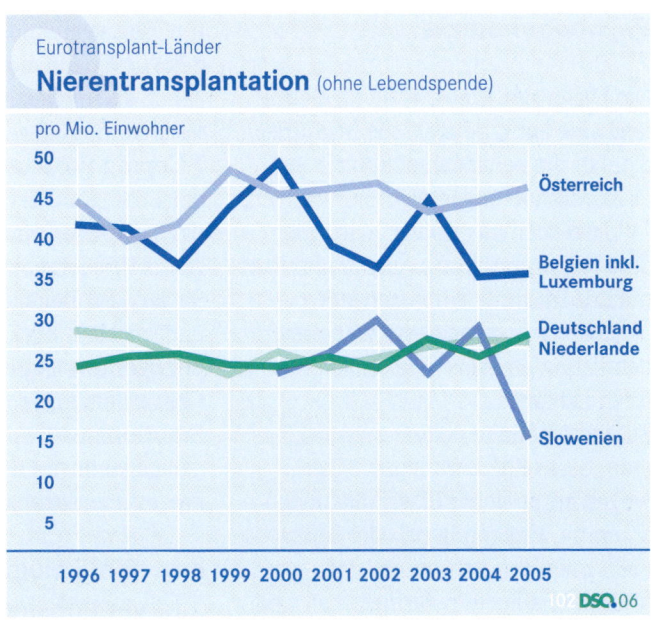

Abb. 2: Nierentransplantation: Eurotransplant-Länder im Vergleich (2006). [19]

Begleiter, da die Gefahr einer Abstoßung lebenslang besteht.
Die immunsuppressiven Medikamente sind auf der einen Seite überlebensnotwendig, auf der anderen Seite haben sie gravierende Nebenwirkungen: Die Anfälligkeit für Infektionen ist erhöht, ebenso das Malignomrisiko. Im Forschungsbereich der **Psychoimmunologie** versucht man über klassische Konditionierungsprozesse eine Immunsuppression zu erreichen.
Bei einer Nieren-Lebendspende kommt eine Reihe weiterer Konflikte hinzu. Vor der Transplantation muss der Spender zwischen körperlicher Unversehrtheit und der Operation (mit entsprechenden Risiken) abwägen. Der Empfänger steht zwischen seinem Wunsch nach Hilfe und dem Wissen um die Belastung und Risiken für den Spender.
Für den Erfolg einer Lebendspende ist bereits in dieser Phase eine intensive psychologische Betreuung und Beratung notwendig. Es ist gesetzlich festgelegt (s.o.), dass sich beide Personen nahestehen müssen und keinerlei Druck (wie ein finanzieller Anreiz oder Bedrängung durch die Familie) ausgeübt werden darf.
Nach der Transplantation kann sich ein zuvor gutes Verhältnis trotz der erfüllten Voraussetzungen ändern, beim Spender z. B. durch das Gefühl mangelnder Dankbarkeit des Empfängers, beim Empfänger durch Schuldgefühle dem Spender gegenüber, der ein gesundheitliches Risiko eingegangen ist. Dennoch hat sich gezeigt, dass Empfänger einer Lebendspende im Vergleich zur postmortalen Organspende (s.o.) seltener Schuldgefühle gegenüber dem Spender entwickeln und das neue Organ weniger als Fremdkörper empfinden. Häufig geben sie ihm sogar einen Namen. Ein Erfahrungsaustausch, z. B. in einer Selbsthilfegruppe, kann Empfänger und Spender in dieser Hinsicht unterstützen und entlasten.

Psychoonkologie, Intensiv- und Reproduktionsmedizin

Psychoonkologie

Die Diagnose „Krebs" stellt für Betroffene eine extreme seelische Belastung dar. Für die behandelnden Ärzte sind Tumorerkrankungen nicht nur fachlich, sondern auch menschlich eine besondere Herausforderung. Die unmittelbar mit der Diagnose einhergehende Lebensbedrohung begleitet und belastet den Patienten im Verlauf seines weiteren Lebens.

Zusätzlich muss er damit zurechtkommen, dass seine Leistungsfähigkeit wegen körperlicher Einschränkungen abnimmt. Er kann Beruf oder Hobbys nicht mehr im gewohnten Umfang ausführen, und auch in Partnerschaft und Familie müssen Rollen neu definiert werden.

In der Folge können psychische Erkrankungen wie Depression oder Angststörungen auftreten, die einer Behandlung über die medizinische Versorgung der Grunderkrankung hinaus bedürfen (z. B. Psychotherapie, Antidepressiva).

Phasen der Krankheitsverarbeitung

Die Krankheitsverarbeitung verläuft zumeist in mehreren Stadien:

1. Prädiagnostische Phase
2. Diagnosephase/Initialphase
3. Behandlungsphase
4. Nachsorgephase, Rehabilitation und/oder
5. Progrediente Phase: Rezidiv, Metastasierung (weitere Behandlung, palliative Behandlung), terminales Stadium, Sterbephase

Der Arzt sollte das psychische Befinden des Patienten dabei in jedem Krankheitsstadium berücksichtigen. Eine gute Arzt-Patient-Beziehung ist auch hier die Grundvoraussetzung für eine gute Compliance und mitentscheidend für die Krankheitsverarbeitung.

Modelle der Krebsverarbeitung

▶ **Abwehrprozesse:** Die Erkrankung wird verleugnet, Emotionen werden nicht zugelassen. Gefühle von Hoffnungslosigkeit und Resignation sowie der Rückzug in die soziale Isolation gelten als ungünstige (maladaptive) Verarbeitungswege.

▶ **Coping-Prozesse:** aktive Auseinandersetzung mit der Krankheit. Als positive (adaptive) Verarbeitungsmodelle gelten ihre Akzeptanz und die aktive Suche nach Behandlungsmöglichkeiten und sozialem Rückhalt. Unter **problembezogenem Coping** versteht man Aktivitäten zur Problembewältigung. **Emotionales Coping** bezieht sich demgegenüber auf die gedanklichen Prozesse zur Krankheitsverarbeitung.

Psychoonkologische Interventionsformen

Psychoonkologische Methoden können zwar nicht die Überlebenszeit verlängern, aber die Lebensqualität und das emotionale Befinden verbessern. Dabei kommen verschiedene Verfahren zum Einsatz:

▶ Psychodynamische Förderung der emotionalen Auseinandersetzung und des Ausdrückens der Gefühle
▶ Verhaltenstherapeutische Strategien zum praktischen Umgang mit der Krankheit und Entspannungsverfahren
▶ Gruppentherapien, Paartherapien
▶ Imagination
▶ Kunst- und Gestaltungstherapien, Musiktherapie
▶ Psychopharmakotherapie

Intensivmedizin

Psychosoziale Belastungsfaktoren

Patienten auf der Intensivstation sind besonderen psychosozialen Belastungen ausgesetzt. Einerseits fehlen gewohnte Umgebungsreize, andererseits besteht eine **Reizmonotonie** durch die Apparate (z. B. das Alarmpiepsen). Sind die Patienten nicht bewusstlos, so besteht bei vielen doch immerhin eine **Bewusstseinstrübung,** besonders nach Operationen. Die notwendige ständige Überwachung der Patienten durch Ärzte und Pfleger geht zwangsläufig mit einem **Verlust der Intimsphäre** einher. Durch die Abschottung nach außen, z. B. die ständige Beleuchtung und die tags wie nachts unveränderte Geräuschkulisse, entsteht eine Art **Isolation** von der Außenwelt, möglicherweise mit dem Verlust des Tag-Nacht-Rhythmus.

ICU-Syndrom

Das Intensive-Care-Unit-Syndrom (**ICU-Syndrom**) steht für bei Intensivpatienten auftretende psychische Erkrankungen. Es handelt sich dabei nicht um ein eigenständiges Krankheitsbild, sondern vielmehr um psychiatrische Krankheitsbilder, die bei Intensivpatienten aufgrund der o. g. Belastungsfaktoren, aber auch durch die zugrunde liegende Erkrankung (z. B. Trauma, Schlaganfall, Herzinfarkt) auftreten. Beispiele sind die posttraumatische Belastungsstörung (PTBS), die Depression, das hirnorganische Psychosyndrom oder Angststörungen.

Spezifische Erfordernisse

Ein spezifisches Betreuungserfordernis von Intensivpatienten ist beispielsweise eine andersartige **Kommunikation.** Kann der Patient z. B. nicht sprechen oder hören, muss man über Mimik und Gestik oder schriftlich kommunizieren. Hier ist die Einbeziehung von Angehörigen oft hilfreich.

Diese können allerdings mit der Situation eines nahestehenden, schwerkranken Menschen überfordert sein, was gelegentlich auch zu Aggression und Wut gegen die Behandelnden führt. Um Vorwürfen entgegenzuwirken, sollten die Ärzte immer wieder das Gespräch mit den Angehörigen suchen und sie möglichst vollständig über die eingeleiteten Maßnahmen und den Gesundheitszustand des Patienten informieren. So bekommen sie das Gefühl, dass man sich um „ihren" Angehörigen kümmert.

Die Kooperation der behandelnden Ärzte und Pfleger mit **psychosozialen Diensten,** z. B. Seelsorgern, Psychologen oder Selbsthilfegruppen, bietet eine zusätzliche Hilfestellung für Patienten und Angehörige.

Belastungen des Personals

Auch das Pflegepersonal und die Ärzte sind besonderen Belastungen ausgesetzt: ständiger Kontakt mit Schwerkranken und hohe Mortalitätsrate, Versagensängste und Schuldgefühle, hoher Erwartungsdruck einerseits durch die Klinik und andererseits durch Angehörige der Patienten, permanente Geräuschkulisse, Probleme in der Kommunikation, Zeitdruck.

Daher sind im Vergleich zu Normalstationen ein höherer Krankenstand und höhere Fluktuationsraten besonders unter dem Pflegepersonal zu beobachten.

Reproduktionsmedizin

Definition
Die Reproduktionsmedizin (Fertilitätsmedizin) beschäftigt sich mit der Diagnostik und Therapie von Fruchtbarkeitsstörungen.

Kinderwunsch

Die Gründe für einen Kinderwunsch können, auch abhängig vom soziokulturellen Umfeld, sehr verschieden sein: die Weitergabe des eigenen Erbgutes und somit Erhaltung des „Stammes", die Fortsetzung von Lebenswerken (z. B. einer Firma) durch die Nachkommen, die eigene Prägung, z. B. durch eine Großfamilie, die so empfundene gesellschaftliche Vorgabe, eine Familie zu gründen, und andere.

Seit es Möglichkeiten zur gezielten Empfängnisverhütung gibt, insbesondere seit Einführung der „Pille", wird die menschliche Fortpflanzung immer mehr zu einem geplanten Lebensereignis. Das schafft besonders dann Probleme, wenn sich eine zu einem bestimmten Zeitpunkt erwünschte Schwangerschaft nicht einstellt. Da es heute Alternativen zur Familiengründung z. B. im Berufs- und Partnerleben gibt, leiden möglicherweise weniger Menschen, insbesondere Frauen, unter ihrer Infertilität als zu früheren Zeiten. Dennoch kann eine ungewollte Kinderlosigkeit – definiert als das Ausbleiben einer Schwangerschaft bei Paaren mit Kinderwunsch trotz regelmäßigen ungeschützten Geschlechtsverkehrs über mindestens ein Jahr – eine erhebliche psychische Belastung werden.

Verfahren

Mittels unterschiedlicher Verfahren versucht die Reproduktionsmedizin bei unerfülltem Kinderwunsch Abhilfe zu schaffen.

▶ Bei der **intrauterinen Insemination** (IUI) werden Spermien in die Gebärmutter der Frau eingebracht.
▶ Die **In-vitro-Fertilisation** (IVF, seit 1978 durchgeführt) verläuft in mehreren Schritten:
– Follikelstimulation durch Hormonbehandlung der Frau
– Kontrollierte Follikelpunktion zur Gewinnung reifer Eizellen
– Spermiengewinnung: homologe Insemination durch Samen des Ehemannes oder heterologe Insemination durch Spendersamen
– Befruchtung im Reagenzglas und Bebrütung der Eizellen

– Embryonentransfer in die mütterliche Gebärmutter
– Überwachung der Einnistung und der folgenden Schwangerschaft
▶ Bei einer **intrazytoplasmatischen Spermieninjektion** (ICSI, seit 1992 durchgeführt) wird prinzipiell wie bei der IVF verfahren, mit dem Unterschied, dass mit Hilfe einer speziellen Nadel ein Spermium direkt in die Eizelle injiziert wird.

Folgen der Behandlung

Trotz dieser Methoden bleiben 50–80% aller Paare nach drei Behandlungszyklen weiterhin kinderlos. Die hormonelle Stimulation birgt zudem ein weiteres Risiko: Etwa 24 % aller Geburten nach „künstlicher Befruchtung" sind Mehrlingsgeburten. Unter der Hormontherapie kommt es außerdem häufig zu erheblichen Stimmungsschwankungen, die eine zusätzliche Herausforderung für die Partnerschaft sind. Eine engmaschige psychologische Betreuung des Paares ist daher wünschenswert, aber nicht immer der Fall.

Psychologische Beratung

Die psychologische Beratung von Paaren mit unerfülltem Kinderwunsch zielt darauf ab, die Kommunikation der Partner untereinander zu fördern und eine bessere Verarbeitung der Kinderlosigkeit auch durch die Entwicklung alternativer Perspektiven zu erreichen.

Durch eine unterstützende Paartherapie können möglicherweise auch die der ungewollten Kinderlosigkeit zugrunde liegenden Ursachen bearbeitet werden.

Anhang

E Anhang

Weiterführende Literatur

Zur medizinischen Psychologie und Soziologie

Faller H, Lang H (2006): Medizinische Psychologie und Soziologie, 2. Aufl., Springer, Berlin *(ausgezeichnetes, sehr praxisnahes Lehrbuch; 330 S.)*
Hontschik B (2006): Körper, Seele, Mensch. Versuch über die Kunst des Heilens, Suhrkamp, Frankfurt a.M. *(hervorragendes kleines Büchlein von einem Chirurgen, der anhand vieler Beispiele aus seinem Berufsalltag die psychosoziale Seite von Krankwerden und Kranksein aufzeigt und der für eine integrierte Medizin plädiert, in der Körper und Seele zusammengehören; 143 S.)*

Zur medizinischen Soziologie

Siegrist J (2005) Medizinische Soziologie, 6. Aufl., Elsevier Urban & Fischer, München

Zu Forschungsmethoden

Bortz J, Döring N (2006) Forschungsmethoden und Evaluation für Human- und Sozialwissenschaftler, 3. Aufl., Springer, Berlin *(umfangreiches Standardlehrbuch; 812 S.)*

Zur Psychosomatik

Ermann M, Frick E, Kinzel C, Seidl O (2006) Einführung in die Psychosomatik und Psychotherapie – Ein Arbeitsbuch für Unterricht und Eigenstudium, Kohlhammer, Stuttgart *(vermutlich die beste Einführung in Psychosomatik und Psychotherapie; kurz, übersichtlich und sehr anwendungsbezogen; 112 S.)*
Hoffmann S O, Hochapfel G (2004) Neurotische Störungen und Psychosomatische Medizin, 7. Aufl., Schattauer, Stuttgart *(sehr verständliches Lehrbuch im Taschenbuchformat mit vielen Fallbeispielen, das einen guten Überblick gibt; orientiert am psychodynamischen Modell, geht aber auch auf andere Verfahren ein, z. B. Verhaltenstherapie; 498 S.)*
Rudolf G (2005) Psychotherapeutische Medizin und Psychosomatik – Ein einführendes Lehrbuch auf psychodynamischer Grundlage, 5. Aufl., Thieme, Stuttgart *(umfangreicheres, sehr gutes und umfassendes Lehrbuch mit geschlossener Theorie der Persönlichkeitsentwicklung, Krankheitslehre und Therapie; 547 S.)*
Senf W, Broda M (2004) Praxis der Psychotherapie – Ein integratives Lehrbuch, 3. Aufl., Thieme, Stuttgart *(Lehrbuch, das Psychoanalyse, Verhaltenstherapie, systemische und humanistische Therapie sowohl wissenschaftlich als auch praxisbezogen darstellt und für einen integrativen Ansatz in der Psychotherapie plädiert; außerdem zeigt es verschiedene Behandlungsansätze an einzelnen Krankheitsbildern; 861 S.)*

Zur Psychiatrie

Tölle R, Windgassen K (2006) Psychiatrie, 14. Aufl., Springer Medizin Verlag, Heidelberg *(Klassiker, der trotz seines schlichten Layouts Psychiatrie am besten spürbar und verständlich macht; 441 S.)*
Brunnhuber S, Frauenknecht S, Lieb K (2005) Intensivkurs Psychiatrie und Psychotherapie, 5. Aufl., Elsevier Urban & Fischer, München
Möller H-J, Laux G, Deister A (2005) Psychiatrie und Psychotherapie, 3. Aufl., Thieme, Stuttgart

Zur Psychoanalyse

Schmidbauer W (1998) Liebeserklärung an die Psychoanalyse, Rowohlt Verlag, Reinbek bei Hamburg *(knappe und sehr gut geschriebene Einführung, die dem Laien anschaulich und unterhaltsam erklärt, was in einer Psychoanalyse passiert; 213 S.)*
Mentzos S (2005) Neurotische Konfliktverarbeitung – Einführung in die psychoanalytische Neurosenlehre unter Berücksichtigung neuer Perspektiven, 19. Aufl., S. Fischer Verlag, Frankfurt a. M. *(Klassiker, systematische Darstellung der psychoanalytischen Neurosenlehre; 325 S.)*
Mertens W (2004) Psychoanalyse – Geschichte und Methoden, 3. Aufl., C.H. Beck, München *(kurze und verständliche Einführung mit Überblick der Entwicklungen bis heute; 127 S.)*

Mertens W (2005) Psychoanalyse – Grundlagen, Behandlungstechnik und Angewandte Psychoanalyse, 6. Aufl., Kohlhammer, Stuttgart *(ausführliche Darstellung der historischen Entwicklungen bis heute, sehr dicht und informativ; 289 S.)*

Zur Verhaltenstherapie

Stavemann H H (2003) Therapie emotionaler Turbulenzen – Einführung in die kognitive Verhaltenstherapie, 3. Aufl., Beltz PVU, Weinheim *(gute und verständliche Einführung in die KVT; 230 S.)*
Margraf J (2000) Lehrbuch der Verhaltenstherapie, 2. Aufl., Springer, Heidelberg *(bekanntes zweibändiges Standardwerk; 736 S.)*

Einige Sachbücher und Ratgeber

Für Patienten und Angehörige – aber auch für Studenten, die sich für Innenwelt und Erleben bei psychischen Störungen interessieren:
Hell D (2006) Welchen Sinn macht Depression?, 11. Aufl., Rowohlt Verlag, Reinbek bei Hamburg *(beleuchtet Depression auf verschiedenen Ebenen, stellt den aktuellen Stand der Forschung dar und versucht darüber hinaus die Krankheit als defensiven Anpassungsvorgang auf Belastungssituationen zu begreifen, der evolutionsbiologisch einen Sinn hat; 271 S.)*
Röhr H-P (2005) Narzißmus. Das innere Gefängnis, 4. Aufl., dtv, München *(ein Psychotherapeut erklärt anhand eines Märchens der Gebrüder Grimm, wie es zur Entstehung der narzisstischen Persönlichkeitsstörung kommt und wie ein Weg Richtung Heilung beschritten werden könnte. Der Vorzug dieses Buchs ist, dass es die Störung spürbarer und verständlicher macht als jedes Sachbuch. Vom selben Autor stammen auch bekannte und ähnlich aufgemachte Bücher z. B. zu Borderline-Persönlichkeitsstörung, Depression und Missbrauch)*
Bäuml J, Kissling W, Pitschel-Walz G (2006) Psychosen aus dem schizophrenen Formenkreis. Ein Ratgeber für Patienten und Angehörige, 2. Aufl., Springer Medizin Verlag Heidelberg *(bekanntes und sehr gutes Buch zur Psychoedukation von Schizophrenen und deren Angehörigen)*

Zur Humangenetik und genetischen Beratung

Henn W (2004) Warum Frauen nicht schwach, Schwarze nicht dumm und Behinderte nicht arm dran sind. Der Mythos von den guten Genen, 2. Aufl., Herder-Verlag, Freiburg *(Darstellung der überwiegenden Subjektivität bei der Bewertung von körperlichen und geistigen Fähigkeiten und Defekten des Menschen)*
Klee E (2001) Auschwitz, die NS-Medizin und ihre Opfer, 3. Aufl., Fischer Taschenbuch Verlag, Frankfurt a.M. *(behandelt u. a. die historische Problematik der Eugenik)*

Philosophisches

Zur Philosophie des Geistes

Brüntrup (2007) Das Leib-Seele-Problem. Eine Einführung, 3. Aufl., Kohlhammer, Stuttgart *(stellt alle wichtigen Positionen, wie Körper und Geist zusammenhängen könnten, übersichtlich und sehr verständlich dar)*
Metzinger T (Hrsg.) (2005) Bewusstsein. Beiträge aus der Gegenwartsphilosophie, 5. Aufl., mentis Verlag, Paderborn *(deutschsprachiges Standardwerk zur Philosophie des Geistes)*

Zur Wissenschaftstheorie

Hans Poser (2001) Wissenschaftstheorie. Eine philosophische Einführung, Reclam, Ditzingen *(zeichnet die historischen Entwicklungen nach und gibt einen sehr guten Überblick zu den möglichen Antworten auf die Frage: „Was weiß die Wissenschaft?")*

Zum Weiterlesen und Informieren:

▶ Anamnesegruppen: www.anamnesegruppen.de
▶ Kompetenznetzwerke in der Medizin (Informationen für Ärzte und Patienten über bestimmte Erkrankungen, die durch eine hohe Morbidität oder Mortalität gekennzeichnet sind, wie z. B. Depression, Schizophrenie, Herzinsuffizienz, verschiedene Krebserkrankungen usw.): www.kompetenznetze-medizin.de
▶ Medizinische Leitlinien
– www.leitlinien.de: Leitliniendienst des Ärztlichen Zentrums für Qualität in der Medizin, ÄZQ, einem Institut der Bundesärztekammer (www.bundesaerztekammer.de) und der Kassenärztlichen Bundesvereinigung (www.kbv.de)
– www.awmf-online.de: Leitlinien der medizinischen Fachgesellschaften
▶ Robert-Koch-Institut (RKI, Einrichtung des Bundes zur Bekämpfung und Prävention von Krankheiten, insb. Infektionen): www.rki.de

▶ Selbsthilfegruppen: www.dag-shg.de
▶ Psychiatrienetz: www.psychiatrie.de (umfassende Informationen für Psychiatrieerfahrene, Angehörige und professionelle Helfer)
▶ Gesundheitsinformationen des Instituts für Qualität und Wirtschaftlichkeit im Gesundheitswesen (IQWiG): www.gesundheitsinformation.de
▶ Seite der WHO (Weltgesundheitsorganisation): www.who.int
▶ Bundesministerium für Gesundheit: www.bmg.bund.de
▶ Bundeszentrale für gesundheitliche Aufklärung (BZgA): www.bzga.de
▶ Statistisches Bundesamt: www.destatis.de
▶ Deutsche Stiftung Organtransplantation (DSO): www.dso.de
▶ Deutsche Gesellschaft für Medizinische Psychologie: www.dgmp-online.de
▶ Interdisziplinäres Netzwerk zur Erforschung der inneren Uhr: www.clock-work.org

Quellenverzeichnis ————————————

[1] Dilling, H.: Internationale Klassifikation psychischer Störungen. ICD-10, Kapitel V (F); klinisch-diagnostische Leitlinien. 5. Aufl., Huber, Bern, 2005
[2] Arbeitskreis OPD (Hrsg.): Operationalisierte psychodynamische Diagnostik OPD-2. 1. Aufl., Verlag Hans Huber, Bern, 2006
[3] modifiziert nach Bundesministerium für Gesundheit (BMG), Berlin
[4] Statistisches Bundesamt Deutschland, Wiesbaden
[5] Watzlawick, P., Beavin, J.H., Jackson, D.D.: Menschliche Kommunikation. Formen, Störungen, Paradoxien. Dt. Erstausgabe, Verlag Hans Huber, Bern, 1969
[6] Heinz Langer, München
[7] modifiziert nach Myers, D.G.: Psychologie. 1. Aufl., Springer, Berlin, 2005
[8] Brunnhuber, S., Frauenknecht, S., Lieb K.: Intensivkurs Psychiatrie und Psychotherapie. 5. Aufl., Elsevier Urban & Fischer, München, 2005
[9] Beck, J.S.: Cognitive Therapy: Basics and Beyond. The Guilford Press, New York, 1995
[10] Siegrist, J.: Medizinische Soziologie. 6. Aufl., Elsevier Urban & Fischer, München, 2005
[11] Lorenz, K.: Über tierisches und menschliches Verhalten. 14. Aufl., Pieper, München, 1965
[12] Wirtz, U.: Seelenmord. Inzest und Therapie. Kreuz Verlag, Zürich, 1991
[13] mit freundlicher Genehmigung der Bundeszentrale für gesundheitliche Aufklärung (BZgA), Köln
[14] Buser, K.: Medizinische Psychologie – Medizinische Soziologie. Kurzlehrbuch zum Gegenstandskatalog. Elsevier Urban & Fischer, München, 2003
[15] United States Central Intelligence Agency: The World Factbook. 2006 (s. https://www.cia.gov/cia/publications/factbook/rankorder/2102rank.html)
[16] Lehmeyer, L.: BASICS Allgemeinmedizin. 1. Aufl., Elsevier Urban & Fischer, München, 2005
[17] The World Health Organization: The World Health Report. Genf, 2003
[18] Prochaska, J.O., Norcross, J.C., DiClemente, C.C.: Changing for good: a revolutionary six-stage program for overcoming bad habits and moving your life positively forward. New York, Avon Books, 1994
[19] mit freundlicher Genehmigung der Deutschen Stiftung Organspende (DSO), Neu-Isenburg
[20] Alder, B. (Hrsg.), Porter, M., Abraham, C.: Psychology and Sociology Applied to Medicine: An Illustrated Colour Text. 2. Aufl., Churchill Livingstone, 2004
[21] modifiziert nach Trepel, M.: Neuroanatomie. 3. Aufl., Elsevier, Urban & Fischer, München, 2006
[22] modifiziert nach Graf, N., Gürkov, R.: BASICS Klinische Chemie. 1. Aufl., Elsevier Urban & Fischer, München, 2006
[23] Freud, S.: Das ich und das Es. 11. Aufl., S. Fischer Verlage, Frankfurt, 1992 (Alle Rechte vorbehalten S. Fischer Verlag GmbH, Frankfurt am Main)
[24] Reihe Pflege konkret, Elsevier GmbH, Urban & Fischer Verlag, München
[26] Zeichnerin: Martha Kohorst
[27] Zeichner: Stefan Dangl

Weitere verwendete Quellen ————————————

Brockhaus Psychologie. Menschliches Fühlen, Denken und Verhalten verstehen. 1. Aufl., Bibliographisches Institut, Mannheim, 2001
Brüntrup, G.: Das Leib-Seele-Problem. Eine Einführung. 1. Aufl., Kohlhammer, Stuttgart, 1996
Faller H. (2003): Verhaltensgenetik – Was bringt die Genetik für das Verständnis der Entwicklung von Persönlichkeitseigenschaften und psychischen Störungen? Psychotherapeut (48) 80–92
Geisler, L.: Arzt-Patient-Beziehung im Wandel – Stärkung des dialogischen Prinzips. Beitrag im Abschlussbericht der Enquête-Kommission „Recht und Ethik der modernen Medizin" vom 14.05.2002, 216–20
Hoffmann, S.O., Hochapfel, G.: Neurotische Störungen und psychosomatische Medizin. 7. Aufl., Schattauer, Stuttgart, 2004
Kasten, E., Sabel, B.A.: Medizinische Psychologie und Soziologie GK1. 13. Aufl., Thieme, Stuttgart, 2005
Kolenda, K.-D. (2005) Sekundärprävention der koronaren Herzkrankheit: Effizienz nachweisbar, Deutsches Ärzteblatt (102/26) 1889–95
Lang, H., Faller, H.: Medizinische Psychologie und Soziologie. 2. Aufl., Springer, Heidelberg, 1998
Möller, H.-J., Laux, G., Deister, A.: Psychiatrie und Psychotherapie. 3. Aufl., Thieme, Stuttgart, 2005
Schmidbauer, W.: Liebeserklärung an die Psychoanalyse. Rowohlt Verlag, Reinbek bei Hamburg, 1998
Schüler, J., Dietz, F.: Kurzlehrbuch Medizinische Psychologie und Soziologie. Thieme, Stuttgart, 2004
Sellschopp, A., Fegg, M., Frick, E.: Manual Psychoonkologie. 2. Aufl., Zuckschwerdt, München, 2005
Stoffer, T.: Vorlesungsskript Grundbegriffe der Psychologie, LMU München, Department für Psychologie, 2006
Tölle, R., Windgassen, K.: Psychiatrie. 14. Aufl., Springer, Heidelberg, 2006
Vieten, M., Heckrath, C.: Medical Skills – Arbeitstechniken für Famulatur und PJ, 4. Aufl., Thieme, Stuttgart, 2005

F Register

Register

Register

Register

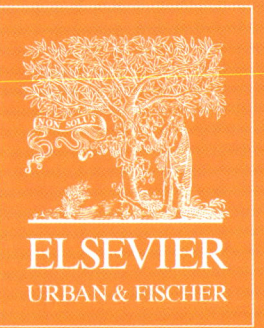
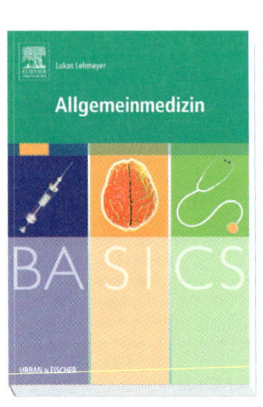
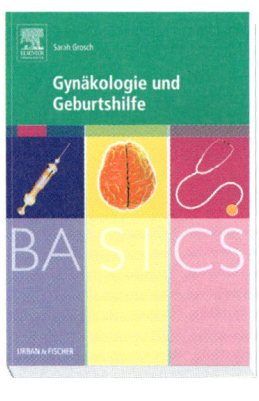
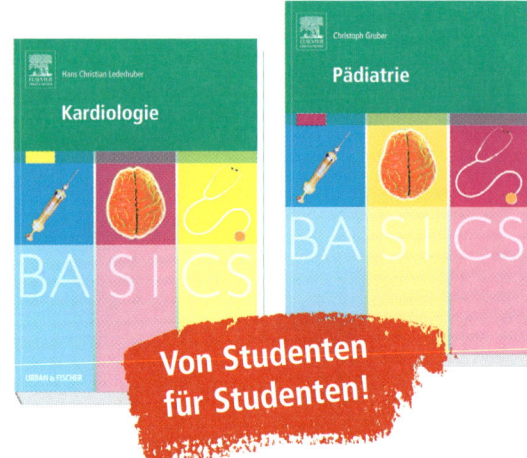